全国中医药行业高等教育"十四五"规划教材
全国高等中医药院校规划教材（第十一版）

中医全科医学概论

（供中医学、针灸推拿学、中西医临床医学等专业用）

主　编　郭　栋　严小军

中国中医药出版社
·北　京·

图书在版编目（CIP）数据

中医全科医学概论 / 郭栋 , 严小军主编 . -- 北京：
中国中医药出版社 , 2024. 12. -- （全国中医药行业高等
教育"十四五"规划教材）.

ISBN 978-7-5132-9162-0

Ⅰ. R24

中国国家版本馆 CIP 数据核字第 2024HN5278 号

融合出版数字化资源服务说明

全国中医药行业高等教育"十四五"规划教材为融合教材，各教材相关数字化资源（电子教材、PPT 课件、
视频、复习思考题等）在全国中医药行业教育云平台"医开讲"发布。

资源访问说明

扫描右方二维码下载"医开讲 APP"或到"医开讲网站"（网址：www.e-lesson.cn）注
册登录，输入封底"序列号"进行账号绑定后即可访问相关数字化资源（注意：序列号
只可绑定一个账号，为避免不必要的损失，请您刮开序列号立即进行账号绑定激活）。

资源下载说明

本书有配套 PPT 课件，供教师下载使用，请到"医开讲网站"（网址：www.e-lesson.cn）认证教师身份后，
搜索书名进入具体图书页面实现下载。

中国中医药出版社出版

北京经济技术开发区科创十三街 31 号院二区 8 号楼

邮政编码　100176

传真　010-64405721

廊坊市祥丰印刷有限公司印刷

各地新华书店经销

开本 889×1194　1/16　印张 13.75　字数 379 千字

2024 年 12 月第 1 版　2024 年 12 月第 1 次印刷

书号　ISBN 978-7-5132-9162-0

定价　55.00 元

网址　www.cptcm.com

服 务 热 线　010-64405510　　微信服务号　**zgzyycbs**

购 书 热 线　010-89535836　　微商城网址　**https://kdt.im/LIdUGr**

维 权 打 假　010-64405753　　天猫旗舰店网址　**https://zgzyycbs.tmall.com**

如有印装质量问题请与本社出版部联系（010-64405510）

全国中医药行业高等教育"十四五"规划教材
全国高等中医药院校规划教材（第十一版）

专家指导委员会

名誉主任委员

余艳红（国家卫生健康委员会党组成员，国家中医药管理局党组书记、局长）

王永炎（中国中医科学院名誉院长、中国工程院院士）

陈可冀（中国中医科学院研究员、中国科学院院士、国医大师）

主任委员

张伯礼（天津中医药大学教授、中国工程院院士、国医大师）

秦怀金（国家中医药管理局副局长、党组成员）

副主任委员

王　琦（北京中医药大学教授、中国工程院院士、国医大师）

黄璐琦（中国中医科学院院长、中国工程院院士）

严世芸（上海中医药大学教授、国医大师）

高　斌（教育部高等教育司副司长）

陆建伟（国家中医药管理局人事教育司司长）

委　员（以姓氏笔画为序）

丁中涛（云南中医药大学校长）

王　伟（广州中医药大学校长）

王东生（中南大学中西医结合研究所所长）

王维民（北京大学医学部副主任、教育部临床医学专业认证工作委员会主任委员）

王耀献（河南中医药大学校长）

牛　阳（宁夏医科大学党委副书记）

方祝元（江苏省中医院党委书记）

石学敏（天津中医药大学教授、中国工程院院士）

田金洲（北京中医药大学教授、中国工程院院士）

仝小林（中国中医科学院研究员、中国科学院院士）

宁　光（上海交通大学医学院附属瑞金医院院长、中国工程院院士）

匡海学（黑龙江中医药大学教授、教育部高等学校中药学类专业教学指导委员会主任委员）

吕志平（南方医科大学教授、全国名中医）

吕晓东（辽宁中医药大学党委书记）

朱卫丰（江西中医药大学校长）

朱兆云（云南中医药大学教授、中国工程院院士）

刘　良（广州中医药大学教授、中国工程院院士）

刘松林（湖北中医药大学校长）

刘叔文（南方医科大学副校长）

刘清泉（首都医科大学附属北京中医医院院长）

李可建（山东中医药大学校长）

李灿东（福建中医药大学校长）

杨　柱（贵州中医药大学党委书记）

杨晓航（陕西中医药大学校长）

肖　伟（南京中医药大学教授、中国工程院院士）

吴以岭（河北中医药大学名誉校长、中国工程院院士）

余曙光（成都中医药大学校长）

谷晓红（北京中医药大学教授、教育部高等学校中医学类专业教学指导委员会主任委员）

冷向阳（长春中医药大学校长）

张忠德（广东省中医院院长）

陆付耳（华中科技大学同济医学院教授）

阿吉艾克拜尔·艾萨（新疆医科大学校长）

陈　忠（浙江中医药大学校长）

陈凯先（中国科学院上海药物研究所研究员、中国科学院院士）

陈香美（解放军总医院教授、中国工程院院士）

易刚强（湖南中医药大学校长）

季　光（上海中医药大学校长）

周建军（重庆中医药学院院长）

赵继荣（甘肃中医药大学校长）

郝慧琴（山西中医药大学党委书记）

胡　刚（江苏省政协副主席、南京中医药大学教授）

侯卫伟（中国中医药出版社有限公司董事长）

姚　春（广西中医药大学校长）

徐安龙（北京中医药大学校长、教育部高等学校中西医结合类专业教学指导委员会主任委员）

高秀梅（天津中医药大学校长）

高维娟（河北中医药大学校长）

郭宏伟（黑龙江中医药大学校长）

唐志书（中国中医科学院副院长、研究生院院长）

彭代银（安徽中医药大学校长）

董竞成（复旦大学中西医结合研究院院长）

韩晶岩（北京大学医学部基础医学院中西医结合教研室主任）

程海波（南京中医药大学校长）

鲁海文（内蒙古医科大学副校长）

翟理祥（广东药科大学校长）

秘书长（兼）

陆建伟（国家中医药管理局人事教育司司长）

侯卫伟（中国中医药出版社有限公司董事长）

办公室主任

周景玉（国家中医药管理局人事教育司副司长）

李秀明（中国中医药出版社有限公司总编辑）

办公室成员

陈令轩（国家中医药管理局人事教育司综合协调处处长）

李占永（中国中医药出版社有限公司副总编辑）

张峘宇（中国中医药出版社有限公司副总经理）

芮立新（中国中医药出版社有限公司副总编辑）

沈承玲（中国中医药出版社有限公司教材中心主任）

编审专家组

全国中医药行业高等教育"十四五"规划教材
全国高等中医药院校规划教材（第十一版）

组　长

余艳红（国家卫生健康委员会党组成员，国家中医药管理局党组书记、局长）

副组长

张伯礼（天津中医药大学教授、中国工程院院士、国医大师）

秦怀金（国家中医药管理局副局长、党组成员）

组　员

陆建伟（国家中医药管理局人事教育司司长）

严世芸（上海中医药大学教授、国医大师）

吴勉华（南京中医药大学教授）

匡海学（黑龙江中医药大学教授）

刘红宁（江西中医药大学教授）

翟双庆（北京中医药大学教授）

胡鸿毅（上海中医药大学教授）

余曙光（成都中医药大学教授）

周桂桐（天津中医药大学教授）

石　岩（辽宁中医药大学教授）

黄必胜（湖北中医药大学教授）

前　言

　　为全面贯彻《中共中央 国务院关于促进中医药传承创新发展的意见》和全国中医药大会精神，落实《国务院办公厅关于加快医学教育创新发展的指导意见》《教育部 国家卫生健康委 国家中医药管理局关于深化医教协同进一步推动中医药教育改革与高质量发展的实施意见》，紧密对接新医科建设对中医药教育改革的新要求和中医药传承创新发展对人才培养的新需求，国家中医药管理局教材办公室（以下简称"教材办"）、中国中医药出版社在国家中医药管理局领导下，在教育部高等学校中医学类、中药学类、中西医结合类专业教学指导委员会及全国中医药行业高等教育规划教材专家指导委员会指导下，对全国中医药行业高等教育"十三五"规划教材进行综合评价，研究制定《全国中医药行业高等教育"十四五"规划教材建设方案》，并全面组织实施。鉴于全国中医药行业主管部门主持编写的全国高等中医药院校规划教材目前已出版十版，为体现其系统性和传承性，本套教材称为第十一版。

　　本套教材建设，坚持问题导向、目标导向、需求导向，结合"十三五"规划教材综合评价中发现的问题和收集的意见建议，对教材建设知识体系、结构安排等进行系统整体优化，进一步加强顶层设计和组织管理，坚持立德树人根本任务，力求构建适应中医药教育教学改革需求的教材体系，更好地服务院校人才培养和学科专业建设，促进中医药教育创新发展。

　　本套教材建设过程中，教材办聘请中医学、中药学、针灸推拿学三个专业的权威专家组成编审专家组，参与主编确定，提出指导意见，审查编写质量。特别是对核心示范教材建设加强了组织管理，成立了专门评价专家组，全程指导教材建设，确保教材质量。

　　本套教材具有以下特点：

　　1.坚持立德树人，融入课程思政内容

　　将党的二十大精神进教材，把立德树人贯穿教材建设全过程、各方面，体现课程思政建设新要求，发挥中医药文化育人优势，促进中医药人文教育与专业教育有机融合，指导学生树立正确世界观、人生观、价值观，帮助学生立大志、明大德、成大才、担大任，坚定信念信心，努力成为堪当民族复兴重任的时代新人。

　　2.优化知识结构，强化中医思维培养

　　在"十三五"规划教材知识架构基础上，进一步整合优化学科知识结构体系，减少不同学科教材间相同知识内容交叉重复，增强教材知识结构的系统性、完整性。强化中医思维培养，突出中医思维在教材编写中的主导作用，注重中医经典内容编写，在《内经》《伤寒论》等经典课程中更加突出重点，同时更加强化经典与临床的融合，增强中医经典的临床运用，帮助学生筑牢中医经典基础，逐步形成中医思维。

3.突出"三基五性",注重内容严谨准确

坚持"以本为本",更加突出教材的"三基五性",即基本知识、基本理论、基本技能,思想性、科学性、先进性、启发性、适用性。注重名词术语统一,概念准确,表述科学严谨,知识点结合完备,内容精炼完整。教材编写综合考虑学科的分化、交叉,既充分体现不同学科自身特点,又注意各学科之间的有机衔接;注重理论与临床实践结合,与医师规范化培训、医师资格考试接轨。

4.强化精品意识,建设行业示范教材

遴选行业权威专家,吸纳一线优秀教师,组建经验丰富、专业精湛、治学严谨、作风扎实的高水平编写团队,将精品意识和质量意识贯穿教材建设始终,严格编审把关,确保教材编写质量。特别是对32门核心示范教材建设,更加强调知识体系架构建设,紧密结合国家精品课程、一流学科、一流专业建设,提高编写标准和要求,着力推出一批高质量的核心示范教材。

5.加强数字化建设,丰富拓展教材内容

为适应新型出版业态,充分借助现代信息技术,在纸质教材基础上,强化数字化教材开发建设,对全国中医药行业教育云平台"医开讲"进行了升级改造,融入了更多更实用的数字化教学素材,如精品视频、复习思考题、AR/VR等,对纸质教材内容进行拓展和延伸,更好地服务教师线上教学和学生线下自主学习,满足中医药教育教学需要。

本套教材的建设,凝聚了全国中医药行业高等教育工作者的集体智慧,体现了中医药行业齐心协力、求真务实、精益求精的工作作风,谨此向有关单位和个人致以衷心的感谢!

尽管所有组织者与编写者竭尽心智,精益求精,本套教材仍有进一步提升空间,敬请广大师生提出宝贵意见和建议,以便不断修订完善。

国家中医药管理局教材办公室
中国中医药出版社有限公司
2023 年 6 月

编写说明

　　本教材是在高等中医药教育教学改革新形势下和国家医疗改革的大环境中，为更好地培养创新型、复合型中医药人才，按照中医药院校专业培养目标，根据中医药行业高等教育"十四五"规划教材要求而编写的，适用于中医学、针灸推拿学、中西医临床医学等专业。

　　本教材编写遵循求实、创新、包容的基本原则，以中医学和全科医学的相关性为切入点，强化中医学特色，突出全科医学理念。本教材的内容有中医全科医学基本理论、基本内容和思维方法，目的是使学生能够运用中医学理论和思维方法丰富全科医学，并运用全科医学的全新理念和临床模式发展中医学，为学习其他相关课程打下基础，培养既有中医学知识又具备全科医学理念的高级中医药人才。

　　为了体现新时代高等教育立德树人的根本任务，教材融入了课程思政的内容。数字化资源包括课程介绍、教学大纲、PPT 课件等。

　　本教材除绪论外分为八章，其中绪论和第一章由郭栋、胡海生、罗光芝、王晓妍、俞科贤编写，第二章由刘春香、张敏、黄武松、郭文娟编写，第三章由张鸿婷、魏微、李永乐编写，第四章由刘亚梅、薛武更、廖艳编写，第五章由王秀阁、姜瑞雪、刘永辉编写，第六章由孙贵香、孙晶、李琼编写，第七章由严小军、回世洋、杨晓琨编写，第八章由潘涛、姜侠、曹锐编写。主编郭栋和严小军统稿，姜建国主审。

　　中医全科医学是新生的医学学科，是将中医学的基本理论、诊疗特色与全科医学的基本理念、临床模式进行全方位整合的中医临床二级学科，也是我国医药卫生改革和社区卫生服务的方向和出路所在。

　　本教材处于两大医学融合发展阶段，不足之处请读者提出宝贵意见，以便再版时修订完善。

《中医全科医学概论》编委会
2024 年 10 月

目　录

绪　论

一、中医全科医学的形成与发展

全科医学（general/family medicine）是 20 世纪 60 年代末在北美兴起的一门以人为中心，以维护和促进健康为目标，向个人、家庭与社区提供连续、综合、便捷的基本卫生服务的新型医学学科。全科医学有着自己独特的医学观、方法论和学科体系，弥补了高度专科化的生物医学的不足，实现了医学模式的转变，在合理利用卫生资源、降低医疗费用、满足社区居民的健康需求等方面起着重要作用。

（一）全科医学发展简史

研究和分析全科医学发展的历史，有助于理解全科医学的基本理念和现实意义，从而更准确地把握中医全科医学所产生的背景和意义。

1. 国外全科医学的发展　在西方，中世纪以前，医生并不是一个正式的职业，多数是牧师、商人或手工业者通过学徒的方式获得医技，并作为副业为公众提供疾病治疗的服务。这些人成为早期医生职业的雏形，被称为治疗者。18 世纪初期，欧洲开始出现少数经过正规训练且以行医为终身职业的医生，这些医生仅为少数富人和贵族阶层服务，被称为"贵族医生"。18 世纪中期，随着社会阶层等级日渐模糊和人们对医疗服务需求的日益提高，一些"贵族医生"以个人开业的方式面向公众提供医疗服务，他们与公众接触频繁、关系密切，深受民众欢迎并得以迅速发展。19 世纪初，英国的《Lancet》杂志首次称这种具有多种技能的医生为通科医生（general practitioners，GPs）。从此，通科医生这一称谓被广泛使用，通科医疗得以快速发展。尽管当时通科医生的水平不高，但他们生活在社区居民之中，能解决患者及其家庭的一般健康问题，受到居民的尊敬，因而在社区享有很高的威望。到 19 世纪末，通科医生仍占据西方医学的主导地位，有人将 19 世纪欧洲和北美的医学发展称为"通科医生时代"。

20 世纪初，医学及其相关学科迅速发展，奠定了医学教育的科学基础。医学学科及医疗技术的发展和分化，促进了临床实践的专门化，专科医疗开始发展。1910 年，美国著名教育学家 Abraham Flexner 对美国和加拿大 155 所医学院校的课程设置、教学质量进行现状调查后，发表了对医学教育具有历史意义的考察报告。文中极力主张加强生物医学的研究和教学，高度肯定和推荐霍普金斯大学医学院按专科进行教学的做法。在此影响下，各医学院校开始按照专科医生培养模式重新组织教学，不再尽力培养多面手的通科医生。

1910—1940 年是第一次专科化发展的高潮。1917 年，美国眼科医学会率先成立，其他专科医学会及相应的住院医师培训项目相继建立，具有相当规模提供专科化服务的综合性医院遍布各大城市，城市、医院、专科医生成为代表医学进步的标志，通科医生受到冷落。20世纪40年代末至60年代末，医学专科化蓬勃兴起，各种专科、亚专科的委员会相继成立。在医院所提供服务越来越丰富的同时，医生的分科也越来越细，一个医生通常只负责医疗服务中某一方面或只对某一器官、系统的疾病进行诊治，专科医生在一个相对狭窄领域中的研究达到前所未有的深度。由于医院里装备了各种先进的仪器设备，集中了一大批掌握西医学知识和专科技能的专家，从而开始吸引了越来越多的患者，社区中的通科医生越来越不被社会重视。到20世纪50年代末，专科医疗已占据了卫生服务行业的主导地位，而通科医疗面临着衰亡的危机。

随着专科化的过度发展，其服务模式的内在缺陷渐渐引起人们的关注。如在服务地点上，患者就医的地点从家庭、社区的诊室到了医院；专科医生诊疗更多的是已病的患者，很难提供相应的预防服务；专科医生无法长时间接待患者，很难对患者的背景进行详细了解，对病情的分析、判断则更多地依赖化验和检查。专科化使医疗的可及性、连续性、综合性及人性化服务受到了极大挑战。同时，人口老龄化、疾病谱的改变和医疗费用的迅猛增加，使得民众和政府不堪重负。越来越多的人认识到，专科化医疗不是解决健康问题的唯一或最佳模式。通科医疗的作用又重新受到重视，并被赋予新的内涵。在公众的呼唤、医学界的呼吁和通科医生自身的不懈努力下，1947年6月，代表通科医生的组织——美国通科医疗学会（American Academy of General Practice，AAGP）正式成立。1969年2月，家庭医疗作为第20个医学专科的建议得到政府的批准，同时成立了美国家庭医疗专科委员会（American Board of Family Practice，ABFP），负责家庭医疗专科证书的考核与颁发，这标志着全科医疗迈入了专业化发展的行列。1971年，美国通科医疗学会（AAGP）正式改名为美国家庭医师学会（American Academy of Family Physician，AAFP）。20世纪的全科医生和18世纪的通科医生有着相似之处，但面临着完全不同的历史背景和职业使命，这就决定了他们在服务理念和水平上有着质的区别，全科医生的回归并不是历史的简单重复。

专业化对全科医生提出了更高的要求。从1970年开始，只有完成为期3年的家庭医疗住院医师培训项目，并通过综合性考试之后，才能获得美国家庭医疗专科委员会颁发的有效期6年的专科医师证书，获得全科医生的执业资格。自此，全科医学作为解决临床和预防分离、卫生资源分布不均和医疗费用上涨等问题的有效途径，得到政府和医学界的广泛认可，全科医学在世界范围内得以快速发展。

1972年，世界家庭医生组织（the World Organization of National Colleges，Academies and Academic Association of General Practitioners/Family Physicians，WONCA）在澳大利亚墨尔本市正式成立。中国于1994年成为世界家庭医生组织的正式成员国。

2. 国内全科医学的形成与发展　全科医学正式引入我国是在20世纪80年代末。1986—1989年，世界家庭医生组织专家几次来华访问，建议我国开展全科医疗。1989年，卫生部在首都医科大学成立了国内首家全科医学培训中心，北京市成立了北京全科医学会。在世界家庭医生组织的支持下，1989年年底，卫生部、中华医学会等单位举办了第一届国际全科医学学术会议，促进了全科医学在国内医学界的传播。1993年，中华医学会全科医学分会正式成立，成为我国全科医学发展的标志性事件。

1997年1月，《中共中央　国务院关于卫生改革与发展的决定》中明确提出："加快发展全科医学，培养全科医生。""改革城市卫生服务体系，积极发展社区卫生服务，逐步形成功能合理、方便群众的卫生服务网络。"1999年7月，卫生部等10个部委局印发《关于发展城市社区卫生服务的若干意见》，这是我国第一个关于社区卫生服务的全国政策指导性文件。2000年，卫生部印发《发展全科医学教育的意见》，提出："发展全科医学教育，建立适合我国国情的全科医学教育体系，造就一支高素质的社区卫生服务队伍，是建设面向 21 世纪的社区卫生服务体系的重要保障。"2018 年 1 月，国务院办公厅印发《关于改革完善全科医生培养与使用激励机制的意见》，要求高校面向全体医学类专业学生开展全科医学教育和全科临床见习和实习，开设全科医学概论等必修课程。2022 年，党的二十大报告指出"发展壮大医疗卫生队伍，把工作重点放在农村和社区"。

中医学本身即具有全科属性，自全科医学进入我国之后，便引起了中医学界的重视。1997 年，山东中医药大学成立了全科医学研究室，1999 年 9 月，率先在全国高等中医院校开办中医学（全科医学方向）专业试点，进行中医全科医学人才培养和学科建设探索。2006 年 2 月，国务院下发《关于发展城市社区卫生服务的指导意见》，我国的基层卫生服务工作全面提速。文中强调："在预防、医疗、康复、健康教育等方面，充分利用中医药和民族医药资源，充分发挥中医药和民族医药的特色和优势。"为了进一步落实国务院精神，卫生部、国家中医药管理局制订了《关于在城市社区卫生服务中充分发挥中医药作用的意见》，指出要在"城市社区卫生服务网络建设中，合理配置和充分利用中医药资源，完善社区中医药服务功能"。2008 年，全国中医药工作会把中医药"进农村、进社区、进家庭"作为重要内容，让农村、社区、家庭等基层也能方便地获得中医药医疗和保健服务。2019 年，《中共中央 国务院关于促进中医药传承创新发展的意见》要求"筑牢基层中医药服务阵地"。2023 年，中共中央办公厅、国务院办公厅印发《关于进一步深化改革促进乡村医疗卫生体系健康发展的意见》，指出"坚持中西医并重，促进中医药传承创新发展，扩大乡村医疗卫生机构中医药服务供给"，为基层群众提供多元化医疗服务。

目前，适宜全科医学发展的政策环境已经形成，全科医学教育体系不断完善，全科医学的发展与社区卫生服务的开展紧密结合。全科医学正面临着前所未有的历史机遇，也承担着重要的历史使命，具有广阔的发展前景。

（二）全科医学及中医全科医学产生的背景

全科医学是在通科医疗的基础上，为了克服和弥补专科医疗的不足，顺应大众对健康的整体需求，向个人及家庭提供综合性的可及的医疗服务而发展起来的，是特定历史条件下的必然产物。中医学和全科医学在医学观和服务模式上高度吻合。中医全科医学的产生是中医学与全科医学的融合，是中医学理论体系和临床实践的新发展。从其发展的背景来看，主要与下列因素有关。

1. 人口因素　随着世界各国的经济发展，大众生活水平提高、卫生事业迅速发展，使居民人口死亡率显著下降，人口迅速膨胀，维护健康成为个人、家庭和国家的主要支出之一。同时，随着生活水平提高、生活节奏加快，以及人民群众对卫生服务的更高需求，卫生服务能力与公众健康需求之间的矛盾日益突出，仅靠建立更多的大型综合性医院，提供更为高精尖的专科医疗服务，并不能很好地解决这个问题。

随着人群平均预期寿命的延长，老年人口所占比例不断增加。根据联合国规定，在一个国家或地区的总人口中，60 岁和 60 岁以上人口所占的比例超过 10%，或 65 岁和 65 岁以上人口所占的比例超过 7%，就属于老年型社会。据《中国老龄事业发展报告（2013）》，2012 年我国老年人口数量达到 1.94 亿，老龄化水平达到 14.3%，并且随着时间的推移，老龄化情况将日趋严重。我国自 2000 年已进入老龄化社会，以 65 岁及以上占总人口比例的数据为参考，此指标从 2002 年的 7.3% 上涨至 2012 年的 9.4%。2021 年，第七次全国人口普查结果显示，中国 60 岁及以上人口为 26402 万人，占 18.70%，其中，65 岁及以上人口为 19064 万人，占 13.50%。人口老龄化程度进一步加深。人口老龄化是当今世界的重大社会问题，高度专科化的生物医学因其医疗服务的局限性、片面性和高费用已不能解决这些问题。如何在社区发展各种综合性、持续性的医疗保健照顾，帮助老年人全面提高生活质量，已成为各国公众和医学界共同关注的焦点。

2. 家庭因素　现代家庭类型以核心家庭居多，据统计，绝大多数社区核心家庭占到 60% 以上。核心家庭规模小，家庭应对卫生、教育等问题的能力不足，与家庭有关的健康问题增多，如抑郁、身心疾病、药物依赖和酗酒等，家庭成员对医护的依赖性明显增强。核心家庭与健康、疾病的关系已引起医学界的高度重视，家庭及其成员越来越需要初级保健医生的指导和帮助。医生走进家庭、家庭拥有自己的医生已成必然趋势。

3. 疾病因素　到 20 世纪 80 年代，由于社会的进步、生物医学防治手段的发展与公共卫生的普及，以及营养状态的普遍改善，传染病和营养不良症在疾病谱和死因谱上的顺位逐渐下降，慢性退行性疾病、与生活方式及行为有关的疾病成为影响人类健康的主要疾病，心脑血管疾病、恶性肿瘤及意外死亡已成为世界各国居民共同的前几位死因。

疾病谱和死因谱的变化，对医疗服务模式提出了更高的要求。各种慢性疾病发病机制复杂，常涉及身体的多个系统、器官，而且与生活习惯、行为方式、心理、社会因素等有关，这就要求医生能够提供长期的、连续的，而且是综合性的医疗保健服务，目前专科医疗无法承担这一重任，而全科医学可以很好地满足这类需求。

4. 医院因素　各级医疗机构的单一专科医疗服务模式，促使医院片面追求大型诊疗仪器的配备，同一地区大型医疗设备重复购置，导致资源配置的不合理。专科医生的单纯治病态度疏远了医患关系，医生与患者的交往只限于诊治疾病，很少关心患者的心理、行为、居住和工作环境，以及家庭等影响因素。

近年来，中医贴近基层医疗、贴近人民群众的特色逐渐消失，医院模式的专科化服务已明显暴露出其内在的局限性和片面性。具体表现：①中医院中医特色不够突出。医院模式的专科化服务以治疗为主，忽视预防、保健和康复，过度依赖大型仪器设备，中医的优势病种不明确，中医药特色疗法应用不广泛。②中医优势得不到发挥。治未病是中医学的核心理念，但在医院模式下，仅能使所在地区 15% 的人口受益，去医院治疗的患者大多数已经失去了最佳的治未病时机。③服务时间的局限性。中医院只能为患者提供片段的医疗服务，不能实现中医强调的因人、因时、因地制宜，也不便于对患者的治疗效果进行连续追访。④服务方法的局限性。中医院的医生长期只关注某一专科疾病的诊疗，临床思维固化，治疗方法重复，过多倚重汤剂或中成药而忽略其他传统的综合性、多样化治疗手段。⑤服务模式的局限性。医院通常只为需要高技术、专科化服务的患者提供住院治疗，很少涉及社区和家庭保健。这些都使得中医药与群众生活渐行渐远，明显影响了中医药服务的可及性，尤其是需要长期护理的老年病患者、慢性病患者及家庭。总之，单一的卫生服务模式成为制约中医发挥作用的重要因素，中医卫生服务模式的多元化发展势在必行。

5. 经济因素　医疗手段的高科技化、过度专科化的医疗、不规范的药物营销和使用，导致药费上升过快，使政府、单位和个人都难以承受。而且，尽管医疗投入急剧增长，但在改善人类总体健康上却收效甚微。有数据显示，85% 以上的医疗资源消耗在 15% 的重患者身上，仅剩 15% 的资源用于大多数人的初级卫生保健，卫生资源的公平性受到影响。中医学所具有的"简便廉验"的临床特色也得不到有效发挥，因此需要对现代中医药服务模式进行进一步构架。

6.其他因素　主要是医学模式因素。医学模式是指医学的整体思维方式或方法，即以何种方式解释和处理医学问题，又称为医学观。医学模式受到不同历史时期的科学、技术、哲学和生产方式等方面的影响，在历史上曾经有过多种不同内容的医学模式。在古代，最初人类对于疾病只能祈求神灵的保佑。随着历史的发展，人类在与疾病的斗争中不断积累朴素的理性认识，阴阳五行学说就是古代医学观的代表。18世纪以后医学获得迅速发展，人们从生物体、生态学角度去认识和控制疾病，生物医学模式成为医学界占统治地位的思维方式，也成为大多数专科医生观察处理本专科问题的基本方法。但这一模式无法解释某些疾病的心理—社会病因，以及疾病造成的种种身心不适，更无法解决慢性病患者的身心疾患和生活质量降低等问题。随着疾病谱的转变和病因、病程的多样化，生物医学模式的片面性和局限性越来越明显。

由于以上种种原因，在20世纪50年代后期，医学界掀起了一场医疗服务模式改革的浪潮，全科医学被推到了改革的前沿。

二、全科医学与中医学的同一性

中医学之所以历经数千年而不衰，至今仍在人类的医疗保健中发挥着不可替代的作用，是其自身哲学思想、医学理论、诊疗方法的科学性、先进性和优势所决定的。随着疾病谱的变化、老龄化社会的到来和健康观念的转变，中医学的优势与特色日益凸显。产生于20世纪60年代的全科医学有别于西医学专科化发展的趋势，提出了新的医学理念与医疗服务模式，与中医学十分相似，这就给中西医结合与发展带来了新的契机。中医全科医学的建立和发展，是中医学适应时代和民众需要，发扬其特色和优势的又一次机遇。

中医学的基本理论与诊疗方法重视整体性、全面性和实用性，如天人合一的整体观、阴平阳秘的健康观、内外相因的疾病观、辨证论治的诊疗观、未病先防的预防观、药食并重的营养观、形神并调的养生观等。这些都在全科医学的体系中有所体现，甚至基本一致，如"以人为中心""以社区为范围""以预防为导向""个体化照顾"等。全科医学的兴起，不但指导着西医学从局部走向整体、从整体走向系统、从疾病走向健康，而且在很多方面与中医学逐步达成共识。因此，结合全科医学研究中医学，有助于加深对中医学的理解；同样，结合中医学研究全科医学，也能促进西医学包括全科医学的发展，二者相得益彰。

（一）医学思维

全科医学遵循生物—心理—社会医学模式，这种整体医学思维与中医学的整体观念非常一致。中医学的整体观念认为，人是一个有机整体，人体与自然界也是一个密切联系着的整体。人体本身不仅是个有机整体，而且作为万物之灵，生活在自然界和社会之中，与自然和社会的发展有着密切联系，因此自然、社会环境与人的健康、疾病息息相关。这种"天人相应"的整体理论，在全科医学中则阐释为人所具有的双重属性——生物属性和社会属性，即人为自然之物，又为社会之人。生物医学的明显缺陷在于它忽视了人的社会属性，把人看作纯粹的生物体，把疾病视作偏离正常的可测量的生物变量。而现今已知的影响人体健康的因素主要包括营养、环境、行为等，社会因素几乎成为所有疾病的最终原因，医学的发展需要从整体意义上正确、全面地把握健康和疾病的本质，将生物、心理、社会因素结合起来认识健康和疾病，因而传统的生物学模式逐渐被现代的生物—心理—社会医学模式所取代。全科医学提出的整体医学思想与中医学不约而同，回归到医学的本质，同时很好地弥补了生物医学模式的不足。

（二）诊疗方法

全科医学诊疗方法与中医学有着相似性，主要表现在以下几个方面。

1. 整体性照顾　在中医学的整体治疗观与全科医学生物—心理—社会医学模式的指导下，全科医疗与中医临床就不只是着眼于"病"，而是着眼于"人"。疾病是受个体体质禀赋、季节气候、地理区域等多种因素制约和影响的复杂过程。因此，治疗时除了必须通过对症状、体征及实验室检查等有关资料进行分析，以找出和抓住疾病的主要矛盾外，还需进一步考虑各种影响因素，对处方用药进行适当调整，以提高治疗效果。这也就是中医所强调的因人制宜、因时制宜、因地制宜。另外，整体医学观认为健康的定义为阴阳的动态协调平衡，疾病则是这种平衡被破坏。因此，治疗从总体上说就是通过调整阴阳，以达到新的动态平衡，即《素问·至真要大论》所说的"谨察阴阳所在而调之，以平为期"。

2. 基层门诊治疗　全科医疗提出"以家庭为单位""以社区为范围"的诊疗特点，与中医学一样，均以基层门诊为主，同为基层百姓真正需要的医学，对于基层百姓有着同样的亲和力。

不可否认的是，中医学在现代发展中出现了本位特色缺失等现实问题。全科医学的理念趋向中医学，而中医学在现代却向生物医学靠拢，这是值得我们反思的。社区基层是彰显中医诊疗特色的最佳场所，开展社区中医药卫生服务也正是中医回归本位的最佳机遇。

3. 个性化诊疗　中医学认为，人处于自然界和社会的动态变化中，影响其健康和疾病的因素是多方面的、十分复杂的，因此发病也因人而异。既然发病因人而异，那么治疗就不能千篇一律，所以中医学强调辨证论治，并在这种诊疗思维的指导下提出"因人制宜"的治疗原则。全科医学在临床实践中也逐渐发现了生物医学的局限性，承认个体发病的特异性，提出"以人为中心"及人性化照顾的原则，并且在这种原则的指导下，主张个性化诊疗。显然，在这方面中医学与全科医学趋向同一。

4. 兼通各科　全科医学与中医学一样，重视临床各科的兼通，重视医疗技术的全面掌握。《黄帝内经》提到的治疗手段和方法就涵盖了针灸、砭石、导引、按跷、祝由、汤液等，内容非常丰富。清代医家徐大椿指出，凡学医者要以"通科"为目标。中医最重要的治病手段是方药和针灸，历代都是药石并举、针灸并用。宋代校正医书局所刊《新校备急千金要方·序》云："后之留意于方术者，苟知药而不知灸，未足以尽治疗之体，知灸而不知针，未足以极表里之变，如能兼是圣贤之蕴者，其名医之良乎。"《史记·扁鹊仓公列传》记载："扁鹊名闻天下，过邯郸，闻贵妇人，即为带下医；过洛阳，闻周人爱老人，即为耳目痹医；来入咸阳，闻秦人爱小儿，即为小儿医。随俗为变。"可知中医历来主张各科兼通，而分科施治只是在具体临床时有所侧重。

三、全科医学的医学观

全科医学的精髓在于其观察和解决问题时所秉持的医学观。医学观就是对医学的本质、构成和目的的根本看法，具体可以包括对生命、健康、疾病、卫生服务等医学及其相关问题的基本认识。全科医学的整体医学观，和中医学所秉承的整体观念是相同的，两种医学在医学观上的一致性，为其交叉融合形成中医全科医学奠定了基础。

（一）医学模式

医学模式是人类维护健康和防治疾病的经验总结，是在不同历史时期，人们观察与处理医学问题的基本思想与方法，是人类对健康与疾病的总体特点和本质的一种高度概括。在医学发展的过程中，出现过不同种类的医学模式，由远及近，分别是神灵主义的医学模式、自然哲学医学模式、机械论医学模式、生物医学模式及生物—心理—社会医学模式。对西医学发展影响最大的是生物医学模式和生物—心理—社会医学模式。

1. 生物医学模式　生物医学模式与医学专科化的进程同步发展，并不断促进医学科学的进步，也是多数专科医生观察处理本专业问题的基本思路和方法。生物医学模式的基本特点可以概括为还原论和身心二元论。还原论是从简单的基本原理中推导出复杂现象的哲学观点，把复杂的生命现象进行简化，再使用还原的方法追求特异性，致力于寻找每一种疾病特定的病因、生理病理和生物化学变化，并开发相应的生物学治疗方法，多采用单因单果直线式思维。身心二元论是把人体看成普通的生物体，割裂精神和躯体之间的联系，忽视心理对健康的深刻影响。

不可否认，生物医学模式为传染病和感染性疾病的防治发挥了重大作用，为人类取得第一次卫生革命的胜利作出了巨大贡献。但随着疾病谱的改变，生物医学模式的片面性和局限性也日益明显。其过多地关注疾病本身，而忽略了人的健康需要；不重视患者的整体性和人文社会背景，导致医患关系疏远，患者依从性降低；医学思维的片面、封闭，较多地着眼于躯体的生物活动过程，很少注意行为和心理过程。这些都使得生物医学模式已难以全方位解决人类复杂的健康问题。

2. 生物—心理—社会医学模式　20 世纪 50 年代以来，疾病谱和死因谱发生了根本性的变化，急慢性传染病和寄生虫病不再是威胁人们的主要疾病，而心脏病、恶性肿瘤和脑血管病占据死因的前三位。这些疾病都属于慢性疾病，造成这类疾病的原因也是多方面的，与心理、社会和环境因素密切相关。面对这些，生物医学模式已不能提供全面有效的防治，迫切需要一种新的医学模式来推动医学学科的进步。1977 年，美国精神病学和内科教授 Engel.GL 在《科学》杂志上发表了《需要新的医学模式——对生物医学的挑战》一文，呼吁修改旧的医学模式，建立新的生物—心理—社会医学模式。

生物—心理—社会医学模式的基本观点是在考察人类的健康和疾病时，对病因、病理、症状、诊断、治疗、护理和康复的分析、判断、对策都必须重视心理、社会因素的影响，认为人的心理与生理、精神与躯体、机体的内外环境是一个完整的统一体。

生物—心理—社会医学模式是一种多因多果、立体网络式的系统论思维方式。它认为人的生命是一个开放系统，通过与周围环境的相互作用以及系统内部的调控能力决定健康状况，强调生物学、个人、家庭、社区和社会系统多层次关系对疾病的影响。可以看出，新的模式并非对生物医学模式的简单否定，而是一种升华。

（二）健康观

1948 年，世界卫生组织将健康定义为"健康不仅仅是没有疾病或虚弱，而且包括身体的、精神的健康和社会幸福的完满状态"。从生物—心理—社会医学模式的角度来看，健康至少应包括以下三个方面。

一是身体的健康，即保持身体整体结构和功能的良好状况，没有不能治愈或控制的疾病，没有不能康复的躯体残疾，没有持续的不适或虚弱，生理需要能得到基本满足。

二是精神的健康，即心理上没有影响个人情绪和行为的严重矛盾冲突，个性能得到自然的发展，并能适应社会生活的要求，能自如地应对各种紧张状态，能适应各种变化，没有不良的行为方式和习惯，没有明显的精神活动异常。

三是社会状态的健康，即能适应社会道德、文化准则和行为规范的要求，能在社会生活中保持积极向上的精神，没有明显影响身体健康的社会关系冲突，能有效地利用各种社会资源，并能在社会生活中满足个性发展和自我实现的需要。对健康的基本认识，决定了人们如何防治疾病和维护健康。生物医学的健康观是"健康等于没有疾病"，人们将注意力集中在对疾病的防治上，认为医学的目的就是治疗疾病。在新的医学模式指导下，1992 年世界卫生组织组织了GOM（Goals of Medicine）国际研究小组对医学目的进行重新审视，在其研究总结报告中明确指出，生物医学危机的根源是医学目的偏差，而不是手段的问题。错误的医学目的必然导致医学知识和技术的误用，长此以往，医学发展将是在全世界制造承担不起的不公平的医学。并提出了新的医学目的应该有四条：预防疾病和维护健康；解除疼痛和痛苦；治疗疾病和照料不治之症；避免早死和提倡安详的死亡。

健康是一个整体概念，并不是身体健康、精神健康和社会健康的简单相加，而是相互作用、相互促进的结果。健康是一种状态，健康的人并不是没有问题，而是在面对各类健康问题时，能够有效地应对和解决。从这个角度上讲，中医所强调的"圣人治未病"的"圣人"，就是患者自己或者家人，而全科医生的责任不仅仅是治疗疾病，更重要的是通过各种方式让越来越多的人学会维护健康。

四、中医全科医学教育

（一）国外全科医学教育体系

世界上较早开展全科医学教育的是欧美发达国家，已形成了完整的全科医学教育培训体系。虽然不同国家的全科医生培养模式各有不同，但基本框架和培养体系大致相同，主要有三种全科医学教育培训形式，包括国外在校医学生的全科医学教育、国外全科医学毕业后教育和国外全科医学继续教育。

1. 国外在校医学生的全科医学教育　在校医学生全科医学知识的教育，是全科医生培养的基础。该阶段的医学教育重点是医学基础理论，包括临床医学、预防医学基本理论、基本知识和基本技能，以及医患沟通、基本药物使用等方面的基本能力培养，培养他们具有医疗实践的基本能力，例如诊断与鉴别诊断、基本技能操作、沟通与交流、疾病治疗与预防、健康促进、康复、临床思辨及解决问题的能力。

针对本科医学生的全科医学知识和理论学习的方式是开设全科医学的必修课和 / 或选修课。各医学院校开展全科医学教育的时限不等，一般在 4 ～ 10 周，开设的形式各异。如英国医学院在本科教育阶段设有全科医学的理论学习，包括必修课、选修课和社区实习；澳大利亚将全科医学教育作为连续性的课程对本科生开设；日本的家庭医学系承担了对在校医学生关于家庭医学的理论课程及基础临床技能的教学，并在附属医院及社区诊所培训学生如何管理照顾患者，以加强学生对长期、连续性的社区医疗服务的认识和兴趣。

2. 国外全科医学毕业后教育　全科医学毕业后教育主要是指全科医疗住院医师培训，这是全科医生培养的核心，也是全科医学专科医师培养的关键环节。住院医师培训，在我国通称"规范化培训"，是欧美国家培养各类专科医生的必经阶段，全科医生作为专科医生的一种类别也必须经历住院医师培训。其培训目标、培训内容与培训方式遵照全科医疗的目标和原则，重点是培养专业核心能力，包括临床医疗、预防保健和康复技能等能力，达到能够独立、正确、规范地处理临床常见问题的水平，并为今后具备处理疑难问题的能力奠定基础。

临床医学本科毕业后再经过 2 ～ 3 年全科医疗住院医师的专科培训，并且只有培训合格考取医师执业资格后才能成为全科医生。全科医学住院医师培训的时间一般为 3 年，通过在医院临床主要科室的轮转，社区全科医疗门诊和理论学习、小组讨论、讲座、教学查房、录像评估等形式完成。

3. 国外全科医学继续教育 世界上许多国家都把全科医学继续教育作为全科医生终身学习的主要方式，这是全科医生自身提升与发展的途径之一。继续医学教育是在职卫生技术人员适应社会医疗卫生服务发展需求、全面提升职业素质、实现终身教育和职业发展的一项基本医学教育路径，是专业教育的继续、补充和完善。

部分国家在进行全科医生资格再认定过程中，对其参加继续教育项目的科目和学分有明确的规定。美国家庭医疗委员会规定：对于已获得家庭医学专科医生资格的家庭医生，要求每 6 年必须参加美国家庭医师委员会的专业资格再认定考试，以保持家庭医生的学术水平和先进性，而取得继续医学教育学分则是参加再认定考试的必要条件。英国的全科医学继续教育是非强制性的，但绝大多数的全科医生都自愿参加继续医学教育活动，平均继续医学教育时间是每年 1 周。日本也有严格的家庭医生继续教育制度，必须参加家庭医学会举办的职业教育和技能考试以取得不同级别学会认定的专业医师资格，这反映了一名家庭医生在家庭医学领域的医疗学术水平。

（二）国内全科医学教育体系

中国台湾、香港和澳门地区，全科医学的教育体系较内地起步早。我国大陆地区于 2000 年正式提出全科医学教育发展目标，即"到 2005 年，初步建立全科医学教育体系，在大中城市基本完成在职人员全科医生岗位培训，逐步推广毕业后全科医学教育工作；到 2010 年，在全国范围内建立起较为完善的全科医学教育体系"。目前，我国全科医学教育体系已基本建立。

1. 我国医学本科生的全科医学教育 我国医学本科生的全科医学教育经历了从无到有、从单纯课堂教学到课堂教学与社区实践相结合的发展过程。根据 2009 年 3 月首都医科大学对我国 128 所高等医学院校开设全科医学课程情况的调查，有 59 所在医学本科生中开设了全科医学课程，其中 28 所院校为必修课。

医学本科生的全科医学教育是全科医学人才培养的基础。2000 年，卫生部颁发了《关于发展全科医学教育的意见》，提出在高等院校医学专业中设立全科医学有关的必修课和选修课，使医学生了解全科医学思想、内容及全科医生的工作任务和方式，并为将来成为全科医生或其他专科医生与全科医生的沟通和协作打下基础。2010 年，《以全科医生为重点的基层卫生人才队伍建设规划》提出要积极引导高等医学教育教学改革，本专科医学类专业教育开设全科医学必修课程，加强对学生在医患沟通、团队合作、健康教育、社区预防保健、卫生服务管理等方面的培养，强化临床实践和社区实践教学。2011 年，国务院《关于建立全科医生制度的指导意见》指出，要完善临床医学基础教育。临床医学本科教育要以医学基础理论和临床医学、预防医学基本知识及基本能力培养为主，同时加强全科医学理论和实践教学，着重强化医患沟通、基本药物使用、医药费用管理等方面能力的培养。2020 年，国务院办公厅《关于加快医学教育创新发展的指导意见》要求系统规划全科医学教学体系，3 年内推动医学院校普遍成立全科医学教学组织机构，加强面向全体医学生的全科医学教育。

目前我国各校开设全科医学课程的学时不等，最短仅为 16 学时，最长可达 56 学时。学时数较多的院校一般开设全科医学概论理论教学和社区实习。对医学生进行全科医学教育的目的主要：①对医学本科生传授全科医学的基本知识、理论和技能，传播全科医学理念。②培养医学生的思维方式，提高观察问题的层次。③熟悉全科医学思想、内容及全科医生的工作任务和方式，培养学生对全科医疗的职业兴趣。④为毕业后选择接受全科医生规范化培训和从事全科医疗工作奠定基础。⑤为其成为其他专科医生后与全科医生的沟通与协作打下基础。

2. 国内全科医学毕业后教育/全科医生规范化培训　全科医学毕业后教育是全科医学教育体系的核心。2005年，卫生部启动了"建立我国专科医师培养和准入制度的研究"项目，目的是完善我国医学教育体系、规范临床医师的培训与管理、加强卫生人才培养、准入和监管，促进医学教育及人才管理与国际接轨。第一批纳入专科医师制度研究的专科有包括全科医学在内的内科、外科、儿科等18个普通专科和16个亚专科。以全科医生规范化培训为重点，使高等医学院校本科学生毕业后，经过规范化的全科医生培训，取得全科医生规范化培训合格证书。从长远来看，我国全科医生将主要通过毕业后全科医生规范化培训来培养。

全科医生规范化培训以提高临床和公共卫生实践能力为主，在国家认定的全科医生规范化培养基地进行，实行导师制和学分制管理。参加培养人员在培训基地临床各科及公共卫生、社区实践平台逐科（平台）轮转。在临床培训基地规定的科室轮转培训时间原则上不少于两年，并另外安排一定时间在基层实践基地和专业公共卫生机构进行服务锻炼。经培训基地按照国家标准组织考核，达到病种、病例数和临床基本能力、基本公共卫生实践能力及职业素质要求并取得规定学分者，可取得全科医生规范化培训合格证书。规范化培训的具体内容和标准由原卫生部、教育部、国家中医药管理局制订。国家认定的全科医生规范化培训基地应由医学院校的附属医院（或教学医院）或大型综合性医院来承担，建立有一定规模的全科医学专科，配备临床经验丰富、掌握全科医学基本思想、原则和方法的合格师资。全科医学专科有一定的门诊量，必要时可设立病房，同时必须有符合要求的社区培训基地。全科医师规范化培训通过对本科学历的毕业生，进行为期3年（包括全科医学相关理论学习、临床轮转、社区实习在内）的培训，培养具有高尚职业道德和良好专业素质，掌握专业知识和技能，能以人为中心、以维护和促进健康为目标，面向个人、家庭与社区提供预防、保健、治疗、康复、健康管理一体化的，连续协调、方便可及的主动服务，成为社区卫生服务团队的学科骨干。

原卫生部于2007年开始了全科医学住院医师规范化培训基地的认定工作。目前，全国共有多家医院和社区通过了国家卫生健康委员会评审，为开展全科医学住院医师规范化培训奠定了基础，并逐步建立起了以国家级培训中心为龙头，省级培训中心为骨干，临床及社区培训基地为基础的全科医师培训网络。

3. 全科医师岗位培训和全科医生转岗培训　2000年，我国在《关于发展全科医学教育的意见》中提出全科医师岗位培训，对从事或即将从事社区卫生服务工作的执业医师，采取脱产或半脱产的方式进行全科医生岗位培训，经省（自治区、直辖市）统一组织考试合格，获得全科医生岗位培训合格证书。为适应开展社区卫生服务工作的迫切需要，在职人员的转型培训是全科医学教育培训工作的重点。原卫生部科教司印发了全科医师培训大纲，以从事社区卫生服务的临床类别执业医师为培训对象，旨在通过培训使学员掌握全科医学的基本理论、基础知识和基本能力，熟悉全科医疗的诊疗思维模式，提高其对社区常见健康问题和疾病的防治能力，具有为人民健康服务的职业道德，能够运用生物—心理—社会医学模式，以维护和促进健康为目标，向个人、家庭、社区提供公共卫生和基本医疗服务，达到全科医师岗位基本要求。培训方法根据各地区实际情况，采取脱产、半脱产的集中培训方式，应用理论讲授、小组案例讨论、临床和社区实践相结合的教学方法，辅以现代化教学手段开展培训。参考学时在2001年《全科医师岗位培训大纲（试行）》中为600～620学时，其中理论教学500学时，实践教学100～120学时。2006年以后的岗位培训大纲调整为500～600学时，其中理论教学240学时，实践教学260学时（社区实践不少于60学时），有条件的地区可安排100学时的选修内容。全科医师岗位培训项目到2010

年结束。

2010年12月，我国启动了全科医生转岗培训项目，卫生部印发了《基层医疗卫生机构全科医生转岗培训大纲（试行）》。以基层医疗卫生机构中正在从事医疗工作、尚未达到全科医生转岗培训合格要求的临床执业（助理）医师为培训对象，以全科医学理论为基础，以基层医疗卫生服务需求为导向，以提高全科医生的综合服务能力为目标，通过较为系统的全科医学相关理论和实践能力培训，培养学员热爱、忠诚基层医疗卫生服务事业的精神，建立连续性医疗保健意识，掌握全科医疗的工作方式，全面提高城乡基层医生的基本医疗和公共卫生服务能力，达到全科医生岗位的基本要求。培训时间不少于12个月。其中，理论培训不少于1个月（160学时），临床培训不少于10个月，基层实践培训不少于1个月，全部培训内容在1～2年内完成。培训方式采取按需分程、必修与选修相结合的方式，具体可采用集中、分段或远程理论培训、科室轮转、基层实践等形式。培训内容分为理论培训、临床培训和基层实践培训三个部分。2011年，《国务院关于建立全科医生制度的指导意见》再次重申对符合条件的基层在岗执业医师或执业助理医师，应按需进行1～2年的转岗培训。转岗培训以提升基本医疗和公共卫生服务能力为主，在国家认定的全科医生规范化培训基地进行，培训结束通过省级卫生行政部门组织的统一考试，获得全科医生转岗培训合格证书，可注册为全科医师或助理全科医师。2014年，在《住院医师规范化培训基地认定标准（试行）》（国卫办科教发〔2014〕48号）中的"全科专业基地认定细则"中，对全科临床培训基地及全科基层实践基地的基本条件、师资条件都做了明确规定，并在2016年出台《住院医师规范化培训评估指标——全科专业（临床）基地及全科专业（基层）基地》。

4. 国内全科医学继续医学教育　对具有中级及中级以上专业技术职务的全科医师，按国家卫生健康委员会有关规定，采取多种形式，开展以学习新知识、新理论、新方法和新技术为内容的继续医学教育，使其适应医学科学的发展，不断提高技术水平和服务质量。以西医学技术发展中的新知识和新技能为主要内容，加强经常性和针对性、实用性强的全科医生继续医学教育。强化对全科医生继续医学教育的考核，将参加继续医学教育情况作为全科医生岗位聘用、技术职务晋升和执业资格再注册的重要因素。

（三）中医全科医学教育

在我国全科医学事业发展的过程中，始终把中医药作为我国基层卫生事业发展最具有优势的内容，坚持发挥全科医学中国特色和中医学全科特色，使中医全科医学成为用中国式办法解决我国人民群众健康问题的重要举措。2006年，国务院《关于发展城市社区卫生服务的指导意见》就明确提出，要"发挥中医药和民族医药在社区卫生服务中的优势与作用。加强社区中医药和民族医药服务能力建设，合理配备中医药或民族医药专业技术人员，积极开展对社区卫生服务从业人员的中医药基本知识和技能培训，推广和应用适宜的中医药和民族医药技术"。在《关于加强城市社区卫生人才队伍建设的指导意见》中，将全科医师技术资格考试设立了中医类别。2009年，中共中央 国务院《关于深化医药卫生体制改革的意见》中，要求"在基层医疗卫生服务中，大力推广中医药适宜技术"。在具体的配套文件《国务院关于扶持和促进中医药事业发展的若干意见》中，对"大力加强综合医院、乡镇卫生院和社区卫生服务中心的中医科室建设，积极发展社区卫生服务站、村卫生室的中医药服务"进行了细化。近些年来，基层中医药发展得到前所未有的重视，《"健康中国2030"规划纲要》中要求"在乡镇卫生院和社区卫生服务中心建立中医馆、国医堂等中医综合服务区，推广适宜技术，所有基层医疗卫生机构都能够提供中医药服务"。2017年7月1日实施的《中华人民共和国中医药法》中规定"政府举办的综合医院、妇幼保健机构和有条件的专科医院、社区卫生服务中心、乡镇卫生院，应当设置中医药科室。县级以上人民政府应当采取措施，增强社区卫生服务站和村卫生室提供中医药服务的能力"。同时要求"国家加强对中医医师和城乡基层中医药专业技术人员的培养和培训"，从法律的高度为基层中医药发展提供了保障。2023 年，《国家中医药局 国家卫生健康委 教育部关于印发中医医师规范化培训实施办法等文件的通知》指出："中医医师规范化培训采取理论学习、病房培训、门诊培训和跟师学习相结合的方式进行。"多元化的培养方案为基层人才的培养奠定了基础。

中医学从建立之初发展至今，其基本理论与诊疗方法一直十分重视整体性、全面性和实用性，蕴含着丰富的全科医学思想，可以说"全科"是中医学理论体系和临床实践的核心特征。中医学所具有的这种特征是中医全科医学产生的内部因素，而现代全科医学的快速发展，则为这种特征的全面提升提供了外部环境。同时，当今社区卫生服务的发展，尤其是中医进社区、进农村、进家庭的客观要求，也迫切需要中医教育从全科的角度进行重新审视。正是因为中医临床各科之间存在着兼通性，学习中医全科医学可以在对临床各科进行深入细化研究的基础上，从更高层面去理解和把握中医学的综合性，从而改变中医学分科越来越细的现状。因此，开展中医全科医学教育对中医学教育有着更为深刻的现实意义。

对全体中医类专业开展中医全科医学教育，其目的是使学生了解中医全科医学的思想、观念、原则以及核心知识和技能，了解中医全科医学概念形成的背景与现实意义，理解中医全科医学与中医学的异同；培养学生对中医全科医学的兴趣，真正理解以人为中心以及防治结合的医疗照顾新观念；希望他们将来能认同中医类别全科医师的工作，与全科医师密切合作；更希望他们毕业后能选择中医全科医疗服务、中医全科医学研究作为自己的终身职业。

中医全科医学教育体现了"更全科，更中医；更传统，更现代"的培养理念。"更全科"不单是指内外妇儿各科的综合，更包含了医学理念上的整体性、服务方法上的多样性、服务内容上的全面性、服务技能上的适宜性；"更中医"是坚持文化经典传统是中医特有的精神内核，是创新不离宗的根本，只有坚守住全科的根，中医发展才能枝繁叶茂。"更传统"是深厚中医经典功底，确立传统中医思维，"悟道明理得法、精医懂药会针"，提升传统中医药服务能力和水平。"更现代"是协调传统中医和西医学的关系，借助现代科学的优势，把中医继承好、发展好。

五、中医全科医学与健康中国

2016 年中共中央、国务院印发《"健康中国 2030"规划纲要》，指出"共建共享，全民健康"的核心是以人民健康为中心，坚持以基层为重点，以改革创新为动力，预防为主，中西医并重。立足全人群和全生命周期两个着力点，提供公平可及、系统连续的健康服务，实现更高水平的全民健康。使全体人民享有所需要的、有质量的、可负担的预防、治疗、康复、健康促进等健康服务，突出解决好妇女儿童、老年人、残疾人、低收入人群等重点人群的健康问题。要覆盖全生命周期，针对生命不同阶段的主要健康问题及主要影响因素，确定若干优先领域，强化干预，实现从胎儿到生命终点的全程健康服务和健康保障，全面维护人民健康。全科医疗是面向基层的医疗，它倡导以预防为导向，提供连续性、周期性、综合性的照顾，在社区实践中注重重点人群的保健和慢性疾病的管理工作。加强全科医学建设是实践"健康中国战略"的基础，2017 年，党的十九大报告中提出实施"健康中国战略"，明确指出要加强基层医疗卫生服务体系和全科医生队伍建设发展，实现全民健康的中国梦。

思考题

1. 全科医学产生的背景是什么？
2. 中医学与全科医学的同一性表现在哪些方面？

第一节 中医全科医学

一、全科医学

（一）全科医学的定义

全科医学（general practice）又称家庭医学（family medicine），是在西方通科医疗实践的基础上逐渐发展演化而来的，是具有独特价值观和方法论的医学知识和技能体系，其技术方法更适用于基层医疗卫生服务。全科医学的兴起弥补了高度专科化的生物医学的不足，实现了西医学模式的根本性转变。全科医学以生物—心理—社会医学模式为基础，秉承整体观和系统论的医学思维，建立了一系列独特的基本原则，以此来指导全科医生利用社区内外有限的卫生资源，为社区中的个体及其家庭提供连续性、综合性、协调性、个体化和个性化的医疗保健服务，并最大限度地满足社区居民追求健康生活的需求。

不同学者对全科医学的概念有不同的界定。美国家庭医疗委员会在 1984 年将家庭医学定义为：家庭医学是一种整合生物医学、行为医学及社会科学的专科，其知识和技能的核心源于传统的开业医师和以家庭为范围的独特领域，而不以患者的年龄、性别或器官系统的疾病来分科。家庭医学的训练，除了提供以家庭为单位的照顾外，还要对患者负起持续性健康照顾的责任，在医疗系统中担当提供协调性照顾的角色。

我国学者将全科医学定义为：全科医学是一个面向个人、社区与家庭，整合临床医学、预防医学、康复医学，以及人文社会学科相关内容于一体的综合性临床二级专业学科，其范围涵盖了各种年龄、性别、各个器官系统，以及各类健康问题或疾病。其主旨是强调以人为中心、以家庭为单位、以整体健康的维护与促进为方向的长期负责式照顾，并将个体与群体健康照顾、疾病预防与治疗有机地融为一体。

全科医学主要研究各种类型社区中的常见健康问题，以及综合性地解决这些健康问题所需要的理论、方法和技术。它的内容主要包括三个方面：一是通过长期的通科医疗实践而积累起来的实践经验；二是整合其他医学学科中的知识与能力；三是通过对全科医学专业研究而发展起来的特有的理论、方法、知识和技能。

全科医学的研究对象包括：完整的人及其健康问题，即以人为本、以健康为中心，来了解患者作为一个完整的个体的特征和需求；家庭的健康问题，即以家庭为单位，了解家庭与个人之间的关系和家庭对健康的影响；社区常见健康问题的诊疗、管理、康复和预防。

（二）全科医学的特征

1. 是一门综合性的临床医学学科 从学科定位来说，全科医学是一门临床医学二级学科，其内容不仅涉及内科、外科、妇产科、儿科等临床医学学科，而且包含了社会医学、行为医学、预防医学、环境医学、医学伦理学、医学哲学等相关学科。正是因为全科医学内涵丰富，容易让人误认为全科医学只是相关学科知识和技术的简单组合，甚至怀疑全科医学学科的存在价值。整体并不是简单地等于部分之和，整体的特征表现是在统一目的下各部分之间相互联系、相互作用的结果。譬如木材、砖块、水泥、石灰等建筑材料的简单堆积不可能造出合格的房子，只有建设者运用建筑学的原理和技艺，才能建成高楼大厦，我们绝不能否定建筑学在其中的重要作用。同样，来自其他基础学科的知识和技术就像是建筑材料，全科医学的价值观、方法论和由此产生的基本理念就像是建筑学原理和技艺，而全科医学的目的就是建造适合当今卫生服务发展、满足民众群体健康需求的房子。实际上，任何学科都具有其特征鲜明的价值观和方法论，这些原则贯穿于整个学科的内容和实践活动，是学科的灵魂。全科医学的灵魂就是整体医学观。

2. 是一门广度意义上的医学专科 全科医学在服务内容、照顾方法和满足需求上是多元的、综合的，但从本质上看，它是一个处理社区常见健康问题的综合性专科，是一个关于基层医疗、初级卫生保健、社区卫生服务的医学专科。其他临床医学专科多是在一定领域或范围内不断朝纵深方向发展，分科越来越细，服务层面越来越窄，是一种深度上的医学专科，而全科医学是在一定的深度上朝横向发展，是一个独特的广度上的医学专科。一定的深度是指用适宜的知识和技术处理社区常见的健康问题，而不是以专科化的倾向处理疑难重症；独特是指维护健康，满足健康需求的大目标下，全科医学除了综合各科的知识和技术之外，还形成了自身的新观念、新知识和新技术；广度是指全科医学解决问题的范围越来越宽广，服务内容越来越丰富、全面。

3. 是一门以家庭为保健单位的医学学科 全科医学充分认识到家庭与个人健康之间存在的密切关系，十分重视家庭对健康的作用。重视家庭是全科医学最鲜明的专业特征，也是许多国家和地区称其为家庭医学的主要原因。全科医学把家庭作为其实现服务目标的着力点，是充分考虑到家庭在整个社会生活中的重要地位、家庭对个人健康的影响中的主导地位，通过家庭的参与和支持，可以更深入、更全面地维护个人健康。将家庭这一要素引入医学和医疗之中，同时兼顾个人和社区，这是全科医学区别于其他专科医疗的重要特征。

4. 是一门重视人文社会科学的医学学科 其他临床医学学科十分注重技术的先进性和高水平，并以此作为学科发展的重要标志，其目标是着力解决各类临床疑难问题。全科医学虽然也强调技术水平的重要性，但其目标是从人的需求和健康出发，以人为本，从这一点上，说明其更注重人文在其服务中的重要性。因为全科医生只解决常见的、一般的健康问题，具备一定深度的技术水平就可以了，疑难问题完全可以通过和专科医生的良好合作得到解决。全科医学的研究对象是完整的人，也就是说其关注的不单是人的生物属性，更关注人的心理活动和社会属性，在服务过程中，全科医学注重人胜于注重病，注重伦理胜于注重病理，注重满足患者的需要，胜于注重对疾病的诊疗。全科医学是必须了解人、理解人，着重满足患者和健康人需要的学科，是最具人性化的医学学科。

5. 强调系统整体性的临床思维方法 全科医学用系统论和整体论的方法来理解和解决个体与人群的健康问题，把患者及其健康看成一个整体，注重患者及其健康问题的背景和关系，运用生物—心理—社会医学模式为个体、家庭和社区提供整体性服务。全科医学把医学照顾看成为一个整体，为满足个体及其家庭和社区的需要，经常要协调提供整体性的多学科服务。与传统经验医学不同，全科医学应用西医学的研究成果来解释发生在个体身上的局部问题和整体变化。以科学证据为基础，运用流行病学和循证医学的方法评价与处理临床问题，并在医疗服务过程中注重建立良好的医患关系。

二、中医全科医学

全科医学对于西医学最大的贡献在于真正实现了医学模式的转变。中医全科医学立足于保持中医学特色与优势的基础上，融合全科医学的思想及模式，创立集预防、治疗、保健、康复、计划免疫、健康教育于一体的具有中国特色的新型医学学科。

（一）中医全科医学的定义

中医全科医学是以中医学为核心，结合全科医学的理论、方法，融合行为科学、社会科学等其他相关学科最新研究成果，而形成的一门具有独特价值观和方法论的综合性中医临床医学学科。中医全科医学是对中医学理论体系和临床实践的丰富与发展，包括三个方面的内容：①中医学在长期临床实践中形成的理论，积累的经验和技术，如治未病、整体观念、辨证论治、适宜技术等。②移植全科医学的知识、方法和技术，如家庭、社区观念的引入，借助基层卫生服务这一新平台，让中医走进家庭、走进社区等。③以中医更好地服务基层为目的，通过完善中医学的理论体系和服务模式，产生的新观念、新知识、新方法和新技术。中医全科医学以人为中心，以维护和促进健康为目标，为个人、家庭与社区提供连续、综合、便捷的中医药服务。中医全科医学不仅要从学术上提高中医的理论水平，而且要从服务模式上为中医药在社区的应用提供保障和支持，从而有效提高中医的临床服务水平。

中医的整体观、辨证施治、治未病等核心观念，通过中医全科医学学科的发展可望得到进一步的阐释和推广。中医全科医学的发展将有望对 21 世纪医学模式的转变、卫生政策制定和健康服务业等领域的改革和创新带来深远影响。因此，开展中医全科医学的研究，推动中医全科医学的发展，正是中医学主动适应和促进医学模式转变的过程。

（二）中医全科医学的特征

1. 丰富和发展中医学的全科特性　现代中医学服务模式主要立足于医院，导致了中医学诊疗模式的"西化"倾向，抹杀了传统中医学的"全科"特点。

作为一门新兴的医学学科，中医全科医学应该具备以下 5 个要素。①基本观念：建立整体医学观，除天人相应、五脏一体、形与神俱等中医学理论外，还要强调中医学在卫生服务过程中的整体观及中医学在医事管理中的整体观。②方法论：采用系统整体性方法，立足于生物—心理—社会医学模式，把握三因制宜，注重个体健康问题的时空背景和它们之间的相互联系。③中医全科医疗的原则和特征：见本章第二节。④具体的服务方法或手段：如以人为中心的中医健康照顾方法、以家庭为单位和社区为范围的服务方法、中医治未病的服务策略、中医服务团队建设和中医全科医生的自我发展、社区常见健康问题的中医药评估及照顾方法等。⑤服务内容：发挥中医简、便、廉、验的特点，为社区居民提供具有连续性、综合性、协调性、整体性、个性化和人性化的健康服务。

2. 实现中医学与全科医学的融合　中医全科医学是中医学与各临床医学学科先进理念的融合，是中医学各种治疗方法与西医学技术的融合，是中医学与社会学、伦理学、经济学、管理学等非医学学科的融合。由于涉及如此众多的学科，很容易使人产生误解，即中医全科医学是否属于中医学的范畴。"以学统术"是中医学学术发展的基本思路，判定某一学科是否属于中医学的关键，是看其是否受中医基本理论的指导，如穴位注射，虽然方法是西医学的，药物也是西医学的，但其应用的经络理论是中医的，那么穴位注射就是对中医治疗方法的丰富。同样，中医全科医学必须在中医学理论指导下，中医学的整体观念、辨证论治、三因制宜、治未病等医学思想，同样是中医全科医学的精髓所在。因此，中医全科医学一定是以中医学为核心的医学。

3. 提供基层中医药发展的新模式 推进初级卫生保健是国家实现人人享受卫生保健的核心策略。基层是服务人民群众最直接的地方，也是我们中医药人才大有可为之地。

2022 年 4 月，国务院办公厅发布的《"十四五"国民健康规划》中提出，促进中医药传承创新发展，充分发挥中医药在健康服务中的作用，夯实中医药高质量发展基础。2022 年 6 月，国家卫生健康委、国家中医药管理局联合印发《关于深入开展"优质服务基层行"活动和社区医院建设的通知》，提出加强软硬件建设，提升基层中医药服务能力。中医药在基层社区的服务能力建设是中医药高质量发展的重要内容，只有强基层、护基层，才能让中医药真正扎根基层，助力健康中国建设。近年来，我国中医药服务体系持续完善，在基层医疗服务之中，中医药特色优势日益彰显。

中医全科医学立足于社区基层，满足和实现社区卫生服务的个性化、人性化的需要。中医对疾病的诊疗简便易行，不需昂贵的设备、精密的仪器，且实用有效，非常适宜在社区开展工作。中医全科的诊疗特色及其丰富的治未病和康复手段，为我国基层医疗特别是社区康养的医疗资源供给提供了保障。

4. 体现中医人文精神 中医学从中国传统文化中汲取了丰富的营养，本身就十分注重人文社会科学，注重医德修养和人文关怀。中医学历来称"医乃仁术"，认为"上医医国，中医医人，下医医病"，把治病、救人、济世看作三位一体。《素问·著至教论》曰："上知天文，下知地理，中知人事，可以长久，以教众庶，亦不疑殆。医道论篇，可传后世，可以为宝。"指出医者既要博学多才，更要重视医德。《大医精诚》更被视为行医必备之操守。中医全科医学既继承了中医学的这些特点，可谓"守正"，又融入了现代人文社会科学和全科医学的新理念，亦谓"创新"，在强调技术水平重要性的同时，更注重医疗卫生服务艺术水平的重要性和必要性。

（三）中医全科医学的原则

1. 体现"全人"照顾理念 中医学和全科医学一样，重视医疗技术的全面掌握，强调生命健康的整体恒动性和联系性。传统中医诊疗可提供上门服务，这与全科医学方法一致，这种方式不仅可以全面了解患者的情况，还能让患者在自己熟悉的环境中轻松地接受治疗，有利于患者的康复。中医学在几千年传承发展的过程中，一直延续着通科的特点。史书记载战国名医扁鹊兼通内、外、儿、妇、五官各科，《史记·扁鹊仓公列传》记载："扁鹊名闻天下，过邯郸，闻贵妇人，即为带下医；过洛阳，闻周人爱老人，即为耳目痹医；来入咸阳，闻秦人爱小儿，即为小儿医，随俗为变。"可体现中医的全科特色。此外，中医基础理论奠基之作《黄帝内经》系统地论述了天人合一、阴阳五行、藏象经络、病因病机、诊法治则、调摄养生和运气学说的内涵，记载了针、灸、砭石、导引、按跷、祝由、汤液等丰富的治疗手段，是中医学作为全科医学的理论依据和生动实践。不难看出，中医学在渊源上已有全科医学"整体""联系"的鲜明特质，在服务内容上体现了"全科"理念。面向基层社区各类人群提供健康照顾体现了"全民"理念。在医学观和方法论上，既为病家解除躯体之病痛，又立足患者家庭、工作、社会等背景，通过情志干预为患者提供心理援助，深耕人文精神，践行了"生物—心理—社会医学模式"，体现了"全人"理念。在服务层面上，从患者、家庭、社区逐级扩大范围的健康照顾，体现了"全面"理念。从古至今，中医为患者提供健康照顾的过程中，在缓解或解除病痛的基础上，施以"治未病"——预防为引领的"防、治、保、康、计、教"，体现了生命、疾病全周期的医学照顾，体现了"全医"理念。由此可见，中医从诞生之日起，已经将中医整体观、人体整体论融入诊治全过程，是"全科医学"理念的古典先行者。

2. 重视"以人为本"整体观 中医学整体观认为，人体是一个有机整体，"天人相应"指的是人与环境之间存在着"天然"的不可分割的关系，即人体本身的统一性和人与自然环境的统一性，基于这一点，中医学研究人体正常的生命活动和疾病变化时，注重从整体上、从自然变化对人体的影响上来认识。这也决定了中医对人体组织、器官等局部认识是从整体观的角度出发的。中医学整体观反映在研究思路和方法上，通常是采用由整体到局部的考察研究方法，即把个体或局部的事物或现象放在整体中去考察和研究。社区卫生服务是在社区范围内以人为中心，以家庭为单位，从预防、治疗、保健、康复、计划免疫、健康教育一体化的服务内容，从生物、心理、社会三维服务层面，从生到死的生命周期、从健康到患病的疾病周期，持续负责连续性服务。无论社区服务范围、内容、层面，连续性服务都是相互联系、相互依存、相互影响的整体服务模式，而不是相互孤立的。中医全科医生在社区卫生服务中，要考虑人与自然界、人与社会及人体内各脏腑器官中相互作用、相互影响、相互依赖，才能更好地为社区人民服务。

3. 贯通"治未病"先导理念 "治未病"作为中医学的特色和优势，中医全科医学同样秉承"治未病"理念导向。《素问·四气调神大论》曰："是故圣人不治已病治未病，不治已乱治未乱，此之谓也。夫病已成而后药之，乱已成而后治之，譬犹渴而穿井，斗而铸锥，不亦晚乎！"《金匮要略》曰："见肝之病，知肝传脾，当先实脾。"中医治未病除了未病先防，还包括既病防变、瘥后防复。中医全科医生作为具备扎实中医学理论知识的全科医生，工作在基层一线，服务在民众身边，在预防方面具备更多的优势。在中医学理论指导下，中医全科医生可帮助人们顺应自然，怡情乐性，调摄养生，防微杜渐，以预防疾病，保障健康。全科医生利用社区平台上的优势和便利，发现和解决社区居民的公共健康问题，如不良生活习惯、不良社区环境等，综合分析各种因素，将个体预防和群体预防结合起来，宣传健康生活方式，做好社区预防保健工作。

4. 强调"辨证论治"诊疗思维 中医学强调"辨证论治"，一种疾病可以出现多种证候，而一种证候也可以出现在多种疾病上，其诊病应当着眼于证，根据证来探究病的性质，从而确定治疗原则，其实质就是根据患者的个体差异，采取不同的治疗方法，因人而异，"一病千方"就是中医诊治不同患者同一疾病时所体现的遣方用药的理念，这与全科医学提倡的个体化服务原则一致。人因先天禀赋、后天调摄各异，体质有强弱盛衰、阴阳寒热之不同，患病之后，辨证属性有所区别。根据《中医体质分类与判定》标准，依据不同体质在形态结构、生理功能及心理活动等三个方面的特征，将中医体质分为平和质、阴虚质、阳虚质、气虚质、血虚质、阳盛质、血瘀质、痰湿质和气郁质9种基本类型。根据不同对象、不同体质开展个性化的养生保健、辨证论治，更好地发挥中医药的特色，同样符合全科医学个性化服务的原则。

5. 坚持"三因制宜"原则 由于天时气候、地域环境和性别、年龄、体质、生活习惯等因素的不同，疾病的发生、发展、转归也有所不同。中医全科医学应当根据各种因素的影响，制订不同的防治方法，以期达到更好的效果。

（1）**因时制宜** 根据不同季节气候及时相特点，来制订适宜的治疗原则。《素问·四气调神大论》曰："春三月，此谓发陈，天地俱生，万物以荣，夜卧早起，广步于庭，被发缓行，以使志生，生而勿杀，予而勿夺，赏而勿罚，此春气之应，养生之道也。逆之则伤肝，夏为寒变，奉长者少。夏三月……秋三月……冬三月。"一年四季周而复始，伴随着寒凉温热的气候特点和不同的物候变化，人体的生理活动与病理变化都会受到影响，用药也应当随证变化，正如《素问·六元正纪大论》曰："用热远热，用温远温，用寒远寒，用凉远凉，食宜同法。"在社区卫生服务中，中医全科医生应当根据时令变化调整疾病防治方案及用药以凸显中医优势，提高社区防治保健工作效果。

（2）**因地制宜**　根据不同的地域环境特点，来制订适宜的治疗原则。《素问·异法方宜论》曰："东方之域，天地之所始生也，鱼盐之地，海滨傍水，其民食鱼而嗜咸，皆安其处，美其食，鱼者使人热中，盐者胜血，故其民皆黑色疏理，其病皆为痈疡，其治宜砭石，故砭石者，亦从东方来。西方者……北方者……南方者……中央者……故圣人杂合以治，各得其所宜，故治所以异而病皆愈，得病之情，知治之大体也。"我国幅员辽阔，不同的地域，地势有高下，气候有寒热湿燥，水土性质各异。在不同地域生活的人们，其生活习性、饮食喜恶也带有明显的地域特征。防病治病时宜结合各地的气候环境特点及人们的生活习性，如西北地区，天寒地燥，人们腠理常闭，易感风寒，麻黄、桂枝、羌活之类常用。根据所处地区的不同气候及时调整用药，以期更为有效地防病治病，这是中医全科运用"因地制宜"原则实施健康管理的重要方法。

（3）**因人制宜**　根据患者的年龄、性别、体质、生活习惯等不同特点，来制订适宜的治疗原则。根据人们的年龄、性别、体质的不同，防治措施与方法也有所不同。小儿生机旺盛，但脏腑娇弱，气血未充，易受外邪之侵扰，脾胃亦易损伤，治疗时药量宜轻，不可过于峻猛，尤当重视宣肺散邪，调护脾胃。青壮年大多体质强壮，气血充旺，起病初期，多见实证，治疗可以祛邪为主。老年阶段，脏腑气血渐衰，生机减退，常多病重叠，应分清标本虚实，祛邪勿伤正，补虚防恋邪。"女子七岁，肾气盛，齿更发长……七七，任脉虚，太冲脉衰少，天癸竭，地道不通，故形坏而无子也。丈夫八岁，肾气实发长齿更……八八，天癸竭，精少，肾脏衰，形体皆极，则齿发去。"这是《素问·上古天真论》中对人体生命的产生与变化规律的阐述。由此可见，男女性别不同，各有其生理、病理特点，预防调护宜关注女性经带胎产、男性精子发育等生理、病理特性，适其所宜。

6. 重视情志疗法　在医学模式已经转变的今天，心理因素特别是情志因素与疾病和健康的关系已成为医学、心理学共同关注的问题。日益增多的情志病证，困扰着大众，迫切需要情志理论和情志病证防治原则的指导。《素问·五运行大论》曰："怒伤肝，喜伤心，思伤脾，忧伤肺，恐伤肾。"《黄帝内经》亦有利用情志治疗疾病的诸多记载，中医全科医生工作在防治疾病第一线，应当不断发掘并广泛运用中医情志理论与经验，充分发挥中医情志疗法的优势，同时吸纳现代心理学的成果，进一步拓展中医心理学的内涵，守护百姓的心理健康。

7. 融合西医学及其他学科　中医全科医学是在固守中医学特色和优势的基础上，融合全科医学思想及模式，集预防、治疗、保健、康复、计划免疫、健康教育于一体的具有中国特色的新型医学学科。中医全科医学是对中医学理论体系与临床实践的丰富和延伸。中医全科医学作为新型医学学科，在临床实践中既要发掘中医的理论深度，提高诊疗水平，还要从服务模式上为中医药在社区的应用提供保障，从而有效提高整体服务水平。中医全科医学融合了西医学及其相关学科，其践行生物—心理—社会医学模式的特性决定了其融合学科的范围之广、门类之多，包括医学学科之外的社会学、家庭学、经济学、管理学等社会学科。

第二节　中医全科医疗

中医全科医疗借助于家庭和社区这个平台，发挥中医药在基层卫生服务中的传统优势，为社区居民提供中医药健康服务。

一、全科医疗

（一）全科医疗的定义

全科医疗是在通科医疗的基础上发展起来的一种新型医疗模式，是将全科／家庭医学理论应用于患者、家庭和社区照顾的一种基层医疗专业服务，是社区卫生服务中的主要医疗服务形式。它是一种整合了其他许多学科领域内容的临床专业，同时还强调运用家庭动力学、人际关系、咨询，以及心理治疗等方面的知识技能提供服务，能满足个人及其家庭的完整需要，是医疗保健系统的基础和"门户"。美国家庭医师学会（AAFP）对家庭医疗（即全科医疗）的定义："家庭医疗是一个对个人和家庭提供连续性与综合性卫生保健的医学专业。它是一个整合了生物医学、临床医学与行为科学的宽广专业。家庭医疗的范围涵盖了所有年龄、性别，每一种器官系统以及各类疾病。"

（二）全科医疗的特征

要比较完整地理解全科医疗中的"全"字，至少要包括 5 个方面的内容。①全人：即主动服务于社区的全部居民，包括健康人、亚健康人和患者，涵盖妇女、儿童、老年人等各类人群。②全科：即整合内、外、妇、儿等各种临床专科的综合性服务。③全位：即开展生物—心理—社会医学模式的全方位照顾。④全体：即服务层面兼顾个人、家庭和社区，提供预防、治疗、保健、康复和健康教育等一体化服务。⑤全程：即针对居民／家庭进行生命周期全程的健康服务和管理。

全科医疗的基本特征主要包括以下几个方面。

1. 人性化照顾　全科医疗从传统生物医学单纯研究"人的病"转为研究"病的人和健康人"，以人为中心，提供人性化照顾，是全科医疗的重要特征之一。

人性化照顾包括以下几方面含义：第一，全科医疗重视人胜于病。全科医生不仅要重视疾病，更要重视患病的人，将患者看作是有生命、有情感、有权利、有个性的人，而不仅仅是疾病的载体。第二，全科医生要树立整体观。把患者看作一个整体，既要关注患者的生理健康，还要关心患者的心理健康和社会需求。第三，全科医生要为患者提供个性化的服务。全科医生所面对的具体的患者不仅具有大多数患者的共同特征，还具有其个体化特征。例如，同样是高血压的患者，由于不同患者对疾病的认识和心态不同，他们对医疗服务的需求是有所差异的。有的患者需要医生的答疑解惑，帮助他建立对疾病的正确认识、缓解焦虑；有的患者需要医生的具体的指导，学会应对疾病、维护健康的科学方法；有的患者需要医生反复强调、提醒，建立对健康的重视等。因此，全科医生要善于从患者角度看待问题，除了提供的常规生物医学诊治措施外，还要提供个体化和人性化服务，以维护患者的利益。第四，全科医生要善于调动患者的主观能动性，使其积极参与到医疗活动中来。为此，全科医生在充分认识和理解服务对象的基础上，通过良好的沟通技巧，在制订诊疗计划中通过与患者协商，把患者的健康需求和价值观念融入临床照顾中，使其积极主动参与全科医疗。

2. 综合性照顾　患者面临的健康问题既包括生理方面，又涵盖心理、社会方面，既可以是单个器官受损，又可以涉及多器官。因此，患者需要的服务通常是整体性的，这就需要全科医生在全面了解患者的基础上，为其提供综合性照顾。

综合性照顾是全科医学为人的健康提供"全方位""立体化"照顾的具体体现，表现为：在服务对象上，不分年龄、性别和疾病类型，不分科别；在服务层面上，涉及生理、心理和社会适应各个方面，应用生物—心理—社会医学模式进行临床思考，从多角度认识和解决人的健康问题；在服务范围上，涵盖个人、家庭及社区，要照顾社区中所有的个人与家庭，无论其在种族、社会文化背景、经济情况等方面有何不同；在服务内容上，根据社区居民的健康需求，为其提供预防、医疗、保健、康复、健康教育和中医药健康服务，包括西医学、传统医学或替代医学。如图 1-1 所示。

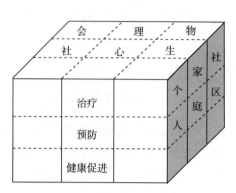

图 1-1　综合性照顾示意图

3. 连续性照顾　连续性照顾主要指全科医生在服务过程中，保持责任和照顾关系的连续性，是提供综合性服务的基础。连续性照顾不因某种疾病的治愈而终止，不受时间、空间的限制，也不与是否患病有关。连续性可以从以下几个方面来理解：①对生命全周期的连续性照顾。人生的各个时期都在全科医疗服务范围之内，根据服务重点和目标的不同，提供有针对性的健康服务。②对疾病阶段的连续性防治。在健康 – 疾病 – 康复的各个阶段，全科医疗对其服务对象负有三级预防的不间断责任，从健康促进、危险因素的监控，到疾病的早、中、晚各期的长期管理。③对服务对象的连续性责任。任何时间、地点，包括服务对象出差、旅游或住院、医院会诊期间，全科医生都对其负有连续性责任，根据患者的需求随时提供服务。

全科医生可通过特定的途径实现连续性照顾，其中包括：提供签约式服务，鼓励社区居民与全科医生签约，使居民都有长期固定的全科医生；建立预约就诊制度，保证患者每次都能到自己的全科医生处就诊；建立慢性病随访制度，使全科医生对慢性病患者进行规范化管理，随时了解患者的疾病情况；建立 24 小时值班制度，保证患者随时能够在全科医疗机构得到诊疗；建立和管理健康档案，完整记录每个服务对象详细的健康或疾病资料并充分利用。

4. 协调性照顾　协调性照顾需要全科医生关注患者健康需求的各个方面，包括协调提供预防性服务、健康监护、健康促进和健康教育服务。全科医生处于整个医疗保健服务网络的"枢纽"位置，其不仅掌握各类医疗机构和转诊、会诊专家的信息，可以为患者提供全过程"无缝式"的会诊、转诊服务，同时也熟悉患者及其家庭，对家庭资源的把握与利用是全科医生不可缺少的基本功。此外，全科医生还熟知社区支持服务系统的状况，如健康促进协会、社区管理人员、志愿者队伍、托幼托老机构、营养食堂、护工队伍等，必要时可为患者联系有效的社区支持。全科医生善于整合和协调各种健康资源，积极协调专科医生、患者、家庭、社区之间的关系，共同解决患者的问题，从而确保患者获得准确、高效和优质的健康服务。

全科医生不仅是医疗保健系统的协调者及责任人，也是患者及其家庭需要的各种医疗保健服务的医疗管家，全科医生通过统一协调各类人员，组织有效的医疗服务团队，被称为社区居民的"健康代理人"。

5. 可及性照顾　全科医疗是可及的、方便的基层医疗服务。可及性是全科医疗服务的一个重要评价指标。全科医疗是一种以门诊为主体的基层医疗保健服务，是公众为其健康问题寻求卫生服务时最先接触、最常利用的医疗保健机构，是整个医疗保健体系的门户和基础。全科医生能以简便、安全、经济、有效的医疗技术手段解决社区居民 80%～90% 的健康问题，并根据需要及时对患者进行转诊服务。全科医疗服务机构设置在社区之中，全科医生可以充分了解本社区全体居民的健康状况，地理上的接近、使用上的方便、关系上的密切、结果上的有效及经济上的可接受性等一系列优势，使全科医疗成为人人可以享有的、体现社会公平的、具有可及性的卫生保健服务。此外，可及性服务还包括方便的设施、可靠的医疗、稳定的关系、有效的预约、非工作时间的值班服务、病情上的熟悉等。由于医患双方的亲近与熟悉，全科医生在诊疗中可以大大减少不必要的辅助检查，从而获得比一般专科医疗更好的成本效益。

6. 以家庭为单位的照顾　以家庭为保健单位的照顾是全科医学作为一门独特学科的重要基础，也是全科医学最鲜明的专业特征。个体的疾病与健康不仅与患者自身的身体条件、生活方式和环境因素有关，而且与家庭内部人员的关系及家庭对患者的治疗和康复意愿的影响均有重大关系。家庭是全科医生的服务对象，又是其诊疗工作的重要场所和可利用的有效资源。全科医学汲取了社会学中有关家庭的理论和方法，重视家庭与健康的相互影响，建立了一整套家庭医疗的知识和技能。

以家庭为单位的照顾主要包括以下内容：一是家庭的结构与功能会直接或间接影响家庭成员的健康。因此，以家庭为单位的照顾，要求全科医生在诊疗过程中，要善于了解和评价患者的家庭结构与功能，发现其中可能存在的对家庭成员健康的危害，并通过适当的干预措施及时化解。二是家庭处于不同的家庭生活周期，面临不同的家庭问题和生活压力事件，若处理不当会产生家庭危机，从而影响家庭成员的健康。三是全科医生通过详细的家庭调查和评估，有助于找到患者真正的患病原因，改变其遵医行为，充分动员家庭资源协助对患者的疾病进行诊疗与长期管理，有时甚至可以发现家庭中真正的患者，从而有针对性地提供服务，促进患者的健康。

7. 以社区为基础的照顾　全科医疗是立足于社区的基层医疗服务，其主要实施地点是基层医疗卫生服务机构，包括社区卫生服务中心、社区卫生服务站／全科医疗诊所、护理院、托老所、养老院、临终关怀院、患者家庭，以及功能社区等。社区是影响个人和家庭健康的重要因素，服务于社区是全科医疗的基本宗旨之一。

全科医生工作在社区中，研究健康与疾病的社区背景，明确疾病发生发展的社区影响因素，了解社区人群常见的健康问题及其特点，通过对社区中影响人群健康的危险因素进行分析、诊断和干预，有助于提升社区的整体健康水平，减少人群患病的危险因素。同时，全科医生长期工作在社区，对社区各方面可利用资源了如指掌，了解社区居民对卫生服务的需求和利用情况，能够协调社区中的各种资源，充分利用社区资源，通过有计划的社区干预，有效地控制疾病在社区的流行，提高社区居民的整体健康水平。

全科医生要实施以社区为基础的照顾，还应理解和掌握社区卫生服务的相关技术和知识。首先，全科医生要着眼于提高社区全体居民的健康水平、主要健康问题／疾病流行特征和生活质量，不仅关心主动就诊的患者，也要关心社区没来就诊的患者和健康人。其次，全科医生不仅要关心个人，也要关心家庭和社区，充分认识个人与家庭、社区的相互关系。主动服务于家庭和社区，维护家庭和社区的健康，从而更好维护和促进个人的健康。

8. 以预防为导向的照顾　全科医疗着眼于服务对象整体健康的维护和促进，即在健康、亚健康以及疾病早期阶段提供服务，在健康向疾病转化过程中，以及疾病发生早期，就主动提供一级预防和二级预防，因此，全科医生的服务对象除了患者之外，还包括高危人群与健康人群，这也是全科医学有别于一般临床医疗的突出特征之一。

从服务的时程看，全科医疗注重并实施"全生命周期保健"，即根据服务对象在生命周期的不同阶段可能存在的健康危险因素和健康问题，提供不同层级的预防。从服务条件看，全科医生是第一线的医生，有充足的时间与患者接触，能够将预防性服务融入患者每一次的诊疗过程中，能了解到疾病发生、发展的各个时期，以及个人、家庭发展不同阶段面临的健康问题，因此，在提供预防性服务方面具有明显的优势。

全科医生提供以预防为导向的照顾模式，主要包括以下内容：

第一，利用每次与患者及其家庭接触的机会，提供预防保健服务。全科医生立足于社区，是与社区居民接触最为频繁、对居民了解最多的人，每一次接触都是提供预防性服务的最佳时机。此外，患者就诊过程中，全科医生不仅仅要处理其现患疾病，还要关注患者的整体健康情况，对其健康状况和危险因素进行全面评估，针对患者的健康问题，制订整体的预防方案。

第二，将预防保健服务落实到日常医疗实践活动中。对于任何年龄、性别和疾病类型的患者，全科医生的服务计划都应包括顺延性和规划性的预防保健服务，并注重实施从生到死的全生命周期保健，根据其服务对象在不同的生命周期中可能存在的危险因素和健康问题，针对性地提供一级、二级、三级预防。

第三，将以预防为导向的病历记录和健康档案作为对患者实施健康照顾的基本工具。这一工具主要包括以下几方面内容：①疾病预防计划：根据患者的现患疾病，制订相应的预防计划，每次门诊病历记录中都要包括这一计划。②周期性健康检查表：根据患者的年龄、性别、危险因素等特征选择预防项目。③根据患者的家庭情况，建立基于患者家庭的周期性健康维护计划，一般在家访时进行。④建立针对社区重点人群的预防医学档案：一般根据具体的预防项目来设计，如根据儿童免疫接种项目建立的儿童预防接种档案。此外，还有针对新生儿、孕妇、产妇、老年人的预防项目。

第四，个人预防与群体预防结合。全科医生为个人及家庭提供服务时，当发现某一问题在社区也广泛存在并且有流行倾向时，就不能停留在对个人及家庭的预防上，而要树立社区"大卫生"理念，在社区诊断的基础上，制订和实施社区预防计划，维护和促进社区健康。

第五，提供连续性、综合性、协调性、个体化的预防性服务。全科医生以人为中心、以家庭为单位、以社区为基础、以预防为导向，提供预防、治疗、保健、康复、健康教育一体化服务，其中预防服务是核心内容，在整个生命周期的治疗、保健和康复中起主导作用。

第六，把提高全体居民的健康水平作为医疗服务的目标。全科医生是居民健康的"守门人"，其服务目标直接指向提高社区全体居民的健康水平，在社区层面上提供健康教育、健康促进等预防性服务，从而减少慢性病的发生，改善居民生活质量。

9. 团队合作的工作方式　全科医学发展的历程证明，全科医生不是全能医生，全科医疗的综合性、持续性和协调性等健康照顾的目标仅靠全科医生孤军奋战是无法实现的，必须大力倡导团队合作的工作方式。即以全科医生为核心，社区护士与公共卫生医师、营养师、心理医生、健康管理师、康复师、其他专科医师，甚至社区志愿者等协助参与，组成各类健康照顾团队，通过发掘、组织与利用社区内外一切可以利用的医疗与非医疗资源，为服务对象提供立体网络式的健康照顾。

此外，在基层医疗与各级各类医疗保健网之间，也存在着双向转诊和继续医学教育的团队合作关系。因此，全科医生作为卫生保健系统中的重要组成部分，要善于人际交往，与社区内外各类人员建立有效的合作关系，协调和调动各类可利用的医疗资源和非医疗资源，参与全面的卫生服务。

10. 以生物—心理—社会医学模式为基础　全科医学以系统论、整体论为哲学基础，强调人作为自然和社会大系统中的一部分，人的健康应该是身体、心理和社会适应能力均处于良好状态，而没有疾病只是整体健康中的一部分。因此，生物—心理—社会医学模式不仅是全科医学的理论基础，也是全科医生提供服务的一套必需的、自然的程序。

全科医学所特有的整体论、系统论思维方式突破了传统的专科医学对待疾病的还原论方法，它强调把患者看作社会和自然系统中的一部分，从身体、心理、社会和文化等因素来观察、认识和处理健康问题。全科医生面对患者不仅看他患什么病，还要看到他的健康信念模式，他的家庭、社会背景可能对他的健康和疾病产生的影响。全科医生在治疗中，不仅给予患者适当的药物，还应对其生活、工作、环境、心理、治疗费用压力等可能对他恢复造成影响的因素进行相应干预。此外，由于基层医疗中所面临的精神问题和身心疾患日益增多，因而全科医生可以采用各种生活压力量表来评价患者的心理社会问题，充分调动家庭和社会方面可能的支持力量，从整体上给予协调服务。因此，生物—心理—社会医学模式已经成为全科医生诊治患者的基础。

（三）全科医疗在卫生服务系统中的作用

卫生系统的层级是指卫生系统针对具体人群，按卫生机构服务功能的不同而划分的功能层次。基层医疗卫生机构为所在社区居民提供公共卫生服务，提供常见病、多发病的诊疗服务；二级卫生服务机构提供较为复杂疾病的诊疗服务，承担一定的教学科研任务，接受基层医疗卫生机构的转诊；三级卫生服务机构提供危重急症和疑难病症诊疗服务，高级医疗专业人才培养和教学科研，接受其他医疗机构转诊，对其他医院进行技术指导。全科医疗是整个卫生保健系统的坚实基础，发展全科医疗是我国医疗卫生事业改革的关键，也是解决医疗卫生事业中存在问题的有效方法。世界各国医疗卫生发展的经验证实，由全科医疗提供的初级保健服务能够获得最大的健康效益。

全科医疗有助于我国健康中国目标的实现；有助于平衡医患之间医疗信息的不对称，降低医疗卫生服务体系内过度医疗；使医疗服务具有连续性、主动性、互动性，应对慢性病的挑战；注重"疾病预防"，使卫生费用的投入得到较好的产出；提升医患关系的和谐度。此外，全科医生首诊制度可以有效减弱专科医院的"虹吸现象"，避免大部分不需要"高级医疗需求"的患者进入三级医院，减少不必要的昂贵资源的使用，使大部分患者的健康问题在基层得到解决，高效利用卫生资源、有效节约卫生经费，形成合理、有序、规范的就医格局。

全科医疗在我国卫生事业中具有不可替代的作用，只有推进全科医疗实践，才能从根本上解决现行医疗卫生服务系统与公共卫生服务需求不相适应的矛盾，满足人民群众日益增长的卫生服务需求，推进卫生事业发展，进一步达到促进健康的目的。

（四）全科医疗和专科医疗的区别

1. 服务内容与方式上的区别　全科医疗主要处理常见健康问题，形式上多利用基本医疗手段以及家庭和社区的卫生资源，以较低的成本维护大多数民众的健康。专科医疗主要处理生物医学上的疑难、急重症疾病，形式上多采用高科技诊疗手段，动用较为昂贵的医疗资源，解决少数人的疑难问题。

2. 服务宗旨与职责上的区别　全科医疗和专科医疗负责健康和疾病发展的不同阶段。全科医疗可以视为"照顾医学"，负责健康时期、疾病发生高危期、疾病早期和经专科诊疗后疾病康复期或稳定期的各种病患的长期照顾。全科医疗所关注的重心是人，其宗旨是为个人、家庭提供全面照顾，而非单纯的疾病诊治。专科医疗只负责疾病形成以后一段时期的诊治，其对患者的管理责任仅限于在医院或诊室内，一旦患者出院或结束就诊，这种管理责任即终止。专科医疗的宗旨是根据医学对人体生命与疾病本质的研究成果来认识并对抗疾病，并因此而承担深入研究病因、病理等微观机制，以及诊断方法、药物、手术等治疗技术的责任。见表 1-1。

表 1-1　全科医疗与专科医疗的区别

特征	全科医疗	专科医疗
服务对象	较少而稳定	复杂而流动
服务内容	一体化	医疗为主
服务重点	社区常见健康问题	疑难危重症
服务层面	较宽，涉及生理、心理和社会各方面	较窄，常局限于某系统、器官的病变
服务单位	以家庭为单位，涵盖个人、社区	个人为主
服务手段	适宜技术、综合性服务，经济	高级仪器设备，昂贵
服务责任	持续性，从生前到死后	间断性
服务宗旨	以健康为中心，全面管理 以人为中心，患者主动参与	以疾病为中心，救死扶伤 以医生为中心，患者被动服从

二、中医全科医疗

（一）中医全科医疗的定义

中医全科医疗是在中医学和全科医学的基本理论指导下，整合多学科领域的知识和技能，发挥中医学在基层卫生服务中的特色和优势，解决社区常见健康问题的一种医疗服务。

（二）中医全科医疗的特征

1. 是一种基层医疗服务　中医全科医疗保健体系的主体是以社区为基础、以提供中医药健康照顾为主要服务内容的基层医疗服务机构。基层医疗覆盖面广，能够解决社区居民 80% ～ 90% 的健康问题，中医药应成为社区居民解决健康问题时最先接触、最常利用的卫生服务手段之一。

2. 是以门诊为主体的服务　中医全科医疗的主要工作场所是在社区卫生服务机构的门诊，中医自古就有"坐堂"和"出诊"的行医方式，所以主动服务于社区和家庭是传统中医诊疗模式的特色。为贯彻落实《"十四五"中医药发展规划》，深入实施《基层中医药服务能力提升工程"十四五"行动计划》，国家中医药管理局于 2023 年 2 月底制订并印发了《社区卫生服务中心乡镇卫生院中医馆服务能力提升建设标准（试行）》《社区卫生服务站村卫生室中医阁建设标准（试行）》，加强对基层医疗卫生机构中医馆和中医阁建设指导，提升基层中医药服务能力，更好地满足城乡居民对中医药服务的需求。中医馆、中医阁的建设，将不断丰富中医全科医疗的基层实践，寻常百姓都将是中医药健康照顾的直接受益者。

中医全科医疗提供以门诊为主体的第一线医疗照顾，也是首诊服务的重要内容。它能发挥中医在解决社区居民常见健康问题上的优势，并根据病情的需要安排患者方便而且及时地转诊。

3. 是新型中医服务模式　中医全科医疗不同于以医院为主体的卫生服务模式，也不是传统中医"坐堂"服务模式的简单再现，而是对中医诊疗服务模式的丰富和发展。中医全科医疗必须整合现代全科医疗的先进理念，如面向家庭、立足社区、团队服务等，在整体观念和辨证论治的指导下，进一步丰富中医学的价值观和方法论。

4.是综合性的医疗服务　中医全科医疗的综合性首先体现在服务方法上，即集医、针、药等多种方法为一体，除药物的内服、外用之外，还有针刺、艾灸、按摩、推拿、正骨、食疗等多种预防治疗手段。综合治疗自古就被广大中医所认识、重视与运用，传统中医大家多是精医能针识药。唐代著名医家孙思邈认为："若针而不灸，灸而不针，非良医也；针灸而药，药而不针，亦非良医也。"显然把是否精通针和药作为评判医生优劣的一个标准。中医全科医疗综合性服务，还包括预防、治疗、保健、康复、健康教育等多方面的内容。

第三节　中医全科医生

社会的发展迫切需要能够胜任社区基层卫生服务的中医全科医生，以承担预防保健、常见病多发病诊疗和转诊、患者康复和慢性病管理、健康管理等一体化服务。

一、全科医生

（一）全科医生的定义

全科医生又称家庭医生，是执行全科医疗的卫生服务的提供者。美国家庭医师学会对家庭医生的定义："家庭医生是经过家庭医疗这种范围宽广的医学专业教育训练的医师。家庭医生所具有的独特的态度、知识和技能，使其具有向家庭每个成员提供持续性、综合性医疗照顾、健康维护和预防服务的资格，而无论其性别、年龄，无论其健康问题类型是生物医学的、行为的或社会的。这些医生由于其专业背景与家庭的相互作用，最具资格服务于每一个患者，并作为所有健康相关事务的组织者，包括适当地利用顾问医师、卫生服务以及社区资源。"英国皇家全科医学院对全科医生的定义："在家庭、诊所或医院里向个人和家庭提供人性化、初级、连续性医疗服务的医生。全科医生由于长期在基层工作，积累了丰富的实践经验，了解人们的心态、人际交往和疾病的来龙去脉，是初级医疗保健的专家。全科医生面对的不仅仅是有疾患的人，还包括广大的健康人群，他们可利用社区的一切资源，如政府、民政、慈善以及企业团体、社区组织等，解决患者的具体困难。根据疾病的需要可将其妥善转入专科或大医院诊治，全面协调医患之间的关系，为患者负起全程的责任。"

从以上两个定义可以看出，全科医生是经过全科医学专门训练的、工作在基层的临床医生，能够为个人、家庭和社区提供优质、方便、经济有效、全方位负责式的健康管理。

（二）全科医生的角色

1.对患者与家庭

（1）医生　负责常见健康问题的诊治和全方位全过程管理，包括疾病的早期发现、干预、康复与临终服务。除此之外，必须完成首诊医生的角色。

（2）健康代理人　负责健康的全面维护，促进健康生活方式的形成；定期进行适宜的健康检查，早期发现并干预疾病危险因素；作为患者与家庭的医疗代理人对外交往，维护其当事人的利益。

（3）咨询者　提供健康与疾病的咨询服务，聆听、体会患者的感受，通过有技巧的沟通与患者建立信任，对各种有关问题提供详细的资料并解释，指导服务对象进行有效的自我保健。

（4）教育者　利用各种机会和形式，对服务对象（包括健康人、高危险人群和患者）随时进行深入细致的健康教育，保证教育的全面性、科学性和针对性，并进行教育效果评估。

（5）卫生服务协调者　当患者需要时，负责为其提供协调性服务，包括动用家庭、社区、社会资源和各级各类医疗保健资源；与专科医生形成有效的双向转诊关系。

2. 对医疗保健与保险体系

（1）守门人　作为首诊医生和医疗保健体系的"门户"，为患者提供所需的基本医疗保健，将大多数患者的问题在社区解决，为少数需要专科医疗的患者联系会诊与转诊；作为医疗保险体系的"门户"，向保险系统登记注册，取得"守门人"的资格，严格依据有关规章制度和公正原则、成本—效果原则从事医疗保健活动，协助保险系统办好各种类型的医疗与健康保险。

（2）团队管理与教育者　作为社区卫生团队的核心人物，在日常医疗保健工作中管理人、财、物，协调好医护、医患关系，以及与社区/社会各方面的关系；组织团队成员的业务发展、财务审核和继续教育活动，保证服务质量和学术水平。

3. 对社会

（1）社区/家庭成员　作为社区和家庭的重要一员，参与其中的各项活动，与社区和家庭建立亲密无间的人际关系，推动健康的社区环境与家庭环境的建立和维护。

（2）社区健康组织与监测者　动员组织社区各方面积极因素，协助建立与管理社区健康网络，利用各种场合做好健康促进、疾病预防和全面健康，协助做好疾病监测和卫生统计工作。

（三）全科医生与专科医生的联系和区别

1. 全科医生与专科医生的联系　全科医生是对个人、家庭和社区提供优质、方便、经济有效、一体化的基本医疗卫生服务，进行生命、健康与疾病全过程、全方位负责式管理的医生，而专科医生是专门针对一类疾病，提供精湛专业服务技术的医生。专科医生对某类疾病的了解比较深刻，服务手段比较先进，资源比较集中，能够解决一些严重的问题，而全科医生能够在了解患者的基础上全面地评价其健康问题，充分利用社区资源和各种社会资源，为患者提供连续性、协调性和整体性的服务。但全科医生只拥有一些基础的服务手段，资源较为分散，需依赖专科资源解决疑难或重症问题。

卫生服务体系相当于一张渔网，纵向的线就是纵向分化的专科医生，而横向的线则为横向整合的全科医生。只有专科医生与全科医生分工合作，才能"织出一张完整、有效的网"，形成平衡有效的卫生服务体系，全面满足人民日益增长和变化的卫生服务需求，同时避免卫生资源的浪费。

全科医生和专科医生合作更完整地建立了慢性病控制的框架体系。慢性病是危害人民健康的主要疾病，因其通常涉及生物、心理、家庭、社区及社会等多方面因素，需要采用生物—心理—社会医学模式指导医疗服务。慢性病往往是终身性疾病，不仅在急性期需要住院治疗，在恢复期及病情稳定期也需要连续性、综合性、协调性、整体性服务。此外，慢性病虽不能完全治愈，却是可以预防控制的，通过健康教育改变社区居民或慢性病患者的生活方式最为关键，全科医生可以通过健康教育使社区居民了解慢性病，逐渐改变社区居民不良的生活方式，更有效控制与慢性病相关的危险因素。专科医生与全科医生合作的关键是在慢性病控制这场"接力赛"中传好"接力棒"，以使慢性病得到连续、有效的控制。

2. 全科医生与专科医生的区别 全科医生的知识和技术是在一定深度上朝横向发展，一定深度指的是解决社区常见健康问题所需的知识和技术。全科医生把患者看成一个不可分割的有机整体，并用联系、协调、整体的眼光来看问题，完全以患者为中心，即以生物—心理—社会医学模式为基础，提供整体性的照顾。专科医生的知识和技术是在一定范围内朝纵深方向发展。专科医生通常以疾病为中心，即生物医学模式为基础，提供专科化服务。全科医生与专科医生的区别见表1-2。

表1-2 全科医生与专科医生的区别

项目	全科医生	专科医生
接受训练	病房教学训练和社区实践训练结合	病房训练为主
医学模式	以生物—心理—社会医学模式为基础	以生物医学模式为基础
照顾重点	以人为中心，注重伦理和患者需要	以疾病为中心，注重诊疗
服务对象	社区全体居民，包括患者和健康人	只为就诊患者服务
服务内容	六位一体化，照顾健康	治疗疾病
医患关系	主动、连续的服务，关系密切	被动、间断的服务，关系疏远
服务单位	以家庭为单位，涵盖个人、社区	个人为主
服务特点	预防为主，处理早期未分化的疾病	治疗为主，处理高度分化的疾病
诊疗手段	物理检查为主，注重个人经验	依赖高级仪器设备
服务目标	以满足患者需要为目标，以维护患者的最佳利益为准则	以诊治疾病为目的，注重个人的研究兴趣

（四）全科医生的基本能力

1. 健康问题和疾病的诊断处理能力 全科医生能熟练应用全科医学的原则和方法处理社区中常见健康问题，能正确判断患者的病情，及时对急症患者进行必要的处理，准确把握会诊、转诊时机；能诊断和治疗社区常见病、多发病；对于慢性疾病，全科医生能根据生理、心理和社会因素以及患者家庭和社区环境，制订全面的、连续性的治疗方案，并对方案定期评估，必要时进行修订；能掌握临床常规辅助诊断方法，掌握临床常用诊疗操作技术；能在社区医疗实践中整合其他专科的知识和技能，运用中西医结合的治疗方法，在日常工作中提供以基本医疗为主，预防、保健、康复及健康教育一体化服务。

2. 处理心理和行为问题的能力 能了解各个年龄段的心理特点，正确评价和处理各种心理和行为问题，包括生活事件与应激反应等；熟悉身心疾病产生的机制，掌握心理诊断、心理治疗和心理咨询的基本技能；采用健康教育、心理咨询、心理治疗等技术，帮助服务对象渡过心理难关，保持健康的心理状态，养成良好的行为习惯，摒弃不健康的行为，如吸烟、酗酒、药物成瘾等。

3. 处理家庭问题的能力 全科医生能熟练评价家庭的结构、功能、家庭生活周期和家庭资源状况，善于处理家庭生活周期各阶段常见心理、社会和家庭生活问题。夫妻关系问题、子女教育问题和老人赡养问题，是自始至终贯穿于家庭的核心问题，全科医生要具有处理这些问题的能力。全科医生能鉴别有问题的家庭及其患病成员，能准确评估家庭功能障碍与个别患病成员之间的关系，充分利用家庭内和家庭外资源，为患者提供以家庭为单位的服务；为个人及家庭提供预防性咨询服务；对有临终患者的家庭要在医疗、情感、家庭生活等方面予以特别的关心和照顾；帮助家庭处理不可预见的突发事件。

4. 服务社区的能力　全科医生具有较强的社区工作能力，能协调和利用社区内、外的医疗和非医疗资源，组织必要的社区调查，运用卫生统计和流行病学的方法全面评价社区健康状况，制订和实施社区卫生计划；能对流行病、传染病、职业病、地方病和慢性病进行有效的监测和控制；能胜任初级卫生保健的组织与实施工作，并为社区中的不同人群提供综合性的预防保健服务，如营养与安全饮用水、计划生育、预防接种、环境卫生等。

全科医生能充分利用其工作在社区、贴近社区居民的独特优势，开展个人、家庭和社区人群三个层面上的健康教育工作，将良好的健康理念融入具体医疗实践中，加强人们的健康意识，使他们认识到什么是有益于健康的行为，什么是不利于健康的行为，以逐渐建立良好的生活方式和行为习惯。

5. 团队合作和管理的能力　全科医生能与社区其他卫生和政府部门保持良好的合作关系，并充分利用这些资源为患者服务；能具有良好的合作精神，和团队成员保持融洽的工作关系；了解本地区卫生资源状况并参与管理工作；能组织和开展社区调查，协调政府部门落实各项卫生改革措施；能清晰全面地做好病历记录，有效地使用和管理健康档案。

6. 处理医疗相关问题的能力　全科医生能妥善处理在医疗过程中可能会遇到的社会与伦理问题，如为患者保守秘密、尊重患者的隐私权、熟悉临床药物试验的有关规定、科学理解死亡、正确对待安乐死等问题；熟悉相关的法律法规，在维护患者及其家庭最佳利益的前提下，尽量避免医疗纠纷的发生。

7. 自我完善和发展的能力　全科医生有较强的医疗管理能力，了解卫生经济学、市场经济学的有关知识，熟悉政府有关卫生的法律、法规，善于把握卫生事业改革与发展的规律与方向。全科医生具有较强的自学能力，能利用多种渠道不断提高自己的业务水平，更新自己的观念，学习新的医学知识和诊疗手段。全科医生能熟练地查阅文献资料，开展相关的科研工作，利用流行病学方法开展社区相关问题的科研工作，也要有能力从事教学工作。全科医生要热爱自己所从事的事业，并保持持久的兴趣和热情，不断完善自己的人格，增强迎接各种挑战和战胜各种困难的能力。

二、中医全科医生

（一）中医全科医生的定义

中医全科医生是有着完整的中医全科理念、知识、技能和态度的高素质医生，是掌握中医全科医学理论和思维，熟练运用中医全科医学知识和技能，为社区群众提供连续的、综合的、可及的中医药服务的新型医生。

对中医全科医生的认识需注意以下问题。

一是中医全科医生不等同于坐堂医的传统中医师。坐堂医作为传统中医存在的一种形式，可以为患者提供颇具特色的中医诊疗服务，但其知识技能结构和服务理念，不能满足社区医疗卫生服务的需求，更不能承担中医进社区的任务。

二是中医全科医生不等同于中西医结合医师。不要认为既懂中医又懂西医就是中医全科医生。中医全科医生在知识技能结构上要中西医兼通，但重点是能够运用中医全科理念服务于社区。

三是不要将社区中医边缘化、技术化。不要认为只是在全科医生的基础上，掌握中医的适宜技术即是中医全科医生，甚至把中医全科医学的优势与社区中医适宜技术的应用等同起来。

（二）中医全科医生的素质与要求

中医全科医生的核心任务就是发挥中医药优势，为社区居民提供综合的、连续的、以中医药为主的全科医疗服务，因此必须具备深厚的中医学理论功底、精湛的中医诊疗技术、全面的卫生服务能力、良好的人文素养和管理能力。

1. 人文素养　全科医学以人为中心的照顾原则，要求全科医生必须具有服务于社区人群，与人相互交流、相互理解的强烈愿望和需求。因此，全科医学对全科医生的医德和医患沟通能力提出了更高要求。中医学向来重视医德修养、医学伦理及医患关系，要求医生对患者具有高度的同情心和责任感。

2. 管理水平　对管理能力的要求是中医全科医生与传统中医医生的区别之一。中医全科医生的工作不仅仅是单纯的医疗，而且涉及患者管理、家庭管理、社区健康管理及社区卫生服务团队管理。出色的管理能力是中医全科医生在社区发挥效用的保障。中医全科医生必须有自信心、自控力和决断力，敢于并善于独立承担责任、控制局面，具有协调意识、合作精神和足够的灵活性、包容性，与各方面保持良好的关系，从而成为团队的核心之一。

3. 自学能力　由于中医全科医生工作相对独立，而中医学术流派众多，容易导致知识陈旧或技术的不适当运用。为保证基层医疗质量，科学精神和自我发展能力是中医全科医生的关键素质之一。因此，中医全科医生必须坚持业务学习，并正确评估中医药知识和适宜技术对社区健康的作用，提升使用效果。

（三）中医全科医生的角色特点

1. 服务者　中医全科医生首先是社区居民健康的服务者，时刻关注居民的健康状况，以便全程、全面地实现中医在预防、治疗、保健、康复、健康教育等服务中的一体化效用。

2. 管理者　中医全科医生作为中医药进社区的核心人物，与中医专科医生的区别在于他不仅是一个服务者，而且是一个管理者。其管理职能至少体现在：①服务不再局限于个人，而是延伸至家庭和社区，做好人、财、物管理，发挥中医药应用的最大效益。②协调社区卫生服务团队、医患之间及社区与各方关系，包括中医药照顾和其他医学的关系。③作为医疗保险部门的"守门人"，做好各种保险服务的管理。④结合中医药特色，协助建立和管理社区健康网络，建立各类健康档案资料，做好健康监测和统计工作。

3. 传承者　加强中医药文化研究和传播，开展中医药文化传播行动，有助于推动中医药文化繁荣发展。中医文化的传播是中医复兴的重要途径。中医知识的传播决定了中医药对社区居民健康的影响力，中医全科医生应该承担中医文化传播的责任。中医全科医生具备综合性医学知识，涉足各个领域，了解和掌握包括内、外、妇、儿等各科的医学知识，拥有在社区宣传健康教育知识的学识储备和最佳途径，利用各种机会对社区居民进行中医药健康教育，是居民的"健康导师"。

中医全科医生必须是中医学理论和技术的最佳继承者。中医全科医生既要通医道，又应明药理，诊脉辨证，针灸推拿，加工炮制，做到"医知药情，药知医用"。同时，中医全科医生要坚持中医药原创思维，深入发掘中医药精华，传承精华，守正创新，促进中医药特色发展、振兴发展。

思考题

1. 如何理解全科医疗的"全"？
2. 全科医生与专科医生有何区别与联系？

第二章
以人为中心的健康照顾

中医全科医学根植于社区，以人为中心的健康照顾为其基本特征，目的在于维护和促进社区居民的整体健康，提高生命质量。全科医生在诊疗工作中，以整体观念为主导思想，辨证论治为诊治理念，注重整体照顾与个性化的统一，遵循因人制宜、防治并举的原则，重视医患沟通和接诊技巧，突出全科医学以维护和促进整体健康为导向的连续性卫生服务的优势，为社区居民提供持续、便捷的综合性医疗卫生服务。

第一节　全科医疗的诊疗思维

临床思维是指对疾病现象进行调查研究、分析综合、推理判断和决策过程中的一系列思维活动，是应用疾病的一般规律来判断特定个体所患疾病的思维过程。中医全科医疗的诊疗思维是在全科医学的基本原则指导下，在中医全科医疗实践中，对具体临床问题进行诊查、推理、判断，在此基础上，结合社区疾病谱及临床流行病学特点，建立对社区健康问题的评价与照顾的思维方式。

一、以问题为导向的系统思维

系统思维即把系统的观点用于分析和综合事物，把思维对象当作多方面联系、多要素构成的动态整体来研究，进而对思维对象之间及其与环境之间的作用与联系进行综合研究，以揭示其规律的思维方式。系统思维方式主要包括整体性思维、综合性思维、立体性思维、结构性思维、信息性思维、控制性思维和协调性思维等。以问题为导向的诊疗模式是一种以发现、分析、诊断和处理问题为主线的疾病诊疗和健康照顾方式。它以疾病与健康问题的发现与诊断为出发点，对问题的评价与照顾贯穿于整个卫生服务过程中。

（一）以评价为手段

评价就是以一定的条件或标准将个人的健康问题划分到相应的范畴之中。对于全科医生来说，评价的内涵已不再停留在疾病范畴，而扩展到健康问题的性质及类型的鉴别上。因此，全科医疗诊断策略不仅注重临床资料的预测价值，注重标识危险问题，而且关注患者的完整背景和生活问题，对健康问题进行鉴别分类与评价。

1. 常见健康问题的分类　全科医生需要关注的健康问题范围，大体上可包括疾病问题、亚健康问题和导致疾病与健康问题产生的环境问题。无论是健康、亚健康和患病，多表现为生物、心理、社会维度的健康问题。从服务范围而言，要兼顾个人、家庭、社区的健康问题；从服务内容而言，要关注预防、医疗、保健、康复、健康教育、健康促进、计划生育等方面的健康问题。全科医疗服务涉及的范围大、内容广、疾病与健康问题种类繁多，但常见问题却相对集中，并具有一定的区域性特点，见表2-1。

2. 常见健康问题的特点 全科医生面临的疾病多处于早期，健康问题具有多维性，生物、心理、社会问题交错，急性问题、自限性疾患出现比例较高，慢性疾病则以稳定期为主，具有明显隐蔽性和变异性，健康问题的成因呈现微观、中观、宏观多层次的影响。全科医生所接触的问题往往涉及多个器官、系统，与多种因素有关，有时难以确定问题的性质和所属的专科，疾病与健康的关键性问题可能隐藏在更深的层次之中，心理、社会问题常常通过躯体化以躯体症状表现出来。全科医生需要运用立体性与协调性思维，整合多个专科领域的知识和技能，做到对疾病的早期诊断、早期治疗，才能为患者提供理想的社区卫生服务。

表 2-1　全科医疗常见的健康问题

常见症状	常见疾病	常见家庭问题	常见社会问题
咳嗽	急性上呼吸道感染	结婚	环境污染
咽痛	慢性鼻炎	生育	就业困难
发热	慢性咽炎	避孕	住房紧张
头痛	慢性支气管炎	离婚	收入低下
头晕	高血压	丧偶	青少年犯罪
耳鸣	慢性心力衰竭	求偶	邻里关系
心悸	缺血性心脏病	家庭暴力	
胸闷	糖尿病	青少年怀孕	
气短	甲状腺疾病	吸烟	
乏力	血脂异常	饮食偏好	
失眠	抑郁症	酗酒	
腹胀	焦虑症	吸毒	
腹泻	阿尔茨海默病	赌博	
食欲不振	胃肠炎	退休	
腹痛	慢性肝炎	失业	
便秘	脂肪肝	岗位变换	
体重减轻	功能性胃肠病	破产	
超重	湿疹		
腰背痛	痤疮		
皮肤瘙痒	荨麻疹		
脱发	白内障		
月经异常	结膜炎		
尿频	退行性骨关节病		

续表

常见症状	常见疾病	常见家庭问题	常见社会问题
排尿困难	颈椎病		
	腰椎间盘突出症		
	泌尿系统感染		
	围绝经期综合征		
	前列腺肥大		
	妇科炎症		
	性功能障碍		

3. 危急重症的鉴别诊断　对全科医生来说，判断急症、危重症至关重要。在接诊患者时，首先根据病史和查体的结果辨识患者情况是否危急，区分是器质性还是功能性疾病，是急性还是慢性，是重症还是轻症，并在进行鉴别诊断时，注意易漏诊和误诊的问题和疾病，首先应基于鉴别诊断分类来决定是否转诊，或进一步的检查与治疗。

在进行鉴别诊断时，VINDICATE 鉴别诊断法是一种简便易行的排除威胁患者生命疾病的方法，即按照病理学的分类方法将全部疾病分为 9 组，进行鉴别时以成组疾病的纳入或排除来思考问题。VINDICATE 就是来自循环、血管疾病（vascular disease），炎症（inflammatory disease），新生物、肿瘤（neoplasm），退行性病变（degenerative, deficiency），中毒（intoxication），先天性疾病（congenital disease），自身免疫病（autoimmune disease），创伤（trauma），内分泌代谢性疾病（endocrine disease）这 9 组疾病名的英文字头。依此顺序排查，可避免疏忽重要的可能威胁生命的危险问题。

总之，全科医生在实施以问题为导向的疾病与健康问题照顾过程中，需要了解和区分不同的健康问题，分清表象问题与本质问题、普遍问题与重点问题、一般问题与关键问题，运用整体性与综合性思维，从中筛选出本质问题、重点问题，确立并实施优先干预策略。

（二）以平和为目的

平和，包含平衡与和谐两层意思。平衡即指不偏不倚，无太过、无不及的平衡状态。和谐，是对一切有内在联系的事物进行协调，使之达到和谐状态的过程。中国古代称中庸、中行、中道，是哲学中重要的思维方式，《礼记·中庸》曰："喜怒哀乐之未发，谓之中；发而皆中节，谓之和。中也者，天下之大本也；和也者，天下之达道也。致中和，天地位焉，万物育焉。"这种平衡与和谐的思想也贯穿在中医临床诊疗思维中，《素问·生气通天论》谓"阴平阳秘，精神乃治"，人体的相对平衡协调意味着健康，若平衡失调，则人体由生理状态转为病理状态。针对健康问题发展过程中出现的平衡失调，中医学对于疾病的防治，在于纠正失和的无序状态，损其有余，补其不足，以和为用，以平为期，最终恢复"平和"有序。

1. 以和为用　"和"是一种因时而发的合宜状态，是维持事物或现象协调发展的内在机制。其中调和是一种手段，而和谐是一种目标。"和"的理念运用到中医学对人体生命现象的观察和研究之中，表现为人体具有自动协调促使病势向恢复机体健康的内在机制。《伤寒论》曰"凡病若发汗，若吐，若下，亡津液，阴阳自和者，必自愈"，揭示人体疾病存在自愈的内在变化机制。"和法"是中医治疗八法之一，在中医治疗学中具有重要地位，"和其不和"是辨证论治的核心之一，《素问·生气通天论》曰："凡阴阳之要，阳密乃固。两者不和，若春无秋，若冬无夏，因而和之，是谓圣度。"

全科医生解决患者健康问题时需采取综合性的干预措施，选择和制订整体干预方案时，要以和为用，从生物、心理、社会不同层面，个人、家庭、社区不同角度，调和症状缓解与疾病治愈的关系、躯体症状与心理负担的关系、短时效应与长远效应的关系、治疗结果与经济承受力的关系、治疗方法与社区条件的关系、患者需求与社会现状的关系。并根据健康问题的性质，以和谐为目标，正确制订治疗措施，如以时间作为治疗手段、治愈性治疗、诊断性治疗、姑息性治疗、预防性治疗、对症治疗、支持性疗法、康复性治疗、转诊、临终关怀照顾等临床治疗策略。

2. 以平为期　平衡，是动态的常阈平衡，指对立双方在相互作用中稳定在正常限度之内的动态均势的状态，即协调和相对稳定状态。《素问·调经论》说："阴阳匀平，以充其形。九候若一，命曰平人。"平人标志着人体生命活动的稳定、有序、协调。如果人体的动态常阈平衡遭到了破坏，又不能自和，人体则会由生理状态转为疾病状态，甚至发生死亡。因而在把握人体阴阳失调状况的基础上，用药物、针灸等方法调整其偏盛偏衰和互损，恢复阴阳的协调平衡，是治疗疾病的基本原则之一。故《素问·至真要大论》曰："谨察阴阳所在而调之，以平为期。"

全科医生解决社区常见健康问题时，服务目标已不仅仅是缓解由疾病带来的症状或治愈疾病，还包括预防疾病、满足患者的其他需要。中医全科医疗"以平为期"的治疗目标包括治愈疾病、预防疾病复发、限制机体结构或功能的恶化、预防并发症、缓解现有症状、维护患者自尊、改善患者生命质量、让患者舒适而有尊严地死亡等方面。

总之，以问题为导向的系统思维是指在中医全科医疗中，以发现和解决个人、家庭、社区的疾病与健康问题为导向，综合运用中医学、临床医学、预防医学、心理学和社会学等学科的知识，从整体上对问题进行评价，协调与控制相应的诊疗措施，以实现对疾病与健康问题的综合性照顾。中医全科医学在诊疗过程中更强调关注个人的主诉、症状、体征、诊断性试验与检查结果，以及与患者的疾病或健康有关的心理、行为、经济、文化等方面的问题，采取以问题为导向的系统思维方式，利用以问题为导向的健康档案记录，有效地评价与照顾健康问题。

二、以证据为基础的辨证思维

为了使中医全科临床诊断与治疗决策更接近于事物的本质，体现全面、连续、综合、协调的整体服务，须采用以证据为基础的辨证思维模式认识临床规律，以期有效分析健康问题的现象与本质、器质性与功能性、一元与多元、常见与少见、全身与局部、典型与非典型、良性与恶性、动与静、诊断与治疗、患者与疾病的辨证关系，以促进人体整体功能动态平衡。

（一）中医全科的辨证思维

辨证思维是指以变化发展视角认识事物的思维方式，是客观辨证法在思维中的运用。中医全科医疗辨证思维模式要求观察患者和分析病情时，充分运用中医整体思维，结合中医基础理论，参照西医学及中医理法方药，对患者进行系统的诊疗。在临床诊断过程中，要求全科医生发挥居民健康"守门人"的作用，发挥中医治未病优势，将中医辨证思维与适宜技术相结合，切实提升社区诊疗效率。诊断时应首先考虑常见病、多发病，以及当地流行的传染病、地方病，用发病率和疾病谱，同时结合中医辨证论治，分清标本虚实，阴阳寒热，避免虚虚实实或误诊漏诊。充分发挥中医学方法的多样性，尤其针对慢性病、老年病等长期健康问题的调理，诸如三伏贴、艾灸、针刺、膏方、中药汤剂等治疗预防手段，都有着较好的临床效果，充分体现中医"正气存内，邪不可干"的哲学思想。

（二）中医全科诊疗流程的逻辑方法

在中医全科诊疗中，根据中医四诊及视触叩听，再辅助现代诊疗技术，全面评估患者健康与疾病的情况，筛选出可在社区门诊治疗调理的患者，引导需要进一步治疗的患者前往上级医院，对于急危患者，需给予应急处理并及时送往上级医院。如图2-1所示。

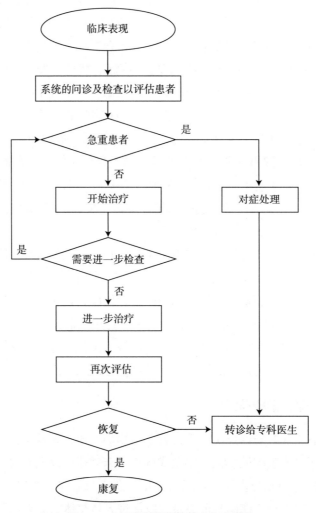

图2-1　中医全科医疗的基本诊疗流程

三、以人为中心的整体照顾

西医学模式由生物医学模式向生物—心理—社会医学模式的转变，推动了医学将关注重心由疾病向患者转移，也推动了全科医学以人为中心的整体照顾思维的发展。

人体是一个由系统、器官、组织、细胞等多层次构成的有机整体，构成人体的各个部分之间，结构上不可分割、功能上相互协调、相互为用，病理上相互影响。同时，人生活在自然和社会环境中，人体的生理功能和病理变化，必然受到家庭、社区、国家等社会条件和自然生态环境的影响。人体通过与周围环境的相互作用和系统内部的自我调控能力来维持健康。从这样的整体观出发，全科医生在观察、分析和处理健康和疾病问题时，必须以人为中心，注重人体自身的完整性及人与自然、社会环境之间的统一性和联系性。

（一）整体和局部相结合

在生物医学模式中，专科医学强化了对人体局部组织结构、细胞学和分子生物学的研究，发现了微生物等致病因子，这些研究结果使人们对健康与疾病有了较为准确的认知，但并不能完全解释人体复杂的生理与病理变化。因为人体并非器官系统的简单相加，脏腑之间的有机联系，只靠分析其形态结构是难以厘清的，只有深入研究各器官系统间的相互联系和相互作用，并且全面考虑症状背后揭示出的心理、社会、文化问题，联系家庭、社区诊断，用多维的整体和局部相结合的诊疗思维方式进行观察，才能妥善解决各种健康和疾病问题。

全科医疗临床思维注重整体观，认为构成人体的各个局部出现的变化都与整体功能有关，研究人体的生理活动和病理变化乃至疾病的诊断、预防和治疗等，都需要把人体放在环境中综合考察，进而形成了天人合一的整体诊疗思维模式。全科医生在选择和制订整体治疗方案时，既要考虑疾病治疗的需要，又要考虑患者及家属的各方面需求，耐心听取患者及家属的意见；既要考虑对健康问题的干预效果，又要总体评价患者的身心状态和生活质量；要考虑有问题的器官系统与其他器官系统在动态发展中的相互关系；要权衡处理症状缓解与疾病治愈的关系；躯体症状与心理负担的关系、短时效应与长远效应的关系、治疗结果与经济承受力的关系、治疗方法与社区条件的关系、患者需求与社会现状的关系，提供连续、全方位的整体照顾。在诊断中，对可反映人体整体生命活动信息的局部部位，如面部、耳、舌、寸口、足掌面等，诊察其变化，如色泽、压痛，以及舌质、舌苔和脉象等，可判断脏腑不同性质和不同层次的病变；在治疗策略上，除了对治局部症状，还要注意对整体健康的调整；在治疗方法上，如针灸学提出的"从阴引阳，从阳引阴"和"病在上者下取之，病在下者高取之"，都是整体和局部结合的诊疗思维的具体体现。

基于整体观所强调的人体自身的统一性和人与环境的统一性，全科医生在诊疗时，既要注重观察人体解剖组织结构、内在脏腑器官的客观实体，又需重视人体各脏腑组织器官之间的联系及功能，把握人体自身以及人与外界环境之间统一和谐的关系，把人体放在自然环境的总体运动和广阔的动态平衡之中，总体地动态地观察人体的生命活动规律，注意疾病关系的多因多果的复杂性，从而避免只从单一临床科室的角度面对问题而忽视其他问题。

（二）理性与直觉相结合

直觉思维是指思维主体在已有知识与经验的基础上，直接把握事物本质的思维活动，是一种直接洞察与整体判断的思维方式。如果说理性思维是全科医生运用命题信息进行缜密的推导，则直觉思维主要体现为全科医生对患者信息的快速洞察与领悟。

全科医疗中，对于健康问题的评价，常采用的思维方法有模型辨认法、穷尽推理法、假设–演绎法和流程图临床推理法，见图 2-2。

全科医生从病史的收集与分析入手，进行模型辨认，或穷尽推理，或归纳演绎，形成假设，根据疾病的发生率、严重性和可治疗性，将这些假设排列优先顺序，向患者提问来检验假设，根据病史与问诊所获得的信息有针对性地进行查体，进而对依据症状、体征和病史所提出的假说逐一进行确认或排除，为此选用相应的必要的实验室检查和辅助检查项目，并请患者按时接受随访，验证或修正诊断。诊断的种类根据其目的与性质可分为：①病因诊断。②病理解剖诊断。③病理生理诊断。④疾病的分型与分期。⑤并发症诊断。⑥共患病诊断。⑦临时诊断（症状诊断）如腹痛待查。⑧家庭诊断。⑨社会、心理问题诊断。⑩联合使用前面数种诊断的综合诊断。这就是一个基本的理性与直觉结合的全科评价过程。

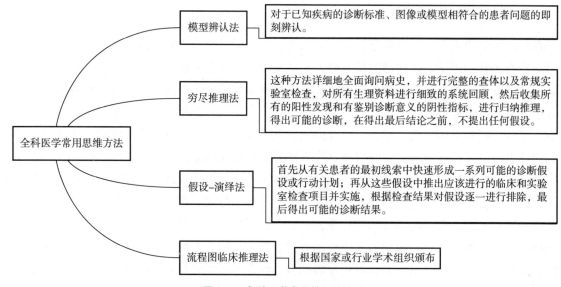

图 2-2　全科医学常用的思维方法

综上所述，在提供以人为中心、以家庭为单位、以社区为范畴的全科医疗服务时，全科医生需要确立评价和照顾计划。因此，要求全科医生在掌握诊疗疾病的基本理论、基本技能和临床经验的同时，还必须具备合理的临床思维模式。即在临床实践中，以中医整体观念为指导，以辨证论治为方法，立足于生物—心理—社会医学模式，采用系统思维、逻辑思维和辨证思维等思维方式，全面、综合地认识问题以及问题之间的相互关系，并运用流行病学和循证医学的方法评价和决策。将发散思维与集中思维、宏观考察与微观研究有机结合，做到以患者为中心、以问题为导向、以证据为基础、以评价为手段、以照顾为目标，以和为用，以平为期，结合中医适宜技术，实现全科医疗诊疗思维的部分与整体、分析与综合的辩证统一。

第二节　因人制宜的诊疗策略

全科医疗是以人为中心的健康照顾，提出了因人制宜的服务理念，其核心内容就是面向社区居民，了解患者的需求，预防与治疗疾病，保障居民健康。中医全科医疗服务以整体观和个体化相结合为特征，采用以人为本、因人制宜的个体化诊疗方法，充分注重人的个体差异性，进行个体医疗设计，采取优化的、有针对性的治疗干预措施，更具有效性和安全性。

一、以人为中心的照顾原则

以人为中心的照顾原则，其核心内容就是要求医生走进患者的世界，从患者角度看待所有疾患，并以患者的最高利益为目标处理其健康问题。而传统的方法是以医生为中心，以医生的角度去解决患者的疾患。全科医生接诊时，要以了解患者为基础，从患者的角度看待疾病，对患者的就医需求与期望等进行全面的了解，再进行综合的分析，满足其健康需要。

（一）了解背景资料

个人背景包括性别、年龄、民族、职业、婚姻状况、籍贯、爱好、文化修养、政治地位、经济状况、价值观念、宗教信仰、人际关系、社会支持网络、性格、气质、能力、抱负、潜意识矛盾、生活挫折、心理防御机制和社会适应状况等。

家庭背景主要包括家庭结构、家庭功能、家庭生活周期、家庭资源、家庭角色、家庭关系、家庭交往方式、地理位置、居家条件、主要生活方式等。

社区影响健康的因素包括社区的社会制度、政治和经济状况、种族、文化、习俗、宗教信仰，以及社区自然环境、社区资源、社区功能、社区服务网络、社区意识、社区关系、社区的影响力等。

中医全科医生要从宏观整体角度来观察个人健康问题的背景及个体所表现的特异性。如在《黄帝内经》中详细地描述了人的气质、行为、能力、体质和体型的分类特征及相互关系，以及这些因素与疾病的关系。《灵枢·阴阳二十五人》依据五行将人分为"五形人"，就个性特征而言，"木形之人"的能力是"好有才"；"火形之人"的性格是"多虑"；"土形之人"的价值观是"不喜权势"；"金形之人"的气质是"静悍"；"水形之人"的态度是"不敬畏"，侧重点各不相同，适应四季状况不同，因此，"五形人"的求医行为也各不相同，见表2-2。

表2-2 《灵枢·阴阳二十五人》"五形人"个性类型

分型	个性特征	适应四季状况
木形之人	好有才，劳心，少力，多忧劳于事	能春夏不能秋冬，感而病生
火形之人	疾心，轻财，少信，多虑，见事明	能春夏不能秋冬，秋冬感而病生
土形之人	安心，好利人，不喜权势，善附人	能秋冬不能春夏，感而病生
金形之人	身清廉，急心，静悍，善为吏	能秋冬不能春夏，感而病生
水形之人	不敬畏，善欺，戮死	能秋冬不能春夏，春夏感而病生

正如希波克拉底所说："了解你的患者是什么样的人，比了解他们患了什么病更重要。"完整的背景信息，有助于全科医生理解患者，准确分析患者的求医原因，更好地服务于患者。

（二）分析求医因素

患者就医的主要原因是全科医生必须掌握的重要资料。一般来说，患者就医的主要原因与所患疾病的性质、患者的性格、疾病对患者造成的影响、家庭和社区背景，以及卫生资源可利用程度等因素有关。

《医学源流论》云："凡人之所苦，谓之病；所以致此病者，谓之因。"加拿大全科医生伊恩·伦威克·麦克温尼在《超越诊断》中描述了促使患者就诊的七大原因：①躯体方面的不适超过了忍受的限度。②心理上的焦虑达到了极限。③出现信号行为，即患者认为发现了一些可能与疾病有关的信息如症状或体征等，希望与医生一起讨论或做出诊断。④出于管理上的原因，如就业前体检、病假条、医疗证明、民事纠纷等。⑤机会性就医，如患者因其他原因接触医生，顺便提及自己的某些症状，机会性就医常可以发现一些早期的疾病。⑥周期性健康检查或预防、保健。⑦随访，如患者应医生的预约而就诊，主要为慢性病患者。

患者就诊的原因，除生物学的原因外，心理、社会原因也是常见的原因。如果医生只注重生物学原因，忽略其他原因，施行的服务则缺乏针对性，也难以满足就诊者的需要。正如《三因极一病证方论》说："凡治病，先须识因；不知其因，病源无目。"促使患者就诊的不仅仅是疾病的严重性，更涉及患者对症状的理解和症状导致的不适或功能障碍对其产生的影响。

就医行为的类型可分为主动求医型和被动求医型。影响求医行为的因素主要是患者的疾病因果观和健康信念模式，患者的多层次需要，患病体验、痛苦感受等，以及相关的家庭因素和社区因素对患者的影响。

1. 健康信念模式　是指人们对自身健康价值的认识所形成的基本框架，它反映了人们对自身健康的关心程度。健康信念模式直接影响患者对疾病威胁的感受与认知，包括疾病的严重性及个人的易感性，以及对保健行为所得利益的认识，当某个特定疾病的威胁较大，采取求医行为所产生的效益较高时，就会增加患者就医的可能性，以获取适当的预防或治疗等措施。这些个体化的影响因素会受到来自家庭、社会等修正因素的影响，如年龄、性别、种族等人口学特征，人格社会地位、同辈及相关团体压力等社会心理因素，医生、家人或同事的告诫及宣传媒介的诱导等他人行动的提示，以及此前与疾病的接触经验和获得的知识建构等。

在生物医学模式中，健康目标是由疾病或生理缺陷来确定的，诊断和健康目标十分相似，其治疗目标主要是治愈或缓解诊断。而以人为中心的医学模式和中医学则都认识到健康的相对性，设定目标时必须衡量每一个患者的客观需要和主观愿望，以便确定切实可行的、特定的、医患双方都认可的健康目标。因此，全科医生应该了解患者对自身健康的关心程度，及其对疾病严重性和易感性等有关问题的认识程度，帮助患者建立正确的健康信念模式，采取积极的健康促进措施，珍惜和维护健康。

中国传统文化蕴含着十分丰富的健康学思想，中华民族之所以能够几千年来繁衍生生不息，与儒家、道家、释家及中医独特的健康文化氛围是分不开的。儒家比较重视人类社会的健康、和谐、稳定的发展；道家孜孜以求的是恬静淡泊、随心所欲的境界，是心理健康的重要标志，也正是道家对现代健康学的重要贡献；释家在阐述身体健康与心理健康的关系时，强调内心的宁静与寿命的长短有密切的关系，心灵越宁静，寿命也就越长。中医学则认为人体健康的标志为"阴平阳秘"，即阴气平顺，阳气固密，各脏腑组织之间，以及人的生命活动与外界环境之间，维持相对的动态平衡，即可以进行正常的生理活动。

2. 疾病因果观　是指患者对自身疾病的因果看法，是患者解释自身健康问题的理论依据，受个人文化、家庭、宗教和社会背景等因素的影响。患者通过医生、朋友、家庭成员、书籍、网络等渠道收集信息，使自身具备一定的医学保健知识，并能认识机体亚健康或某些疾病的信号，根据个人疾病因果观，产生相应的求医动机与求医行为。若发现健康问题是由疾病引起的，就会要求医生开具药物；若认为健康问题是由心理因素引起的，就会要求医生提供消除精神紧张的方法；而如果认为健康问题是由鬼神附体引起的，就会求助于巫医。不正确的疾病因果观，可能会导致患者过度求医或拒绝求医等不良就医行为。

全科医生若不了解个人的疾病因果观，就无法正确认识个人求医的主要原因，无法正确理解个人陈述问题的方式以及症状的真实意义，也容易遗漏一些重要的资料。由于疾病因果观与个人的文化背景、信仰、家庭等多因素相关，个人疾病因果观的改变与重建都需要时间来磨合，甚至可能存在难以转变的情形。因此，全科医生有必要在了解个人疾病因果观的基础上，对患者做详细的解释，争取在疾病因果观上与患者取得一致，减少不健康的就医行为。

3. 患病体验　指患者经历某种疾患时的主观感受。同一种疾病的患病体验可以因个体的差异与客观因素的影响而不同。体验无法测量，而真实存在。全科医生如果无法了解患者的患病体验，那么对患者的理解是不完整的，因为这往往是疾病给患者造成的最大困扰。但全科医生不可能亲身经历每一种疾病与随之而来的恐惧，因此理解患者的患病体验是一件非常困难的事，要想获得感同身受的患病体验，只能与众多患者进行充分的交流。

一般患病体验主要表现为七个方面：①精神与躯体的分离感。②孤独感与无助感。这种与世界失去联系的感觉，是患者产生失去独立和失去控制自身或他人能力的感觉，最后产生一种深刻的悲痛感，患者体验到孤独、依赖、悲哀、愤怒、内疚和自责。愤怒可以投射到医生或其家人身上，表现为无端的指责。③恐惧感和焦虑感。合理的恐惧主要来自严重的疾病，而不合理的恐惧和焦虑，常来自微小的疾患，与患者对疾患的错误理解有关，是患者常有的体验，与疾病的严重性无关。④对健康充满羡慕。失去健康的人大多对健康充满了羡慕，对医生来说这是一个实施健康教育的最好时机。⑤疾患可以损害理性的本能并容易被激怒。患者在患病后感到烦躁不安，无法集中注意力，无法保持内心的平静，难以接受混乱不堪的现实，很容易被激怒，最讲理的人也可以变成不讲理的人。全科医生要理解和容忍患者的易激惹的情绪，促使患者利用自己的力量去控制和维持内心的平衡。⑥失去时间变化的感觉。由于人体的自然节律，如饮食、睡眠、工作、休息的节律都被打乱了，患者往往感觉时间是缓慢流动的或凝固的，延长了患者体验痛苦的时间。⑦拒绝接受症状并由此产生紧张心理。如慢性病患者所出现的症状和体征并非一过性的，患者必须带病生活一段时间甚至终身。拒绝接受症状会增加患者对症状的敏感性，把过多的注意力集中在症状上，不利于适应带病生存的状态，而患者一旦接受症状后，往往紧张也就解除了。

4. 患病行为 指患者对自身症状的反应。一些患者有诊断明确的疾病，却不愿意接受医疗照顾，拒绝就医；另一些患者虽然没有疾病与身体不适，却经常就诊于医疗机构，并且在医生给予合理的检查及恰当的解释、处理后，也不改变过度就医行为；个别患者则表现为极端行为。如一位中年女性患者，肺癌手术后半年复检时发现新转移灶，服用大量安眠药，自杀身亡，经检查认定手术成功，术后给药合理。究其死亡原因，发现患者肺癌术后丧失工作机会，家庭经济困难，丈夫携子与之离异，唯一的感情依靠母亲因操劳过度死于意外事故，患者彻底丧失了生活的希望。因此，全科医生要了解疾患对患者躯体功能与机体完整性的威胁，以及其面临的生活规律打乱、正常活动受限、经济拮据、社会地位改变、婚姻关系破裂、重大人生计划中断等的意义，以及随后出现的疾患行为。

5. 患者角色 是指从常态的社会人群中分离出来的，处于病患状态中的，有求医行为和治疗行为的社会角色。患病之后，患者的社会身份与角色就开始改变，并被要求表现出与患者角色相符合的行为，从而具有一定的特殊义务和权利。

患者角色赋予患者的权利和义务主要包括：①解除或部分解除在健康状态时的社会责任的权利。②受到社会的尊重与理解的权利。③及时就医，争取早日康复的义务。患者应及时寻求医疗帮助，特别是传染病患者，控制传染、及时治疗的问题，已经涉及社会公共利益。患者必须求医，并应寻求社会承认的正规医疗方式。④遵守医疗保健部门有关规章制度的义务，如遵守医院的就诊、住院探视等规章制度等。

总之，影响求医行为的核心因素是个人疾病因果观和健康信念模式，而患者的患病体验、痛苦感受、患病行为、患者期望及其相关的家庭和社区因素是影响求医行为的重要因素。如图 2-3 所示。

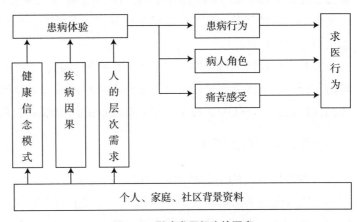

图 2-3 影响求医行为的因素

（三）理解患者期望

对医疗服务的满意度实际上主要取决于患者期望被满足的程度，通常患者的期望值越高，越容易产生不满和失望。因此，全科医生要从生物—心理—社会的角度，理解并适当地满足患者个性与共性的期望，这有助于医护人员有针对性地改善医疗行为和服务技巧。

1. 对医生医疗技术的期望　患者期望医生能准确迅速地做出医疗诊断，明确病情轻重，处置合理，疗效显著。医生要理解患者的期望，竭尽全力做好诊断与治疗。但有些疾病，医生也无能为力，又必须做出适当的答复，需要理解患者不希望听到"你的问题不属于我这个专科""你的病我看不明白""你的病我已经没有办法了"之类的话，可婉转告其"还需要进一步的检查"或"需要转其他科室进一步诊治"。

2. 对医生服务技巧与态度的期望　患者总是期望医生能说服自己，让自己了解病因病机，并有机会参与讨论，发表意见和看法，最后与医生一起决定处理问题的方案。当患者的期望与医生的能力和原则相矛盾时，应及时了解患者及其家庭的需求，耐心地加以解释。

3. 与医生建立朋友式关系的期望　由于医生所处的权威和决定者的位置，患者无法与医生进行平等的交往，而患者在感情上又有许多特殊的需要，希望与医生进行感情交流，成为朋友，建立互相尊重、互相关心的平等关系，以增强自身的安全感和战胜疾病的信心，所以医生的感情支持是患者康复最有效的动力。

4. 发挥自身主观能动性的期望　患者往往因专业知识受限而处于被动接受者的地位，因此存在盲目遵医的潜在风险。全科医生要通过教育、咨询和帮助，充分调动患者的主观能动性，有分辨意识，不盲从，从而使患者发挥自我康复的潜力，有效解决自身问题，这样才能确保患者享有平等医学帮助的医疗服务权和自主选择权，享有医疗活动的知情权和同意权，享有保护个人秘密的保密权和隐私权，有选择就医场所、就医对象、就医方式的权利。全科医学推广"医生建议，患者决定"的医疗服务方式，医生应耐心解释，患者有权接受或拒绝某些常规或特殊诊疗措施的实施，并有权知道自己的接受和拒绝行为可能产生的后果，对违背患者意愿进行的临床试验，患者有权拒绝。

5. 对医生高尚医德的期望　有时患者也需要医生提供其他方面的帮助，如开具假条、疾病诊断证明和进行体检等。在疾病诊治过程中，患者有权要求对所有和自己有关的生理心理状态、病情讨论、病程记录、医疗方案等加以保密。即使某些信息并不直接与患者相关，也应征得患者同意后方可公开，更不允许以患者的生理缺陷或隐私秘密当作谈资。

6. 对医疗条件和医疗环境的期望　患者就医往往最直接的愿望就是希望医生工作认真、沟通充分、态度和蔼、情操高尚；自己能与医生平等轻松地交往，与医生建立起朋友式的互动关系，医生任何的含糊其辞、随意、拖延试探或推辞等行为，都会使患者感到不愉快和不被重视，从而损害对医生的信任。

在接受医疗帮助过程中，患者希望医疗服务的软、硬件质量都能满足自身的需求。如就医环境隐秘舒适，就医流程简捷合理，候诊时间尽量缩短，诊治结果明显有效，希望医生合理使用先进的医疗设备、新药和新技术，期望在较低的消费水平上享受更完善的医疗服务等。

（四）被尊重的需要

人的需要是人的生命活动的内在规定性和存在方式，心理学家马斯洛（Maslow.A.H.）把人的基本需要分为从简单到复杂、从低级到高级的五个层次，即生理需要、安全需要、爱和归属的需要、尊重的需要、自我实现的需要。

1. 生理需要 生理需要是人类最基本的需要，是机体的本能反应，如饥饿、性欲、疲劳、睡眠等，也是维持人类生命、生长发育的基础。人之所以发生求医行为，与疾病导致的生理功能失常，不能满足个人的生理需要密切相关。对患者来说，保持躯体的完整性和功能正常是就诊的第一需要，因健康问题就诊的患者的第一需要就是解决生理需要问题。

2. 安全需要 当个人生理需要得到相对的满足后，安全需要就成为首要的需要，患者都希望在安静、有序、洁净，有安全感的医院就医，并要求医生有高度的责任感和细心诊治、耐心说明的工作态度。安全需要不仅影响患者的就医行为，而且与患者的症状、治疗、康复有着密切联系，直接决定患者对医院和医生的选择。如一些医院医疗事故频发，令患者感觉没有安全保障，就会出现门诊患者就诊量下降的情况。

3. 爱和归属的需要 爱的需要是指渴望同他人保持一种充满深情和厚爱的关系，能给予他人爱，也得到他人的爱。归属的需要是指个人渴望在家庭和社会团体中有一席之地，并为达到这个目标而努力。患者对爱的需要往往会直接投射到医护人员身上，希望能被医护人员所接受，得到医护人员的爱护和帮助，同时也希望在适当的时候报答医护人员，这种需要的满足对患者的治疗来说是一种有效的支持。

4. 尊重的需要 自尊是一种良好的心理状态，它首先表现为自我尊重和自我爱护，还包含要求他人，集体和社会对自己尊重的期望。患者往往因病而丧失了某些能力，处于自卑心态或被动地位，反而增加了对自尊的需要。医生的重视和尊重，可以增加患者就医的信心有利于患者的治疗与康复。

5. 自我实现的需要 自我实现是指潜能得以发挥，实现自我价值的欲望。而健康问题往往会干扰患者自我实现的计划，使患者产生痛苦和焦虑。患者的欲望和痛苦有可能改变患者的求医行为，医生要在理解基础上，帮助患者摆正疾病与健康的关系，做力所能及的事，以增强对医嘱的依从性和康复的信心。

综上所述，中医全科医疗服务中因人制宜的诊疗原则，以问题为目标，强调在整体观念的指导下，从微观上详细检查患者器官组织上可能的病灶，从宏观上审视患者相关背景资料，分析患者健康信念模式、疾病因果观、患病行为、患病体验、期望与需要，从生物—心理—社会角度来评价和处理健康问题。

二、以人为中心的应诊方法

中医学的显著特点之一就是强调因人、因时、因地制宜，个体化、整体性辨治。社区医疗工作的特点和工作环境，决定了不能过于依赖精密仪器和实验室检查诊治疾病，这就要求中医全科医生应有娴熟灵活的接诊技巧，对临床健康问题评价时更多地使用概率推断，建立诊断假设，并重视基本体格检查，适当地采用各类功能状态量表等适宜技术，合理选择辅助检查，获得健康问题的生物—心理—社会全方位的三维诊断。在急性病的处理、疑难病的转诊、慢性病的照顾、传染病的管理、个体和群体的卫生宣教、病后的康复中，因人制宜，利用整体的方法辨证求因，坚持同病异治、异病同治这一中医特色和优势。

（一）处理现存问题

全科医疗的临床治疗为体现以人为本的整体治疗导向，首先要了解患者的意愿，充分利用个人、家庭和社区资源对患者进行合理的支持，并用通俗易懂的语言，从治疗学、伦理学、社会学角度综合分析健康问题，向患者及家属详细说明病情、诊断、治疗措施及预期后果，与患者充分交流，达成对问题处理的共识，鼓励患者承担实施计划的责任，并适当地引导患者建立适宜的、正确的健康信念模式和疾病因果观；适时给予感情支持和心理咨询与心理治疗；提供饮食、运动等自我保健、综合康复指导；合并使用非药物疗法，如行为疗法、康复方法、营养方法以及群体治疗等，指导患者自我照顾，尤其要考虑有效地应用中医药疗法，分清标本先后，急则治其标，缓则治其本，因人、因地、因时制宜；在实施以问题为目标的健康照顾过程中，面对健康问题的处理结果，客观地审视与评价问题解决的程度。

在临床诊断中，概率主要用来表示在患者出现某种信号（症状、体征、指标等）时，其患某种疾病可能性的预测值，通常以百分数表示。有经验的临床医生通常在与患者的交流中，按照疾病概率的大小建立诊断假设，并且在假设的前提下，有目的地制订出进一步的病史搜索、体征检查和实验室检查的计划，然后再根据所得结果，检验原先的诊断假设，鉴别并排除不支持的诊断，保留最为支持的诊断，这种假设演绎法在全科医生的临床诊断过程中运用也相当普遍，是最常用的诊断策略之一。

例如，社区全科医生对某地方病的患病概率印象是 60%，而对于综合性医院的内科医生来说患病概率印象可能是 3%。各个假说的概率随着资料的增加而发生改变。例如，一位 50 岁男性患者，主诉"咳嗽 1 个月，近 3 天加剧"，可形成的诊断假设是慢性支气管炎概率印象可能是 80%，感冒概率印象可能是 15%，肺癌概率印象可能是 5%。询问病史发现患者吸烟 35 年，每天 2 包，近 3 个月体重下降 10 千克，咳嗽咯痰，痰中带血。患病概率由此而变化，感冒概率小于 1%，慢性支气管炎概率可能是 19%，肺癌可能性上升至 80%，这里的概率是指根据症状推测患该病的预测值。因此，全科医生在临床工作中，要注意收集各类疾病发生现状、流行规律、各种常见病的患病率及常见病主要症状发生的概率等基本数据，运用临床工作经验和多学科知识，建立更合理的诊断假设。

值得注意的是，应用假设演绎尚不能得到明确诊断时，全科医生应重新详细询问病史，仔细寻找疾病的细节与诱因，扩大检查项目，依据新的线索搜寻阳性体征，并结合实验室检查综合分析，进行逻辑推理，在这种情况下，全科医生可同时运用穷尽推理的方法诊断复杂的疾病，也可运用中医辨证求因的方法，以病证的临床表现为依据，进行综合分析，推求病因。总之，全科医生在临床疾病诊断中施行逐级深入，灵活应用概率方法，采用不同的诊断思维方式对不同程度的问题进行判断。

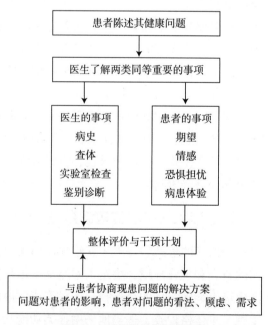

图 2-4　处理现存问题流程图

（二）加强健康教育

健康教育是全科医生在日常医疗实践中对个别患者进行的针对性教育，是全科医生与患者交流的重要方式，可以通过面谈沟通、环境和宣传媒介熏陶，解释健康问题发生原因、发展规律及执行治疗方案时的注意事项，介绍与健康问题相关的预防、治疗、保健和康复方法，说明影响疾病发生、发展的相关健康危险因素的作用，以及患者、家庭在解决健康问题中的角色，指导患者改善求医行为，旨在增加患者对医嘱的顺从性，纠正患者不良的健康信念模式和疾病因果观，帮助患者改善不良行为。

（三）采用适宜技术

全科医生遇到的健康问题常常是生物—心理—社会问题交织，各个年龄组的问题交错，个人、家庭和社区的问题交融，聚焦反映在急性病的处理、疑难病的转诊、慢性病的照顾、传染病的管理、个体和群体的健康教育、病后的康复等各个层面，由于社区缺乏高技术辅助诊查手段，更加显现了中医在社区应用中的优势，这意味着中医全科医生在处理常见健康问题时要交替使用中医思维和西医思维。全科医生经常交替采用开放式的问诊与封闭式的问诊方式询问病史，获取信息。封闭式的问诊在诊断过程中比较有针对性，开放式的问诊与积极倾听的技能则利于全科医生全面地了解健康问题的产生原因与发展过程，利于诊断，识别疾患。中医全科医生应特别强调通过查体获取信息的能力，重视四诊及西医学的体格检查，慎重地使用实验室检查，选择性地应用 COOP/WONCA 功能状态量表等工具，根据患者的年龄、性别和现存问题及疾病，进行恰当的局部或全面系统检查，判断、选择、总结与评价各种征象的重要程度，结合患者家庭和社区环境做出合乎实际的诊断及鉴别诊断，并结合病情解释其意义。

社区基层临床诊疗适宜技能，包括一般技能以及内、外、妇、儿、五官、急救、中医、康复等各科适宜在基层开展的基本技能。一般技能主要包括生命体征采集技能、无菌技术、鼻导管、吸氧法、鼻饲法、导尿术、注射法、灌肠法；内科适宜技能主要包括隔离技术、穿刺技术、心电采集技术、血糖测定技术；外科适宜技能主要包括手术人员无菌准备、患者手术区域的无菌准备、常用手术器械识别及使用、手术基本操作（打结、切开、缝合、止血、剪线等）、局部浸润麻醉、浅表脓肿切开引流术、清创术、换药术、术后拆线；妇产科适宜技能主要包括妇科检查（盆腔检查）、产科检查、宫内节育器；儿科适宜技能主要包括体格检查、儿童洗澡等；五官科适宜技能主要包括眼科、耳鼻喉科、口腔科基本检查技术及操作技能；急救基本技能主要包括通气、止血、包扎、四肢骨折现场急救外固定技术、脊柱损伤的搬运现场、（徒手）心肺复苏术、心脏电除颤（非同步电复律）、简易呼吸器的使用、洗胃术等。

中医适宜技能主要包括一般诊疗技能、针灸治疗技能、推拿治疗技能；康复适宜技能主要包括常用康复评定方法、常用康复治疗技术、常用物理因子治疗，以及引导中医药保健技术进家庭、中药药膳上餐桌，培养健康的生活方式等。中医学的优势就在于无论治疗、康复、预防、保健，均要在遵循共性原则的前提下，针对个性施治、调养，从而达到最优化的效果。这也是中药和腧穴配伍理论的根源所在，同病异治、异病同治的精髓所在。在中医全科医疗过程中必须始终坚持这个原则，才能够更好地发挥中医特色。

（四）适时随访干预

随访是患者按照全科医生的要求定期或不定期地就诊，医生借此了解患者病情变化并指导患者康复。通常需要随访的主要有自限性、急重性和慢性病三类健康问题。随访的预约时间及频率依必要性而定。自限性健康问题经过一定时间后还未改善，或情况有任何重大变化，患者就应该自动再次复查。因急性的、重要的、危及生命的问题住院治疗，出院后的随访是很重要的，可以保证管理的连续性。随访对于慢性病、不能治愈的疾患是尤为重要的管理方式，因这些问题的处理强调照顾而不是治愈。从发现问题的早期到治疗的任何阶段，都需要常规的指导和周期性的复查，以预见或确认可能的并发症，并回顾治疗是否得当，这是良好的临床管理的基础。对于患者在生理、心理、社会等各个方面的功能状态，全科医生都应仔细地评价，以便通过自己的服务和患者的自我保健，达到其健康和生命质量的相对最佳状态。

随访可根据时间分为近期和远期两类。近期随访全科医生主要观察患者治疗的效果及可能出现的反应，并根据随访情况和复查结果调整用药；远期随访观察治疗方案的长期疗效、疾病的慢性并发症及预期生存时间，有利于筛选出更有效的治疗方法，并可建立资料档案，掌握疾病的发展规律，有助于医学临床研究的开展及创新。以肺癌患者为例，尽管患者经过手术或者放疗、化疗等综合治疗后病情得到缓解，但仍不能视为痊愈。作为一种全身性疾病，癌细胞在停止治疗后或机体抵抗力降低时可能重新增生，引起复发和转移，即使是临床治愈的患者，5年以后也可能发生转移。同时，肺癌患者发生第二个原发癌的可能性也必须给予重视。通过随访可做到早发现、早治疗。因此，随访的意义在于可以有效地采集患者治疗的效果及某些反应，并根据随访结果及时调整用药，同时在长期观察中获得某一种疾病的发展规律。

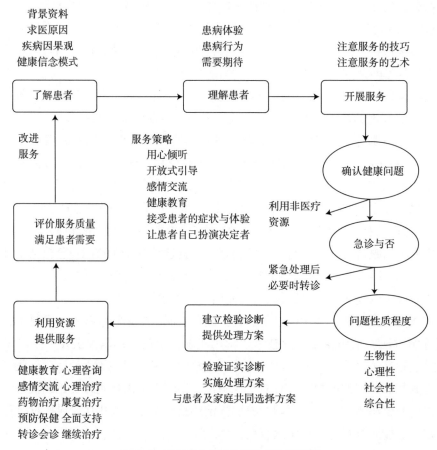

图2-5 以人为中心的全科诊疗的流程图

第三节 全科医疗中的医患沟通

我国的社区卫生服务是以个人健康为中心，以家庭为单位，以社区为范围，以需求为导向，以老人、妇女、儿童和残疾人为重点服务对象，在这个服务体系中，人人都可以享受到全科医生提供的健康服务，使人们对健康的需求基本得到满足。全科医疗服务中全科医生要真正实现人性化关怀、亲情化服务，不仅仅满足于让患者满意，更应该从情感上与患者建起沟通、交流的桥梁。因此，在全科医疗服务中，全科医生具备的良好医患沟通技巧，是医生人文素养的重要内容。

一、医患关系与医患沟通的概念

全科医疗是以人为中心、以家庭为单位、以社区为基础的，具有综合性、连续性、协调性及可及性的服务，同时以预防为导向，要求团队之间的合作。这些都需要全科医生具备良好的医患沟通能力和出色的接诊技巧，从而建立和谐的医患关系。

（一）医患关系的概念

医患关系是医疗活动中最重要的人际关系。"医"指提供医疗保健服务的整个群体，包括医生、护士、医技人员及卫生管理人员等。"患"首先指前来就诊的患者及其家属、亲戚、朋友、监护人、同事等；其次指未求医的患者，如为了健康前来咨询的人、体检或是接受各种预防措施的人。医患关系即指医务人员与患者及其家属等，在医疗服务过程中通过沟通与交流建立的一种特殊的人际关系。

医患关系有狭义和广义之分。狭义的医患关系是指医生与患者之间为解除病痛和促进健康而建立的一种人际关系，是医患关系的核心；广义的医患关系是指以医生为中心的群体和以患者为中心的群体为维护和促进健康建立起来的一种社会关系。著名医史学家西格里斯曾经说过："每一个医学行动始终涉及两类当事人——医师和患者，或者更广泛地说，是医学团体和社会，医学无非是这两群人之间多方面的关系。"

（二）医患沟通的概念

医患沟通，即医患双方为了满足患者的健康需求，解决患者的健康问题，在诊疗过程中进行的一种交流。这种交流在医疗活动中是必不可少，否则医务人员就无法全面地了解病情，也无法满足患者追求健康、解除病痛的需要。医患之间的沟通不同于一般的人际沟通，患者就诊时，特别渴望医护人员的关爱、温馨和体贴，因而对医护人员的语言、表情、动作姿态、行为方式更为关注，更加敏感这就要求医务人员必须做到以心换心、真情实意，以患者的立场思考和处理问题。

二、医患沟通与接诊技巧

医患沟通贯穿于整个诊疗过程，接诊技巧则是医患沟通的一个重要方面。世界医学教育联合会《福冈宣言》提出："所有医生必须学会交流和处理人际关系的技能。缺少共鸣（同情）应视同技术缺陷，是无能的表现。"由此可见，在医生接诊患者的过程中，医生必须掌握一定的沟通技巧才能更好地处理医患关系。临床常用的沟通技巧主要包括语言沟通技巧和非语言沟通技巧。

（一）语言沟通技巧

全科医生通过问诊了解既往史与家族史、自觉症状、起病原因、发病经过及治疗过程等情况，并从患者的语言、呼吸以及咳嗽等声音中进行辨别，结合望诊与切诊所取得的资料，加以综合分析，了解病情的寒热虚实及病邪所在部位，为全面、正确的诊断奠定基础。在问与闻的语言沟通过程中，应注意以下九个方面的技巧。

1. 倾听　倾听是建立良好医患关系的重要步骤，也是一项基本技巧。医生必须尽可能耐心、专心和关心地倾听患者的诉说，并有所反应，如通过表情和动作，如点头或作"嗯、嗯"声等，注意不要干扰患者对身体症状和内心痛苦的诉说，尤其不可唐突地打断患者的谈话，使患者感受到医生在认真倾听自己的描述。

2. 接受　医生无条件地接受患者，不能表现出拒绝、厌恶、嫌弃和不耐烦的态度。如患者表现出急躁，医生就更加要心平气和，努力营造使患者感到自在、安全、有充分发言权的氛围。

3. 肯定　医生要肯定患者感受的真实性，不可妄加否定。目前，医学对患者的一些感受仍然不能做出令人满意的解释和说明，因此，对于患者描述的不适感和担心应给予充分的理解，即使明显是病态的，也不可采取否定态度，更不要与患者争论。

4. 澄清　即澄清事件的经过，以及事件整个过程中患者的情感体验和情绪反应，尤其是患者感觉受刺激的部分。澄清十分必要，否则就很难有真正的沟通。医生应该注意尽可能将事实本身和描述者的主观评价剥离开来。

5. 巧问　巧问可以建立和谐氛围，便于医生得到更多更准确的信息，挖掘深层次的问题。在提问开始时，应先问一些简单的问题，如"你今年多大了""你做什么工作啊"，以对患者有所了解，并形成轻松的气氛。待患者适应之后，再问一些较为复杂的问题，如"头痛是持续的还是间断的，在什么情况下会诱发或加重"，以进一步了解病情。一定要避免诱导式的提问，以免造成对患者的心理暗示，影响信息的真实性，尤其要避免连珠炮式的"追问"方式。

6. 重构　医生把患者所说的话加以自己的理解，再用不同的措辞和句子加以复述，但不改变患者说话的本意。如患者说"睡眠特别差，晚上总是很难入睡"，医生可以说"你晚上睡不着，这样确实挺难受"。其目的是引导患者敞开心扉，道出病因，将消极情绪转化为积极情绪，为进一步的深入交谈开辟途径。

7. 代述　医生说出患者不好意思或不便明说的想法和感受。这要求医生有足够的敏感揣摩出弦外之音。例如，通过观察，医生试探性地问患者："你担心王大夫（主管大夫）太年轻是吗？"这既可以使患者内心的隐忧或顾虑得到表达和理解，同时，也可以使医生得到就此向患者进行解释的机会，以解决患者的忧虑。如果医生善于探知患者的难言之隐，代述这一技巧往往可以很好地促进医患之间的沟通。

8. 鼓励　在交流过程中，当医生捕捉到患者的某些烦恼、顾虑时，可以用不同的方式鼓励患者表达。如用未完成句"整天躺在床上，你是不是觉得"来引导患者接着说下去；或用正面的叙述启动患者，如"你的儿媳妇对你多好呀"来缓解患者压抑的情绪；也可用自己的经历引发患者共鸣，从而确保医患之间愉快的交流沟通。

9. 对焦　患者的心里可能有多个问题，医生要通过与患者交流迅速找到核心"焦点"。对焦本身对患者有良好的心理效应，使患者获得会心之感，感觉和医生"想到一块儿去了"，因而积极配合，围绕共同的主题深入讨论，直至问题获得解答。

（二）非语言沟通技巧

研究表明，沟通过程获得的有效信息中，语言仅占7%，非语言占93%，其中音调占38%，面部表情和身体动作占55%，说明掌握非语言沟通的技巧对于搜集材料、建立良好的医患关系非常重要。

中医的望诊和切诊就属于非语言沟通。望诊，不仅仅指医生通过观察了解患者的情况，也包括医生的面部表情、目光接触、身体姿势、接诊距离对患者的影响。切诊，除了收集脉象等资料用于诊断外，医生在检查过程中对患者的身体接触，基于医患双方的信任，也可给予患者心理安慰。在望与切的非语言沟通过程中，应注意以下六个方面的技巧。

1. 面部表情　面部表情是医生了解患者心理状态的窗口，同时也是患者了解医生内心活动变化的镜子。医生一方面要善于识别与解读患者的表情，另一方面也要很好地应用表情与患者进行沟通。当患者在陈述疾病为其带来的痛苦时，医生的表情应庄重、专注、同情；当患者表述喜悦时，医生应面带微笑；当患者述说原委时，医生应表示理解。

2. 目光接触 眼神可以传递语言难以表达的感情。在与患者的目光接触中，医生应能发现并正确理解患者眼神中的信息，同时，医生要善于运用眼神给患者以鼓励与支持。医生的目光应该是友善的、亲切的，不可带有不良情绪。在目光接触中，医生应注视患者面颊的下部，不可瞪视，不可睥视，不可游离。

3. 身体姿势 身体姿势可以表达个人的情绪，反映交谈双方彼此的态度关系和交谈愿望。在接诊过程中，医生的坐姿应上身微微前倾，在倾听患者叙述时应微微点头，使患者觉得医生在专注地倾听，给患者留下良好的第一印象。同时，医生也可以通过患者身体所表现的姿势，对其所患疾病有一定的了解。如患者双手按在腹部并表现出痛苦貌，可能疾病在腹部；患者坐姿后仰，呼吸困难，可以考虑肺胀、气胸等疾病。

4. 语声音调 语速、音调、频率可以表达不同的情绪。医生要善于从声音上判断患者的情绪及内心感受，如兴奋时语速加快，难受或悲伤时语调降低，遇到难以启齿的问题会吞吞吐吐等。同时，医生也要用自己的声音对患者的述说进行反馈，同样一句话用不同的语调说会表达出不同的感情，如"像你这种情况怎么能做这样的事呢"，重音强调"这样"则表示认为当事人不可能这样做，强调"这种情况"则表示对当事人能力的怀疑。所以，在与患者的沟通中，医生要灵活掌握对语声音调的运用。

5. 距离方向 在接诊过程中，正常的医患距离为一臂，不宜过分接近，以免使患者感到紧张，但若距离太远，会使患者感到疏远而不利于交谈。双方座位宜呈直角，避免面对面的直视，使医患双方的目光可以自由地接触与分离，而不致尴尬和产生压迫感。

6. 肌肤接触 身体的接触是一种很好的医患沟通方式，如面对危重患者、极度悲伤的患者，或生命垂危的患者时，医生的握手、拥抱、搀扶、拍肩会胜过许多的语言安慰。在检查患者时，医生要注意手的温度、力度，尤其是冬天，医生要将手及听诊器暖热后再为患者进行检查。在身体的接触过程中医生还要注意分寸与技巧，以免适得其反。

（三）与不同类型患者的沟通技巧

1. 儿童患者 儿童的语言表达能力有限，要求医生具有良好的耐心及较强的观察力，用孩子能听懂的语言，以诱导的方式提问，观察患儿的反应，以便掌握真实的信息。进行医疗处理前，要与患儿做好沟通，处理过程中及时安抚、鼓励，争取患儿的配合。同时，全科医生还要与家长建立良好的沟通，了解家庭生活中可能存在的病因，教给家长正确的喂养方式和照料方法。大多数儿童会恐惧陌生的环境，不能长时间集中注意力，好奇心强，因此，诊室的装饰可以模仿幼儿园的氛围，在墙壁上画些卡通画，在室内放些小玩具等，以调节患儿的情绪，减少患儿的恐惧。

2. 青少年患者 青少年阶段容易产生心理问题，如对家庭和学校管制的逆反，对异性的好奇，渴望与同龄人交往等。他们渴望得到他人的肯定，更想由自己作出决定，医生要以对待成人的方式与其沟通，避免说教式谈话。对于某些属于隐私的问题，如果愿意向医生倾诉，说明对医生的信任，是否需要告知父母及他人应慎重考虑。

3. 老年患者 老年患者处于各组织器官与功能的衰退期，常见耳聋、记忆力下降、动作迟缓等表现，还往往伴有多器官的慢性疾病，如高血压、糖尿病、关节炎等。此外，老年患者还面临着孤独、失落、经济困难、不受尊重等问题。因此，与这类患者沟通时，医生要富有同情心，耐心倾听，适时地安慰并进行鼓励；制订的医嘱及重要注意事项要书写在病历中，以便患者随时查看；要求其进行定期复诊，及时了解病情和心理状况。面对经济困难的老人，必要时可动用家庭及社区资源，给予经济、医疗及心理上的支持。

4. 预后不良患者　对于预后不良的患者，如癌症末期、严重残疾等，医生要有同情心及正向的态度，站在客观立场上，为患者寻求最佳的治疗方案。必要时医生要让患者知道自己的病情，面对现实，告诉患者将会继续给予医疗帮助与精神上的支持，以取得患者的积极配合，减轻病痛。

5. 疑病倾向患者　疑病倾向患者在心理上往往缺乏安全感，过分关注身体问题，怀疑自己患有疾病，甚至怀疑自己患有不治之症，或怀疑检查结果及诊断。面对这类患者，医生要耐心倾听，替患者排除身体上的病患，对患者的怀疑给予合理的解释，并在心理上给予适度的支持与关心，同时，要指导患者建立良好的生活方式及作息习惯，正确看待疾病。

6. 多重抱怨患者　患者往往有焦虑及不满的心理，主诉常常有多器官、多组织的症状，但是又不能很好地描述这些症状，常常抱怨医生的治疗效果，对生活、工作往往也有多重抱怨。医生需要通过沟通，寻找其真正的心理症结，有针对性地进行疏导和沟通，试着为其提供相关的社区医疗资源，缓解压力。

7. 愤怒情绪患者　患者多因疾病导致个人目标受挫，压力无从疏解，而导致人格的异常，常表现出愤世嫉俗的情绪，在沟通中容易与医务人员发生冲突，也可能会出现不遵医嘱的行为。医生应该以一种坦诚的态度与其交谈，设法找出患者受挫的原因加以疏解，平息其愤怒的情绪，并表达积极的协助意向，感化患者。

8. 强依赖性患者　患者对医生的依赖性较强，将所有问题都交由医生解决，甚至纠缠医生。因此，在医患关系建立的早期，医生应该告知患者自己的能力有限，鼓励他们主动解决问题，并协助其利用各种其他资源，减少对医生的依赖程度。

9. 骄傲自大患者　患者往往表现出夸夸其谈、自以为是的态度。医生应该平心静气，避免与其产生冲突，利用患者自大态度，向适当的方面引导。

10. 临终患者　对于临终患者，医生要表现出同情、支持及尊重的态度。大多数临终患者都会经历不接受、接受治疗与疾病抗争、沮丧、直接接受死亡等一系列的痛苦阶段。在每个阶段医生都要给予心理上的支持，鼓励其不要放弃治疗，同时提供综合性服务，寻求可以减轻患者痛苦的方法。面对患者提出的敏感问题，医生要用患者可以接受的方式向其说明实情。同时，对患者家属也要给予必要的支持，给予精神及心理的安慰，使其悲伤的情绪得到宣泄。

（四）全科医疗的问诊程序

面对不同的患者，应该采用不同的问诊方法。

1. 第一次接触的慢性病患者　采用引导式问诊方法：依次问诊本次就诊的主要问题（包括主诉、现病史、简单的既往史）、问患者及其背景、问患者的就医背景、问患者与健康问题的联系，最后进一步澄清问题。

2. 急症患者　采用追记式问诊方法：直接以问病或健康问题为主，然后及时转诊，或等病情稳定后再追加询问患者发病情况、问患者就医背景、问患者与健康问题的联系，最后进一步澄清问题。

3. 反复就诊、已建立健康档案的患者　采用序贯式问诊方法：先花几分钟时间浏览患者的健康档案（了解患者及其背景、既往的健康状况），然后依次询问本次就诊的问题及目的、问本次就医的背景、问本次就诊的问题与患者及其背景的联系，最后进一步澄清问题。

（五）接诊应注意的问题

1. 接诊环境 医生的诊室应该明亮、整洁、安静，让患者感觉舒适、安全，利于进行相应的体格检查。对于不同的患者，诊室环境的要求也不同，如儿科诊室应该活泼明朗，或准备些小玩具，使患儿放松；而精神科的诊室则应该庄重私密，使患者有一定的安全感。诊室应该有很好的隔音效果，使医生与患者的交流沟通不受外界干扰。

2. 接诊开场白 会谈开始，是形成"第一印象"的重要时期，对医患双方的态度会产生持久性的影响。此时，医生应面带微笑亲切地向患者打招呼，根据患者不同的年龄段选择合适的称呼，忌用就诊的序号称呼患者，避免使用"喂""小姐"等不礼貌用语。全科医生要与患者适度的寒暄，善用开放式提问，营造一种轻松和谐的气氛，有助于拉近医患之间的关系，消除患者的紧张情绪。

3. 资料收集 全科医生通过提问、倾听、观察、检查等方法，结合专业知识，了解患者的病情及心理状况。谈话的主要内容以开放式提问开始，用于搜索、收集信息，充分掌握了患者情况后，或对一些信息确认时，可采用封闭式提问，以节省时间，只有这样才能保证收集到资料的质量。

医患沟通与接诊技巧的运用，对于资料收集的效果起着重要作用。善用这些技巧有利于全科医生充分了解患者的发病原因、发病过程、就医经历、就医体验及对以往就医的满意度，加深医生对疾病的认知水平，进而提高医疗质量；有利于指导患者改变影响健康的生活方式，消除危险因素，从预防入手，防微杜渐，增强疗效；有利于患者加深对医疗服务内容和方式的理解，对治疗效果和风险有充分的心理准备，对不尽如人意的治疗结果能够正确对待；有利于增强医患之间的信任，充分尊重患者的知情权、选择权，减少医患纠纷，构建和谐的医患关系；有利于贯彻和实施全科医学以人为中心的健康照顾，促进医疗卫生事业的发展。

4. 保护患者隐私 对于涉及个人隐私的疾病，医生应为患者保密。当医生为异性患者做体格检查时，必须要有另一位异性在场。医生带教实习生及进修生时，如遇到典型病例，应该先征得患者的同意，再对学生进行讲解或体检示范，不可将患者的病痛任意展示，损害患者的自尊心和隐私权。

第四节 安宁疗护

我国将临终关怀、舒缓医疗、姑息治疗等统称为安宁疗护，是指为疾病终末期或老年患者在临终前提供身体、心理、精神等方面的照料和人文关怀等服务，控制痛苦和不适症状，提高生命质量，帮助患者舒适、安详、有尊严地离世。

安宁疗护以临终患者和家属为中心，以多学科协作模式进行，主要内容包括疼痛及其他症状控制，舒适照护，心理支持和人文关怀等。

一、症状控制

（一）疼痛

1. 评估和观察 评估患者疼痛的部位、性质、程度、持续及发生的时间，疼痛的诱发因素、伴随症状，既往史及患者的心理反应；根据疼痛评估的目的，结合患者的认知能力，选择合适的疼痛评估工具，对患者进行动态连续地评估，并记录疼痛控制的情况。

2. 治疗原则

（1）根据世界卫生组织癌痛三阶梯止痛治疗指南，药物止痛治疗有五项基本原则：①口服给药。②按阶梯用药。③按时用药。④个体化给药。⑤注意具体细节。

（2）需要长期治疗的中、重度癌痛，首选口服给药。阿片类药物是急性重度癌痛首选药。有明确的指征时可选透皮吸收途径给药，也可临时皮下注射给药，必要时患者自控镇痛泵给药。

（3）使用镇痛药物，要预防不良反应，及时调整药物剂量。结合病情给予必要的其他药物和（或）非药物治疗，确保安全及镇痛效果。要避免突然中断阿片类药物引发的戒断综合征。

3. 注意事项 止痛治疗是安宁疗护的重要部分，患者应在医务人员指导下进行止痛治疗，规律用药，不宜自行调整剂量和方案。

（二）呼吸困难

1. 评估和观察

（1）评估患者病史、发生时间、起病缓急、诱因、伴随症状、活动情况、心理反应和用药情况等。

（2）评估患者神志、面容与表情、口唇、指（趾）端皮肤颜色，呼吸的频率、节律、深浅度，体位、外周血氧饱和度、血压、心率、心律等。

2. 治疗原则

（1）治疗原发疾病，保持气道通畅，保证机体氧气供应。

（2）寻找诱因，控制症状，无明显低氧血症的终末期患者给氧也有助于减轻呼吸困难。

（3）在上述问题得不到解决的情况下，阿片类药物是使用最广泛的具有中枢活性的缓解呼吸困难的药物，但应明确告知呼吸抑制、镇静的作用机制。

3. 注意事项

（1）呼吸困难通常会引发患者及照护者烦躁、焦虑、紧张的情绪，要注意安抚和鼓励。

（2）呼吸困难时口服给药方式可能会加重症状或引起呛咳，可考虑其他途径的给药方式。

（三）咳嗽、咳痰

1. 评估和观察

（1）评估咳嗽的发生时间、诱因、性质、节律、与体位的关系、伴随症状、睡眠等。

（2）评估咳痰的难易程度，观察痰液的颜色、性质、量、气味和有无肉眼可见的异常物质等。

（3）必要时评估生命体征、意识状态、心理状态等，评估有无发绀。

2. 治疗原则

（1）寻找病因，对因治疗，如激素及支气管扩张剂治疗哮喘，利尿剂治疗心力衰竭，抗生素治疗感染，质子泵抑制剂及促动剂治疗胃食管反流，抗胆碱药物治疗唾液过多误吸，调整血管紧张素转化酶抑制剂等。

（2）原发病不能控制的情况下，阿片类药物治疗有效，需告知呼吸抑制、恶心、呕吐、便秘等副作用。

（3）局部刺激或肿瘤所致的咳嗽，可予以雾化麻醉剂治疗。

（4）嘱咐患者多次少量慢慢含饮热水，并在喉咙处停留片刻。

3. 注意事项

（1）根据具体情况决定祛痰还是适度镇咳为主，避免因为剧咳引起体力过度消耗影响休息，或导致气胸、咯血等并发症的发生。

（2）教育患者及照护者呼吸运动训练、拍背及深咳。咯血、气胸、心脏病风险较高的患者拍背、吸痰则应谨慎。

（四）咯血

1. 评估和观察

（1）评估患者咯血的颜色、性状及量，伴随症状，治疗情况，心理反应，了解患者的既往史及个人生活史。

（2）评估患者生命体征、意识状态、面容与表情等。

（3）了解血常规、出凝血时间等检查结果。

2. 治疗原则

（1）积极控制少量咯血，预防再次咯血。

（2）尽力缓解大咯血引发的呼吸困难和窒息症状，避免刻意延长生命的抢救措施，如输血、气管插管，介入、手术等治疗措施。

3. 注意事项

（1）避免用力拍背、频繁吸痰，注意安抚，必要时使用镇静类药物。

（2）对有咯血风险的患者应加强预防性宣教及沟通。

（3）咯血期间避免口服药物，可予以其他用药方式。

（五）恶心、呕吐

1. 评估和观察

（1）评估患者恶心呕吐发生的时间、频率、原因或诱因，呕吐的特点及呕吐物的颜色、性质、量、气味，伴随的症状等。

（2）评估患者生命体征、神志、营养状况，有无脱水表现，腹部体征。

（3）了解患者呕吐物或细菌培养等检查结果。

（4）注意有无水电解质紊乱、酸碱平衡失调。

2. 治疗原则 寻找诱因及病因，如消化、代谢、中枢神经系统疾病、药物不良反应等，有针对性地治疗。

3. 注意事项 安抚患者，协助清理呕吐物，尽早纠正诱因及使用对症处理药物，预防误吸、消化道出血、心脏事件等的发生。

（六）呕血、便血

1. 评估和观察

（1）评估患者呕血、便血的原因、诱因，出血的颜色、量、性状及伴随症状，治疗情况，心理反应，了解患者的既往史及个人生活史。

（2）评估患者生命体征、精神和意识状态、周围循环状况、腹部体征等。

（3）了解患者血常规、凝血功能、便潜血等检查结果。

2. 治疗原则

（1）寻找可能的诱因或病因，酌情停止可疑药物、肠内营养，避免误吸、窒息。

（2）避免大量出血时输血及有创抢救措施。

（3）可予以适度镇静处理。

3. 注意事项

（1）呕血、便血期间绝对禁止饮食，注意向患者及家属解释及安抚，使其有一定的思想准备和心理预期。

（2）避免胃镜、血管造影等有创性检查。

（七）发热

1. 评估和观察

（1）评估患者发热的时间、程度及诱因、伴随症状等。

（2）评估患者意识状态、生命体征的变化。

（3）了解患者相关检查结果。

2. 治疗原则　控制原发疾病，以物理降温为主，谨慎使用退热药物，注意补充水分、热量及保持电解质平衡。

3. 注意事项

（1）低热情况以擦浴等物理降温方式为主，中高热情况下适度使用退热药物，注意皮肤失水及电解质紊乱的纠正。

（2）高热或超高热可考虑冰帽、冰毯和（或）冬眠疗法。

二、舒适照护

（一）病室环境管理

1. 评估和观察

（1）评估病室环境的空间、光线、温度、湿度、卫生。

（2）评估病室的安全保障设施。

2. 操作要点

（1）室内温度、湿度适宜。

（2）保持空气清新、光线适宜。

（3）病室物体表面清洁，地面不湿滑，安全标识醒目。

（4）保持病室安静。

3. 指导要点

（1）告知患者及家属遵守病室管理制度。

（2）指导患者了解防跌倒、防坠床、防烫伤等安全措施。

（二）床单位管理

1. 评估和观察

（1）评估患者病情、意识状态、合作程度、自理程度、皮肤情况等。

（2）评估床单位安全、方便、整洁程度。

2. 卧床患者更换被单操作要点

（1）与患者沟通，取得配合。

（2）移开床旁桌、椅。

（3）将枕头及患者移向对侧，使患者侧卧。

（4）松开近侧各层床单，将其上卷于中线处塞于患者身下，清扫整理近侧床褥；依次铺近侧各层床单。

（5）将患者及枕头移至近侧，患者侧卧。

（6）松开对侧各层床单，将其内卷后取出，同样清扫和铺单。

（7）患者平卧，更换清洁被套及枕套。

（8）移回床旁桌、椅。

（9）根据病情协助患者取舒适体位。

（10）处理用物。

3. 指导要点

（1）告知患者床单位管理的目的及配合方法。

（2）指导患者及家属正确使用床单位辅助设施。

（三）肠内营养的护理

1. 评估和观察

（1）评估患者病情、意识状态、营养状况、合作程度。

（2）评估管饲通路情况、输注方式，有无误吸风险。

2. 操作要点

（1）核对患者，准备营养液，温度以接近正常体温为宜。

（2）病情允许，协助患者取半卧位，避免搬动患者或可能引起误吸的操作。

（3）输注前，检查并确认喂养管位置，抽吸并估计胃内残留量，如有异常及时报告。

（4）输注前、后用约30mL温水冲洗喂养管。

（5）输注速度均匀，根据医嘱调整速度。

（6）输注完毕，包裹、固定喂养管。

（7）观察并记录输注量以及输注中、输注后的反应。

3. 指导要点

（1）携带喂养管出院的患者，告知患者及家属妥善固定喂养管，输注营养液或特殊用药前后，应用温开水冲洗喂养管。

（2）告知患者喂养管应定期更换。

（四）肠外营养的护理

1. 评估和观察要点

（1）评估患者病情、意识、合作程度、营养状况。

（2）评估输液通路情况、穿刺点及其周围皮肤状况。

2. 操作要点

（1）核对患者，准备营养液。

（2）输注时建议使用输液泵，在规定时间内匀速输完。

（3）固定管道，避免过度牵拉。

（4）巡视、观察患者输注过程中的反应。

（5）记录营养液使用的时间、量、滴速及输注过程中的反应。

3. 指导要点

（1）告知患者及照护者输注过程中。如有不适，及时通知护士。

（2）告知患者翻身、活动时保护管路及穿刺点局部清洁干燥的方法。

（五）静脉导管的维护（PICC/CVC）

1. 评估和观察要点

（1）评估患者静脉导管的固定情况，导管是否通畅。

（2）评估穿刺点局部及周围皮肤情况；查看敷料更换时间、置管时间。

（3）PICC 维护时应每日测量记录双侧上臂臂围，并与置管前对照。

2. 操作要点

（1）暴露穿刺部位，由导管远心端向近心端除去无菌透明敷料。

（2）打开换药包，戴无菌手套，消毒穿刺点及周围皮肤，消毒时应以穿刺点为中心擦拭至少 2 遍，消毒面积应大于敷料面积。

（3）使用无菌透明敷料无张力粘贴固定导管；敷料外应注明的置管及更换日期、时间和操作者签名。

（4）冲、封管遵循 A-C-L 原则：A 导管功能评估，C 冲管，L 封管。每次输液前抽回血，确定导管在静脉内，给药前后生理盐水脉冲式冲管，保持导管的通畅。输液完毕使用生理盐水或肝素盐水正压封管，封管液量应 2 倍于导管 + 附加装置容积。

（5）输液接头至少每 7 天更换一次，如接头内有血液残留、完整性受损或取下后，应立即更换。

3. 指导要点

（1）告知患者及照护者保持穿刺部位的清洁干燥，如敷料有卷曲、松动或敷料下有汗液、渗血及时通知护士。

（2）告知患者妥善保护体外导管部分。

（六）留置导尿管的护理

1. 评估和观察要点

（1）评估患者年龄、意识状态、心理状况、自理能力、合作程度及耐受力。

（2）评估尿道口及会阴部皮肤黏膜状况。

2. 操作要点

（1）固定引流管及尿袋，尿袋的位置低于膀胱，尿管应有标识并注明置管日期。

（2）保持引流通畅，避免导管受压、扭曲、牵拉、堵塞等。

（3）保持尿道口清洁，女性患者每日消毒擦拭外阴及尿道口，男性患者消毒擦拭尿道口、龟头及包皮，每天 1 ～ 2 次。排便后及时清洗肛门及会阴部皮肤。

（4）及时倾倒尿液，观察尿液的颜色、性状、量等并记录，遵医嘱送检。

（5）定期更换引流装置、更换尿管。

（6）拔管前采用间歇式夹闭引流管方式。

（7）拔管后注意观察小便自解情况。

3. 指导要点

（1）告知患者及家属留置导尿管的目的、护理方法及配合注意事项。

（2）告知患者防止尿管受压、脱出的注意事项。

（3）告知患者离床活动时的注意事项。

三、心理支持和人文关怀

心理支持和人文关怀的目的是恰当应用沟通技巧与患者建立信任关系，引导患者面对和接受疾病状况，帮助患者应对情绪反应，鼓励患者和家属参与，尊重患者的意愿做出决策，让其保持乐观顺应的态度度过生命终期，从而舒适、安详、有尊严地离世。

（一）心理社会评估

1. 评估和观察 评估患者的病情、意识情况，评估患者的理解能力和表达能力。

2. 操作要点

（1）收集患者的一般资料。包括年龄、性别、民族、文化程度、信仰、婚姻状况、职业环境、生活习惯、嗜好等。

（2）收集患者的主观资料。包括患者的认知能力、情绪状况及行为能力，社会支持系统及其利用；对疾病的主观理解和态度以及应对能力。

（3）收集患者的客观资料。通过体检评估患者生理状况，患者的睡眠、饮食方面有无改变等。

（4）记录有关资料。

3. 注意事项

（1）与患者交谈时确立明确的目标，获取有效信息。

（2）沟通时多采用开放式提问，鼓励患者主动叙述，交谈后简单小结，核对或再确认交谈的主要信息。

（3）交谈时与患者保持适度的目光接触，注意倾听。

（4）保护患者的隐私权与知情权。

（5）用通俗易懂的语言解释与疾病相关的专业名词。

（二）医患沟通

1. 评估和观察

（1）患者的意识状态和沟通能力。

（2）患者和家属对沟通的心理需求程度。

2. 操作要点

（1）倾听并注视对方眼睛，身体微微前倾，适当给予语言回应，必要时可重复患者语言。

（2）适时使用共情技术，尽量理解患者情绪和感受，并用语言和行为表达对患者情感的理解和愿意帮助患者。

（3）陪伴时，对患者运用耐心、鼓励性和指导性的话语，适时使用治疗性抚触。

3. 注意事项

（1）言语沟通时，语速缓慢清晰，用词简单易理解，信息告知清晰简短，注意交流时机得当。

（2）非言语沟通时，表情亲切、态度诚恳。

（三）帮助患者应对情绪反应

1. 评估和观察

（1）评估患者的心理状况和情绪反应。

（2）应用恰当的评估工具筛查和评估患者的焦虑、抑郁程度及有无自杀倾向。

2. 操作要点

（1）鼓励患者充分表达感受。

（2）恰当应用沟通技巧表达对患者的理解和关怀（如倾听、沉默、触摸等）。

（3）鼓励家属陪伴，促进家属和患者的有效沟通。

（4）指导患者使用放松技术减轻焦虑，如深呼吸、放松训练、听音乐等。

（5）帮助患者寻求团体和社会的支持。

（6）指导患者制订现实可及的目标和实现目标的计划。

（7）如患者出现愤怒情绪，帮助查找引起愤怒的原因，给予有针对性的个体化辅导。

（8）如患者有明显抑郁状态，请心理咨询或治疗师进行专业干预。

（9）如患者出现自杀倾向，应及早发现，做好防范，预防意外发生。

3. 注意事项

（1）提供安宁、隐私的环境，减少外界对情绪的影响。

（2）尊重患者的权利，维护其尊严。

（3）正确识别患者的焦虑、抑郁、恐惧和愤怒的情绪，帮助其有效应对。

（四）尊重患者权利

1. 评估和观察

（1）评估患者是否由于种族、文化和信仰的差异而存在特殊的习俗。

（2）评估患者知情权和隐私权是否得到尊重。

2. 操作要点

（1）对入院患者进行入院须知的宣教。

（2）为患者提供医疗护理信息，包括治疗护理计划，允许患者及其家属参与医疗护理决策、医疗护理过程。

（3）尊重患者的价值观与信仰。

（4）诊疗过程中保护患者隐私。

3. 注意事项

（1）尊重患者的权利和意愿。

（2）在诊疗护理过程中能平等地对待患者。

（五）社会支持系统

1. 评估和观察

（1）观察患者在医院的适应情况。

（2）评估患者的人际关系状况，家属的支持情况。

2. 操作要点

（1）对患者家属进行教育，让家属了解治疗过程，参与其中部分心理护理。

（2）鼓励患者亲朋好友多陪在患者身边，予以鼓励。

3. 注意事项

（1）根据患者疾病的不同阶段，选择不同的社会支持方式。

（2）指导患者要积极地寻求社会支持，充分发挥社会支持的作用。

（六）死亡教育

1. 评估和观察

（1）评估患者对死亡的态度。

（2）评估患者的性别、年龄、受教育程度、疾病状况、应对能力、家庭关系等影响死亡态度的个体和社会因素。

2. 操作要点

（1）尊重患者的知情权利，引导患者面对和接受当前疾病状况。

（2）帮助患者获得有关死亡、濒死相关知识，引导患者正确认识死亡。

（3）评估患者对死亡的顾虑和担忧，给予针对性的解答和辅导。

（4）引导患者回顾人生，肯定生命的意义。

（5）鼓励患者制订现实可及的目标，并协助其完成心愿。

（6）鼓励家属陪伴和坦诚沟通，适时表达关怀和爱。

（7）允许家属陪伴，与亲人告别。

3. 注意事项

（1）建立相互信任的治疗性关系是进行死亡教育的前提。

（2）坦诚沟通关于死亡的话题，不敷衍不回避。

（3）患者对死亡的态度受到多种因素影响，应尊重。

（七）哀伤辅导

1. 评估和观察

（1）观察家属的悲伤情绪反应及表现。

（2）评估患者家属心理状态及意识情况，以及理解能力、表达能力和支持系统。

2. 操作要点

（1）提供安静、隐私的环境。

（2）在尸体料理过程中，尊重逝者和家属的习俗，允许家属参与，满足家属的需求。

（3）陪伴、倾听，鼓励家属充分表达悲伤情绪。

（4）采用适合的悼念仪式让家属接受现实，与逝者真正告别。

（5）鼓励家属参与社会活动，顺利度过悲伤期，开始新的生活。

（6）采用电话、信件、网络等形式提供居丧期随访支持，表达对居丧者的慰问和关怀。

（7）充分发挥志愿者或社会支持系统在居丧期随访和支持中的作用。

3. 注意事项

（1）悲伤具有个体化的特征，其表现因人而异，医护人员应能够识别正常的悲伤反应。

（2）重视对特殊人群如丧亲父母和儿童居丧者的支持。

思考题

1. 全科医疗的诊疗思维包括哪几个方面？

2. 为什么对患者要进行心理支持和人文关怀？

3. 中医全科医疗的因人制宜是如何体现的？

第三章

以家庭为单位的健康照顾

以家庭为单位的服务是全科医疗的特征。中国传统文化素来重视家庭观念，儒家把"齐家"作为人的立身之本，提出：修身、齐家、治国、平天下。传统中医的行医模式是以坐堂、入户诊疗为主，《素问·疏五过论》曰："凡欲诊病者，必问饮食居处。""诊有三常，必问贵贱。"因此，全科医生要重视家庭对个人健康的影响、重视家庭在解决个人健康问题中的作用。

以家庭为单位的健康照顾可以从五个方面来认识：第一，在社会学角度上，家庭是人类群体生活的基本单位；第二，在医生的专业特性角度上，家庭是全科医生执业的根基；第三，家庭与个体的健康和疾病密切相关；第四，家庭对人的健康起着重要的支持作用；第五，以家庭为单位的健康照顾可以明显改善家庭成员的健康状况。

家庭是患者最重要的背景，因此，作为中医全科医生，掌握患者家庭情况并长期服务于相对固定的家庭，有助于提高临床疗效并总结临床经验。

第一节　家庭结构与功能

家庭是社会的细胞，个人健康在许多方面与家庭有着紧密的联系，全科医学在全面维护与照顾个人健康的基础上，整合社会科学、行为科学理论，倡导以家庭为单位的健康照顾，以期更好地提高服务效能，维护人们的健康。

全科医生在考虑个人健康问题时，常须考虑其家庭背景，综合分析服务对象的家庭状况及其在家庭中的角色、地位，充分利用各种资源，帮助个人和家庭解决健康问题。

家庭背景主要包括家庭结构、家庭功能、家庭生活周期、家庭资源、家庭角色、家庭关系、家庭交往方式、家庭经济、家庭生活方式等。对家庭背景的了解和分析，是全科医生进行临床判断所需资料的重要组成部分，同时也是全科医疗的一大特色。全科医生通过门诊及家访，了解家庭结构并评价其功能及家庭各个角色之间的相互关系和相互作用，判断患者疾患的发生、发展和预后与其家庭之间的联系，以便进行必要的协调指导，及时纠正家庭中影响健康的不良观念和生活方式，力求改变家庭的氛围，消除隐患，使其对健康问题的解决起到积极的作用。

中医全科医师在临床诊疗中，关注患者四诊信息的同时，也要关注其家庭情况，以利于更全面地了解病因，进行综合调理，并借助患者对医生的信任，进行适宜的宽慰与调解。

一、家庭的定义

传统意义上的家庭指由血缘、婚姻或收养关系联系在一起的，由两人或两人以上构成的群体，是人类最基本最重要的制度和群体形式。随着社会的发展，家庭的形式结构开始多样化，

Smilkstein（1980 年）从强调家庭功能的角度将家庭定义为：能提供社会支持，在其成员遭遇身体或情感危机时，能向其寻求帮助的一些亲密者所组成的团体。综合婚姻、血缘、供养、居住、相互支持和照顾等家庭基本要素，现代比较公认的家庭定义：通过情感关系、法律关系和生物学关系连接在一起的社会群体。

二、家庭的结构

家庭的结构是指家庭组成、类型及各成员间的相互关系，包括外部结构和内部结构两部分。家庭的外部结构即人口结构，又称家庭的类型，可分为核心家庭、扩展家庭和其他类型家庭。家庭的内部结构包括权力结构、家庭角色、家庭沟通和家庭价值观。家庭结构可影响家庭成员的相互关系、家庭资源、家庭功能、家庭经济、健康与疾病等。

（一）家庭的类型

1. 核心家庭　是指由一对夫妇及其未婚子女（或无子女）组成的家庭，也包括养父母与养子女组成的家庭。这是现代社会最普遍的家庭类型，其特点是规模小，结构简单，只有一个权力中心，容易作出决定，但可利用的社会资源相对也少。这种家庭关系具有亲密和脆弱两重性，出现危机时，因较少得到家庭内、外资源的支持而易导致家庭解离。目前我国的家庭类型以核心家庭所占比例最大。

2. 扩展家庭　是指由两对或两对以上的夫妇及其未婚子女组成的家庭，包括主干家庭和联合家庭两种形式。

（1）主干家庭　又称直系家庭，是由一对已婚子女同其父母、未婚子女或未婚兄弟姐妹构成的家庭，包括父和（或）母与一对已婚子女及其孩子所组成的家庭。往往具有直接血缘和婚姻关系。主干家庭是核心家庭的扩大，有一个权力中心和一个次权力中心，家庭结构较核心家庭复杂，但内、外资源较核心家庭丰富。

（2）联合家庭　又称复式家庭，是由至少两对或两对以上同代夫妇及其未婚子女组成的家庭，包括由父母同几对已婚子女及孙子女构成的家庭、两对以上已婚兄弟姐妹组成的家庭等。联合家庭的特点是家庭规模大，人数多，可获得的家庭内、外资源也较多，应对家庭压力的能力较强。但因其结构复杂，成员间的关系较繁杂，有多个权力中心，制约因素较多，家庭决定有时较难统一。这种传统的大家庭类型，当前中国所占比例很少。

3. 其他类型家庭　其他类型家庭包括单身家庭、单亲家庭、未婚同居家庭、群居家庭及同性恋家庭等。这类家庭不具备传统的家庭结构，某些家庭功能不完善，能获得的家庭内外支持较少，其本身的结构对疾病和健康具有一些不利的影响，在我国这类家庭呈现增多的趋势。

（二）家庭的权力结构

家庭的权力结构是全科医生进行家庭评估和家庭干预时的重要参考资料，它反映了谁是家庭的决策者，以及做出决定时家庭成员之间的相互作用方式。家庭的权力结构分为四种类型：①传统权威型：由家庭所在的社会文化传统而确认的权威。如在男性主导社会，父亲通常是一家之主，家庭成员都认可他的权威，而不考量他的社会地位、职业、收入、健康、能力等。②工具权威型：指负责供养家庭、掌握经济大权的人，被视为权威人物。若是妻子或子女处于这种位置上，也会成为家庭的决策者。③分享权威型：指家庭成员分享权力，共同协商做出决定，由个人的能力和兴趣来决定所承担的责任。④感情权威型：由家庭感情生活中起决定作用的人担当决策者。家庭权力结构并非是固定不变的，它有时会随家庭生活周期、家庭事件、社会价值观的变迁等家庭内外因素的变化而改变。家庭权力结构是家庭医生进行家庭评估的参考资料，通过评估确定家庭中的决策者并与之协商，然后实施家庭干预措施。

（三）家庭角色

家庭角色是指个人在家庭中的地位和在家庭关系中的位置，这种地位和位置决定了个人在家庭中的责任、权利和义务。在家庭中，存在各种各样的角色，如父亲、母亲、妻子、丈夫、子女，每一角色都有其相应的义务和权利，都代表着一套行为和社会标准。每个人都可能同时有几种不同的角色，且随着时间的推移，角色也在不断变化。由于角色的变换，产生了角色学习、角色期待、角色认知、角色冲突。

角色期待是指社会和家庭对其成员所期盼的一种特定的规范行为模式。家庭对每一成员的角色期待都有传统的规范，如"母亲"的传统角色被赋予情感和慈爱的形象；"丈夫"的传统角色被认为是养家糊口、负责做出家庭重要决策等；"儿童"的角色被认为是被动和服从，包括孝敬父母、完成学业、实现父母愿望等。不同家庭对成员的角色期待并不相同。角色期待也会因时代的不同而有所改变。正常的角色期待对个体是一种关心和鞭策，可以成为个人自我实现的动力；而异常的角色期待则会导致病态人格。家庭的角色期待对其成员的发展至关重要，既符合家庭需要又符合社会规范，才是理想的家庭角色。

角色学习是一种综合性的学习，指学习角色的情感、态度，角色所拥有的权利和所担负的责任。角色学习是在人与人之间的相互作用和角色互补中进行的，当然传统的角色模式也给同等角色树立了仿效的样板。角色学习既受到家庭环境的影响，又受到社会环境的作用。角色学习如发生偏移，就可能学习到一些不良的行为，不仅影响健康，还可能造成压力和家庭危机。一个家庭成员在家庭中可扮演多种角色。如果角色太多，或角色划分不清，或所扮演的角色与家庭和社会期望的角色行为差距太远，不能适应角色期望时，个体会感到困惑、压抑和矛盾，这就可能产生角色冲突。

当个体不能适应其角色期待或角色转变时，便会在内心产生矛盾和冲突，称为角色冲突。包括：①不同家庭成员对同一角色有不同期待，如父亲和母亲对孩子的要求不同。②实际人格不能胜任其家庭角色。③缺乏角色的弹性而不能同时胜任几个角色，如既是母亲的儿子，也是妻子的丈夫。④新旧角色转换时可能会发生心理不适，如从女儿转换为儿媳。家庭成员扮演一种或多种角色时都可能发生角色冲突，可能会导致个人情绪、心理功能紊乱，严重者出现躯体障碍，表现出相应的临床症状和体征，甚至影响家庭正常功能。因此，家庭中健康的角色期待极为重要。

家庭角色行为的优劣是影响家庭功能和家庭健康的重要因素之一。健康家庭的角色功能表现为：家庭各成员对角色的期望趋于一致；每个家庭成员的角色都与自己的地位、能力相适应，个人认同自己所扮演的所有角色；家庭的角色行为与社会期望的一致，能被社会所接受；家庭角色具有一定的灵活性，能主动地适应角色转变，防止角色冲突带来的危害。

家庭功能良好也建立在每一成员良好的角色期望之中，表现出家庭对每一角色期待的一致性；角色期待能够满足家庭成员的心理需要，他们的角色期待符合自我个性的发展；对角色的转变富有灵活性，能适应转变的角色规范，这样的角色也能适应社会，符合社会规范而被社会所接受。正因为家庭角色功能良好是健康家庭的保证，全科医生要在了解人文科学和社会科学的基础上，对家庭成员的角色功能给予足够的重视，帮助每一成员认识自己的角色转换，适应自己所处的位置，有意识地培养良好的适应能力。

（四）家庭沟通

家庭沟通是家庭成员间交换信息、沟通感情和进行行为调控的有效手段，也是维持家庭正常功能的重要途径。发送者与接受者的沟通通过信息的传递而表达，其中发送者、信息、接受者是沟通的三要素。

根据沟通的内容与感情的相关性，可以分为情感性沟通与机械性沟通。根据沟通时所表达信息的清晰度，可分为清晰性沟通与模糊性沟通。根据沟通时信息是否直接指向具体的接受者，可分为直接沟通与间接沟通。

了解家庭沟通状况，有助于了解家庭功能。如家庭功能不良的早期容易发生情感性沟通受损；家庭功能严重障碍时成员间的信息传递缺乏或中断、表达不清或错误，模糊性沟通和间接沟通增加，甚至机械性沟通也难以进行。因而全科医生在提供服务时，对沟通障碍的家庭应建议多使用直接沟通、清晰性沟通、情感性沟通等方式来调节家庭功能。

（五）家庭价值观

家庭价值观指家庭对客观世界的态度，它与家庭成员的行为方式、家庭成员对外界干预的反应有很大关系。家庭各成员可以有自己的价值观，它们相互影响并形成家庭所共有的价值观。家庭的健康观、疾病观直接影响每位家庭成员对健康的认识、维护健康的行为、患病时的就医行为和遵医行为、施行预防措施、改正不良行为等，因此家庭价值观对维护家庭健康至关重要。

家庭成员的求医行为也决定着他们的健康状况。求医行为在家庭成员之间是相互影响的，家庭支持程度影响家庭成员求医的频率。家庭成员频繁求医、过分依赖医生和护士，常出现在家庭功能严重障碍的家庭。

（六）家庭资源

家庭资源是指家庭维持基本功能、应对紧张事件或危机状态所必需的物质和精神方面的支持。家庭资源状况在改善家庭适应能力方面起着非常重要的作用。家庭资源可分为家庭内资源和家庭外资源。

1. 家庭内资源　经济支持：家庭对成员提供的各种金钱、财物的支持。

健康维护：家人参与成员健康的维护和支持。

医疗处理：家人提供及安排医疗照顾。

情感支持：家人对成员的关怀及精神支持。

信息和教育：家人提供医疗资讯及建议。

家庭结构上的支持：家庭住所或设施的改变，以适应患病成员的需求。

2. 家庭外资源　社会资源：亲朋好友及社会团体的支持。

文化资源：文化水平的高低。

宗教资源：宗教信仰、宗教团体的支持。

经济资源：来自家庭之外的收入及赞助。

教育资源：教育程度的高低。

环境资源：居所的环境。

医疗资源：医疗保健机构。

全科医生可通过与患者交流、会见家属、家访等形式，了解患者的家庭资源状况，评估可利用的家庭内、外资源，记录下来，存入病历。当家庭内资源不足或缺乏时，全科医生应充分发挥其协调者的作用，帮助患者及家庭寻找和利用家庭外资源。

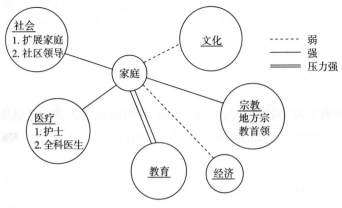

图 3-1　家庭外资源生态图

三、家庭的功能

家庭的功能主要包括：①满足感情需要的功能。②满足生殖和性需要的功能。③抚养和赡养的功能。④将家庭成员培养成合格的社会成员的社会化功能。⑤维持家庭经济活动的功能。⑥赋予成员地位的功能。

家庭功能某些方面的损害或缺失会影响家庭的稳定，家庭结构的变化、角色的冲突、家庭沟通的异常等均会导致家庭功能的损害，而家庭资源的多寡则关系到维持家庭功能良好和修复家庭功能损害的能力。当家庭资源充足时，拥有足够的家庭支持，可以克服困难、渡过危机。家庭资源匮乏时，出现个人或家庭压力事件，可使个人和家庭处于危机状态。

四、家庭与疾病健康

家庭与健康关系十分密切，一些疾病的发生与传播，以及患者的治疗、护理、康复等均与家庭有关，而家庭结构和功能的异常，也常常影响家庭成员的生理、心理健康，成为隐性的、重要的健康危险因素。

（一）家庭与遗传病

有些疾病是受到家族遗传因素和母亲孕期各种因素的影响而产生的。遗传病的获得不仅是生物遗传，还有心理、精神的遗传。如血友病、β- 地中海贫血等；一些慢性病也有家庭遗传倾向，如高血压、糖尿病、癌症等；神经质人格在某些家庭可多人呈现。

（二）家庭与感染

由于生活关系密切，一些呼吸道、消化道传染病较易在家庭中传播，如流感、急性胃肠炎、病毒性肝炎等，这与居家环境、卫生习惯等有关。

（三）家庭与慢性病

多数慢性病患者需要家庭的长期照料，家庭照顾得当与否，密切关系到疾病的控制水平、患者的生活质量及预后。

（四）家庭与儿童成长

家庭是儿童生理、心理、社会性成熟的必要环境与条件。家庭关系、功能、照护的异常，家庭资源的缺乏，常可影响儿童的健康成长，甚至造成意外伤害事件、营养不良、发育异常、人格障碍等。

（五）家庭与生活行为习惯

多数人的生活习惯来源于家庭。具有健康生活习惯的家庭，其成员健康状况大多良好；反之，具有不良生活方式和行为习惯的家庭，如偏嗜高脂饮食、缺乏运动、吸毒、嗜赌等，对家庭成员的健康多有危害。

（六）家庭与预防保健

正确的健康观可以促进家庭成员自觉维护健康，适时进行预防保健，从而减少疾病的发生，反之则不然。就医行为也与家庭价值观有关。

（七）家庭关系与健康

在结构功能良好、沟通正常、相亲相爱的和睦家庭中，人们身心愉悦，乐观向上，相互帮助，克服困难，即使发生疾病、遭遇困境，也能积极应对，努力改变境遇。若家庭关系长期不良，则容易出现各种疾病、心理问题、婚姻不稳定、儿童行为异常、学习困难等，甚至出现犯罪行为，疾病发生后的治疗、康复往往也不顺利。人们常说"家庭是幸福的港湾"，感情是家庭的核心要素，家庭成员间温暖和睦的亲情，是人们幸福生活的源泉，而愉悦的身心也有助于机体的自我调节与修复，减少疾病的发生，促进疾病的好转与痊愈；若家人间情感出现问题，常常令人苦恼，甚至产生许多不适，久而久之，亦可造成身体的创伤。

全科医生应深刻认识到家庭与健康的多重关系，重视各类因素的影响，适时适当地提供建议与帮助，有效地维护和改善所服务家庭的健康状况，这是全科医学倡导以家庭为单位的健康照顾的核心所在，也是全科医学的特色。

第二节　家庭生活周期及其健康问题

一、家庭生活周期

家庭生活周期是指家庭遵循社会与自然规律所经历的产生、发展与消亡的过程，是从发展的角度探究家庭的纵向生命轨迹。20 世纪 40 年代，Glick 第一次提出相对完整的家庭生命周期模型，之后被更多的学者扩展和完善，目前在社会心理学领域，大家更多地承袭了 Duvall 所提出的家庭生活周期的 8 个阶段划分方法：新婚期、第一个孩子出生、有学龄前儿童、有学龄儿童、有青少年、孩子离家创业、空巢期和老龄期。

家庭生活周期与个体的发育、心理的发展、家庭的成长交织在一起。某些特殊情况下，家庭并不一定经历生活周期的所有阶段，如离婚、再婚、独生子女家庭等。所以具体的家庭生活周期的划分，应根据家庭结构和成员的客观资料来确定。掌握家庭生活周期的概念，有助于判定家庭所处生活周期的主要健康需求，从而预测、识别家庭在某一阶段可能面临的问题或危机。全科医生了解家庭生活周期及家庭的结构功能、家庭的内外资源、家庭的生活事件等内容，才能准确地把握家庭问题，及时地为个人及家庭提供咨询和指导，开展有针对性的健康服务。

二、家庭生活周期遇到的问题及照顾

人们在实践中不断探索总结出：根据家庭生活不同时期的不同特点，应提供相应的照顾，才能维持家庭生活健康，见表3–1。

表3–1　家庭生活周期及常见健康问题

阶段	定义	家庭主要问题	健康服务重点
新婚期	男女结婚	性生活协调和优生优育 双方婚后角色重新适应 准备承担父母角色	婚前健康检查 性生活指导 计划生育指导 家庭与人际关系指导
第1个孩子出生期	最大孩子0～30个月	父母角色的适应 经济及照顾幼儿的压力 生活节律变化 母亲的产后恢复	哺乳期性指导 新生儿喂养 预防接种 婴幼儿营养与发育 促进
有学龄前儿童期	最大孩子30个月～6岁	儿童身心发育及安全保护 孩子与父母部分分离	合理营养 生长发育监测 疾病预防 良好习惯培养 防止意外事故
有学龄儿童期	最大孩子6～13岁	儿童身心发育 上学问题 营养、运动、青春期卫生	儿童健康教育 学习压力应对 儿童社会化问题
有青少年期	最大孩子13岁至离家	青少年的教育与沟通 青少年性教育，与异性的交往、恋爱	心理咨询健康生活指导 青春期教育与性教育
孩子离家创业期	最大孩子离家至最小孩子离家	父母与子女的关系转变为成人间的关系 父母感到孤独 易发生慢性疾病等	心理咨询 定期体检 更年期养生保健 合理就医和遵医行为
空巢期	父母独处至退休	恢复夫妻两人生活 计划退休生活 给孩子们支持，与孩子们沟通，适应与新家庭成员的关系	预防药物滥用 定期体检 健康生活方式指导 预防慢性病
老龄期	父母退休至死亡	经济及生活依赖性高 衰老、疾病、丧偶和死亡	慢性病治疗 合理的社交活动 生活自理能力 临终关怀照顾

（一）新婚期

新婚之后，由于夫妻双方的生活习惯、性格、价值观、信仰等来自不同的家庭，在短时间内不易相互适应，需要逐步理解和包容，建立共同的生活模式。

Kendel（1977年）提出，婚姻必须面对的适应问题有7点：①做出决定的模式。②经济来源与支配。③学习沟通与接纳对方的感受。④在物质与精神上做好为人父母的准备。⑤学习夫妻生活所必需的人际交往技巧，建立共同的社会关系。⑥建立解决问题的共同合作模式。⑦建立共同的生活习惯、分担家务。在婚姻生活中保持适当的自主性、合作性和良好的适应性是美满婚姻的关键。

新婚期的预防保健应从婚前检查开始，包括性生活知识和遗传性疾病的咨询与教育。全科医生要了解双方对婚姻的态度和适应情况，及时指导生育计划、讲解孕期保健及检查，并引导夫妻双方做好为人父母的心理准备。

（二）第一个孩子出生期（最大孩子 0～30 个月）

全科医生应协助父母处理婴幼儿的养育问题，如喂养方法、营养添加、发育评价、预防接种等，以及先天畸形等异常问题的处理。同时，协助指导维护婴幼儿心理的正常发育。各种感官刺激是婴儿认知发展所必需的动力。Erikson 认为，婴儿时期是基本信任的形成期，父母对婴儿的爱护，对婴儿需要的满足，都可使婴儿建立起对外界的信心。这个时期的孩子对外界充满好奇心，不停地探索与尝试，要保证给予他们一个安全的环境，不要给予太多的限制，让他们学习但要注意防止意外事故发生。对于母亲，要注意产后的身体恢复与照顾，要定期进行妇科检查并指导避孕方法的选择和使用等，处理好哺乳、营养与休息，以及家庭各成员关系的重新适应。

（三）有学龄前幼儿期（最大孩子 30 个月～6 岁）

此期幼儿的智力发育特别快，如语言发展，2 岁时词汇急速增加，3 岁可运用基本语法，4 岁能与人交谈。幼儿多喜欢发问、尝试、模仿，全科医生应告知家长为儿童提供学习的最佳环境和途径。此期父母处在事业与社会地位的发展期，要学会运用各种资源，平衡子女发展的需要与父母事业发展的需要。

学龄前儿童预防保健的重点是防范意外伤害和增强机体抵抗力，防止各种感染。健康照顾的重点是安全教育、合理营养及培养良好的生活习惯。该时期是儿童智力发育与人格发展的重要阶段，应提醒家长为孩子创造良好的环境，并树立示范性的良好榜样。

（四）有学龄儿童期（最大孩子 6～13 岁）

此期儿童到了入学年龄，进入儿童社会化的重要时期，开始与家庭之外的人和环境接触、开始学习与适应社会规范、道德观念及沟通技能，逐步建立人际关系。父母应把教育孩子如何为人处世作为重点。此期儿童学习能力、认知能力和社会适应不断增强，但会遇到困难，出现适应障碍、学习障碍、行为障碍等，常表现出情绪不安、学习困难、惧学及身体不适。引导和鼓励是教育的重要措施，鼓励孩子积极参与社会活动，学会与人相处，培养良好的社会道德，树立正确的人生观和价值观，并在社会实践中逐步增强对社会公德、行为准则的判断力，全科医生可以为家庭提供有关心理学、社会学和伦理学相关知识的咨询。

（五）有青少年期（最大孩子 13 岁至离家）

青少年期是人生身心变化最突显的阶段，在心理精神成长方面，青少年追求独立、自主、自我认同及执着理想追求，常表现出叛逆、言辞尖锐、易冲动、不愿妥协等行为。全科医生应指导家长谅解儿女，尊重其独立，平等地进行沟通，在合理范围下让其自主发挥，不要横加指责，否则会起到相反的作用，但要注意偏离行为和误入歧途。

青少年期在生理上发生重大变化，如身高、体重和体型等，第二性征出现，性器官发育成熟。全科医生除了在性知识方面提供必要的教育与咨询外，还应注意体格发育的个体差异和由此产生的心理问题。

全科医生要协助家庭解决青少年的行为问题，要注意心理卫生教育，培养孩子积极向上的人生态度。13～25岁是身心发育逐渐成熟的阶段，生活上饮食营养要全面，调养用药要慎重，在治病调养护理方面提倡中医药辨证论治的主导思想。

此阶段父母已40岁左右，壮年来临，开始出现慢性疾病，因此要安排必要的定期检查，如周期性地检查血压、血糖、血脂、肝功能、乳腺、妇科检查等，全科医生在这一阶段对家庭的照顾具有双重责任。

（六）孩子离家期（最大至最小孩子离家）

孩子离家求学、创业、结婚，与父母已经是成人间的关系。父母不宜过多约束成年子女，避免造成疏离，应根据孩子的才能、个性引导其立足于社会、为广大民众服务的理念，正确走向创业之路并安家立业。孩子创业独立阶段，较容易发生身心创伤，作为父母不仅要在精神上给予子女较大的发展空间，经济上也要支持资助子女。

此阶段父母的角色内容与生活重心开始转移，从子女身上重新转移到配偶身上，一些原来封闭已久的矛盾可能会重新触发而产生新的危机。要协助家庭调整生活的重心及夫妻关系，处理因不良适应而产生的心理症状。在社会功能未能及时填补家庭功能的空隙前，全科医生将要负更多的责任。父母即将步入老年阶段，他们身体功能出现减退现象。《素问·上古天真论》曰："女子……七七，任脉虚，太冲脉衰少，天癸竭，地道不通，故形坏而无子也。""男子……五八，肾气衰，发堕齿槁；六八，阳气衰竭于上，面焦，发鬓颁白；七八，肝气衰，筋不能动。天癸竭，精少，肾藏衰，形体皆极。八八，则齿发去。"即女子49岁左右形体改变、肾气衰，男子64岁前后发坠齿枯、形体衰败。此时进入疾病多发期，如心脑血管疾病、代谢性疾病、恶性肿瘤等。而伴随着男女更年期的到来，也会有一系列生理、心理的变化。全科医生应注意慢性病及危险因素的预防，如肥胖、吸烟、高血压、高血糖等，多进行家庭宣教、筛查和防治工作，引导其正确就医，合理应用中药或西药，并指导父母开始培养自我兴趣及社交，以调节空虚和寂寞，使家庭健康发展。

（七）空巢期（父母独处至退休）

此期子女皆成人离家，家中仅剩夫妻二人。伴随着子女结婚、生子，夫妻俩又增加了祖父母的角色，这个时期要尊重各个家庭的独立生活，避免过多干涉青年夫妻的生活方式，适时进行老年健康教育及子女赡养父母的责任教育。此期父母逐渐步入老年期，为了安享晚年，经济上的准备是应最先解决的问题。所以，在中年时期就应该开始重新做家庭经济计划。父母可能开始逐渐出现心理社会障碍，易患焦虑、失眠、抑郁、痴呆等。全科医生对父母应多做家庭健康教育工作，提倡他们培养娱乐方面的兴趣爱好，鼓励他们积极参与社会活动，扩大社会联络，增加社会资源，以充实生活，避免孤独。

由于老化的过程开始，要注意身体状况的变化，如体力减退、食量减少、睡眠时间与性质的改变、视力和听力减退、反应迟缓、记忆力衰退、性功能下降、女性停经等。此期慢性病发生率增高。一旦得病，恢复较慢，预后较差，而且随着年龄增加，对医疗资源的使用频率也不断增加。全科医生不仅要为父母诊治疾病，而且要为他们提供周期性的健康检查，以达到早期发现、早期治疗的目的，应特别注意一些与年龄有关的疾病，如心血管疾病、关节炎、骨质疏松、前列腺肥大等，并在辨证论治的基础上使用中医药指导养生。

（八）老龄期（父母退休至死亡）

此期男女均已超过 65 岁，步入了老年期，身体显著老化，疾病多，残障多，还有依赖、失落与孤独等心理问题，经济收入减少也是这一阶段的重要问题。面对各种潜在的失望时，父母最需要熟悉自己状况的医生来照顾。全科医生应多进行家访，开展老年健康及生活自理等方面的教育，指导父母积极治疗慢性身心疾病，重视饮食、药膳调养，及时检查其服药安全，指导合理运动锻炼和饮食营养等。此期重点在照顾老人的安全及疾病问题，尤其对配偶已经离世的独居老人，全科医生的照料与关怀更为重要。

总之，家庭的发生、发展、衰亡是一个过程。家庭周期的特点：①随时间而发生变化。②有起点与终点。③每个家庭都随着阶段发展。④每个阶段都存在其特定的发展内容。⑤存在正常的变迁和意外的危机。⑥是生物学、行为学以及社会程序的传递。全科医师掌握家庭生活周期的重要性在于：对于每个所照顾的家庭，了解它的周期，可以提供前瞻性的指导，帮助家庭解决可能面临的问题，有利于开展以家庭为单位的服务工作。

三、家庭压力事件和家庭危机

家庭压力事件是指生活中可以扰乱人们心理和生活稳定状态的事件。在家庭生活中，令人愤怒或兴奋的事件均可对人产生压力，如丧偶、离异、新成员的加入、成员的健康变化、矛盾与和解、伤病、生活环境与习惯的改变、获得荣誉或违规违法、退休、失业、工作调动或调整、经济状况的较大变化、中奖、大额贷款或还贷等。有学者研究生活压力事件与人体健康状况变化之间的关系，发现在一定时期内，当生活压力事件引起的心理应激，累积超过了个体自我调节能力，则有可能出现健康问题。美国学者霍尔姆斯等制订的生活压力事件心理应激评定表，以生活变化单位（LCU）对各种生活压力事件进行评分统计，研究发现，若 LCU 小于 150，属于适度压力，通常可保持健康；LCU 在 150 ~ 199 之间，约 30% 的人可能出现健康问题；LCU 在 200 ~ 299 之间，约 50% 的人可能出现健康问题；若 LCU 超过 300，则 80% 以上的人可能出现健康问题。全科医生在对家庭的持续性照顾中，要注意各类家庭压力事件对家庭成员健康的影响，及时做好预防保健工作。家庭和个人生活压力事件评分见表 3-2。

家庭危机是指生活压力事件作用于个体和家庭，导致家庭系统调适不良、功能障碍、无法应付紧张事件、出现家庭功能失调的危机状态。通常表现为家庭部分成员出现身心症状，从而产生求医行为，尤其是家庭资源相对贫乏的核心家庭，更容易遭受各种危机的影响。家庭危机可分为耗竭性危机和急性危机。当一些慢性的压力事件逐渐堆积到超过个人和家庭所能召集的资源限度时，家庭便出现耗竭性危机；当一种突发而强烈的紧张事件迅速破坏家庭平衡时，即使能得到新的资源，家庭也不可避免地会出现急性危机。家庭危机常见的原因主要：①意外事件，由来自家庭外部的作用而引发的无法预料的家庭危机，如自然灾害造成的住所被毁、成员死亡等。②家庭生活周期变化，由家庭发展所伴随的危机，具有家庭阶段特征，具有无法避免或可预见的特点，如结婚、生子、退休、离婚、丧偶等。③个人生活事件，重病、突然出名、刑事处分、地位改变等。④经济生活事件，如失业、破产、中大奖等。

表 3-2　正常中国人生活事件量表

生活事件	LCU	生活事件	LCU	生活事件	LCU
1. 丧偶	110	23. 开始恋爱	41	45. 留级	32
2. 子女死亡	102	24. 复婚	40	46. 领养寄子	31
3. 父母死亡	96	25. 子女学习困难	40	47. 搬家	31
4. 离婚	65	26. 子女就业	40	48. 工作显著增加	30
5. 父母离婚	62	27. 行政纪律处分	40	49. 好友决裂	30
6. 夫妻感情破裂	60	28. 怀孕	39	50. 少量借贷	27
7. 子女出生	58	29. 升学就学受挫	39	51. 工作更动	26
8. 开除	57	30. 晋升	39	52. 退休	26
9. 刑事处分	57	31. 入党入团	39	53. 流产	25
10. 家属亡故	53	32. 子女结婚	38	54. 家庭成员纠纷	25
11. 家属重病	52	33. 性生活障碍	37	55. 学习困难	25
12. 政治性冲击	51	34. 免去职务	37	56. 入学或就业	24
13. 结婚	50	35. 家属行政处分	36	57. 和上级冲突	24
14. 子女行为不端	50	36. 名誉受损	36	58. 参军复员	23
15. 家属刑事处分	50	37. 中额借贷	36	59. 业余培训	20
16. 失恋	48	38. 财产损失	36	60. 受惊	20
17. 婚外两性关系	48	39. 退学	35	61. 家庭成员外迁	19
18. 大量借贷	48	40. 法律纠纷	34	62. 同事纠纷	18
19. 突出成就荣誉	47	41. 好友去世	34	63. 邻居纠纷	18
20. 恢复政治名誉	45	42. 收入显著增/减	34	64. 睡眠重大改变	17
21. 重病外伤	43	43. 遗失贵重物品	33	65. 暂去外地	16
22. 严重差错事故	42	44. 夫妻严重争执	32		

第三节　家庭评估

家庭评估（family assessment）是针对一些原因不明的、与家庭相关的个体、家庭健康问题进行评估，也是对家庭结构的一种分析。它是家庭照顾的重要组成部分，包括对家庭及其成员基本资料的收集、对家庭结构的评估、对家庭生活周期阶段的判断、对家庭压力及危机的评估、对家庭功能的评估及对家庭资源的了解等。其目的是分析家庭存在的健康和疾病问题，以及在照顾患者健康和疾病问题过程中可以适当利用的家庭资源；了解患者家庭环境及特点、家庭成员间的关系，找出家庭问题的根源；分析家庭的重大事件及解决程度。通过家庭评估，全科医生可得出调整个体及家庭问题的解决途径，并为维持家庭健康提供依据。

家庭评估结果：问题来源（压力来源）；家庭的亲密度；家庭的相互作用模式；家庭的调适度；家庭问题的重大程度及难度。

家庭评估的适应证：①频繁的急性发病。②无法控制的慢性病。③经常主诉身体不适。④遵医嘱不良。⑤精神疾患。⑥滥用药物及酗酒。⑦肥胖症。⑧儿童行为问题。⑨婚姻问题。⑩住院。⑪绝症。⑫怀孕。⑬遗传病咨询。⑭过度使用医疗服务。

在进行家庭评估过程中全科医生应具备解决各种问题的能力，以家庭的方式进行感情沟通，有能力控制其成员的行为，理解成员间的感情联系和自主性。

家庭评估的类型：客观评估、主观评估、分析评估和工具评估等。①客观评估是指对家庭客观的环境、背景、条件、结构和功能进行了解和评价。②主观评估是指用自我报告或主观测试等方法了解家庭成员对家庭的主观愿望、感觉和反应。③分析评估是利用家庭学原理、家庭系统理论和家庭发展的一般规律来分析家庭的结构和功能状况。④工具评估是指利用预先设计好的家庭评估工具来评价家庭结构和功能的状况。

常用的家庭评估方法包括家庭基本资料的收集、家系图、家庭圈、家庭关怀度指数（APGAR 问卷）、家庭适应度及凝聚度评估量表、PRACTICE 评估模型等，分别介绍如下。

一、家庭基本资料

常用的最为简便的家庭评估方法就是家庭基本资料的收集和记录。家庭基本资料包括各家庭成员的基本情况（姓名、性别、年龄、家庭角色、职业、文化程度、身体健康等）、家庭类型、内在结构、居住环境、家庭经济状况（经济来源、家庭年均收入、家庭人均收入等）、消费观念及健康信念、家庭生活周期、家庭重大生活事件、生活方式等。收集的途径除了常见的首诊询问患者之外，还有全科医生独特的方式，即社区全科医生与患者及家庭成员有着良好的医患关系和长期的照顾关系，对以上资料的收集更为准确、丰富、真实、可靠。这些资料，可以病历、表格、家系图等多种方式记录下来，可供社区卫生服务团队中的其他成员共享。

二、家系图

家系图（family tree）是全科医生用来总结与家庭有关信息的示意图，可用来描述家庭结构、医疗史、家庭成员疾病间有无遗传的联系、家庭关系及家庭重要事件等，可使医生或其他使用者迅速掌握家庭的大量有关信息。家系图包括家庭的遗传背景及其对家庭成员的影响，还包括医疗、社会问题及其之间的相互作用，不仅反映出家庭内有遗传学意义的疾病，还可以描述遗传性不明确但在家庭内高发的问题。这些问题可能不是单纯遗传性的，而是与某些社会、环境因素或家庭特点、生活习惯有关，这些因素能使未来的家庭成员容易罹患该问题。家系图还可以表示在某个家庭内常见而病因不明的疾病，能展示它在家庭内连续几代发生的趋势，并能提示后代是否会染上该病。因此，标出家庭内癌症、哮喘、脑血管病等的发病情况可提示有关家庭成员预防保健的重点。

家系图通常比较稳定，变化不会太大，比家庭圈更能说明问题，可作为家庭档案的基本资料存于病历中。标准的家系图有 3 代或 3 代以上的家人，包括夫妇双方的所有家庭成员，具体画法可按照以下原则：①一般包含至少三代人。②从患者这一代开始分别向上下展开，也可以从最年轻的一代开始向上追溯。③夫妻之间男左女右。④同代人中年龄大的排在左边，年龄小的排在右边，并在每个人的符号旁边注明年龄、出生或死亡日期、遗传病或慢性病的治疗保健及中西医药应用情况等资料。还可以根据需要，在家系图上标明家庭成员的基本情况和家庭中重要的事件、结婚和离婚日期等，具体见图 3-2。

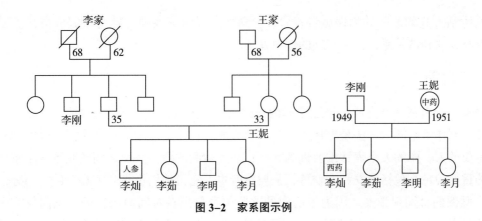

图 3-2　家系图示例

家系图应包括以下内容：

①须有 3 代或 3 代以上的成员。②所有家庭成员的姓名。③所有家庭成员的年龄或出生日期。④若有死亡，应包括死亡年龄或日期及死因。⑤家庭成员的主要疾病或问题。⑥标出在同一处居住的成员。⑦结婚和离婚日期。⑧将子女由左至右按年龄大小依次列出。⑨说明使用的所有符号的图例及表示内容。⑩绘制家系图常用符号。

家系图一般可在 10 ～ 15 分钟完成，其内容可不断积累和完善。

家系图绘制中经常使用的符号，详见图 3-3。

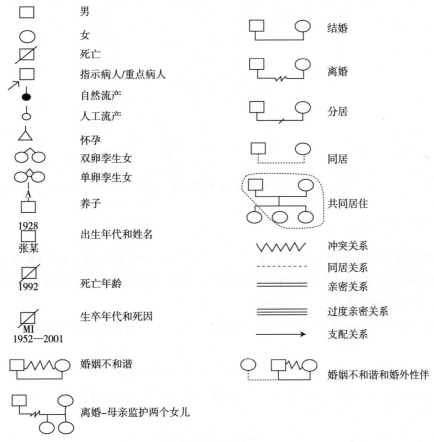

图 3-3　家系图常用符号

家系图的用途是可以使全科医生迅速地了解、评估家庭情况，从而改善连续性和综合性的照顾；快速识别家庭成员中危险因素（如高血压）的家庭史等；便于识别并进行高危患者的筛查；

促进家庭生活方式的改变并加强患者教育。全科医生通过家系图可熟悉家庭成员，了解家庭成员，与家庭建立和谐关系，关注家庭的健康发展。

三、家庭圈

家庭圈是指由某一家庭成员描述家庭内情感关系的方法，是一种主观评估方法，由 Thrower 等人设计。制作家庭圈的方法是先让患者画一个大圈，再在里边画上多个小圈，分别代表自己和他认为重要的人。圈的大小表示重要性的大小；与其他圈的距离表示之间的联系或亲密程度。患者认为的重要角色，包括朋友和宠物等，只要患者本人觉得他们也是"家庭"的一部分，也可画在其中。画图的日期很重要，因为家庭内的这些关系总是随时间而改变的。画图仅需 2 ~ 3 分钟，应让患者独自完成。家庭圈能立刻将画图者心目中的家庭关系直观地表现出来，可提供有关家庭动力学的大量信息，并为讨论家庭问题提供一个很好的机会。随后，医生可向患者提问，让其解释图的含义，更加利于医生了解患者的家庭情况。全科医生也可就每位家庭成员所画家庭圈的不同进行讨论，还可以要求每位成员将其理想中的家庭画出来。

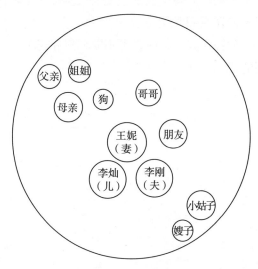

图 3-4　家庭圈示例

四、家庭功能问卷

家庭功能是否良好，是家庭评估的重要一项，家庭功能问卷（APGAR 问卷）是 1978 年由 Smitkstein 设计的评估家庭功能的工具，主要用于全科医师初次与家庭接触时，通过该问卷尽快对该家庭的情况进行较为全面的了解。其包含五项指标。

（1）适应度 A（Adaptation）　是指当家庭面临危机或压力时，如何利用家庭内外资源来解决问题。

（2）合作度 P（Partnership）　是指家庭成员如何分享决定权和责任。

（3）成长度 G（Growth）　是指家庭成员经过相互支持指导而达到生理、心理、社会上的成熟以及自我实现。

（4）情感度 A（Affection）　是指家庭成员间相互关爱的关系。

（5）亲密度 R（Resolve）　是指家人彼此共享的时间、空间以及经济资源。

该表为封闭式的问题，共 5 题，测量个人对家庭功能的整体满意度（表 3-3）。由家庭成员就各个问题的满意程度按经常、有时、偶尔进行填写，相应计为 2 分、1 分和 0 分。5 题总分在

7～10分表示该家庭功能无障碍，4～6分说明家庭功能中度不良，0～3分则表示该家庭功能重度不良。该问卷已经使用较长时间，其信度和效度均已经被肯定。在临床应用中发现，家庭APGAR评分与临床研究表明APGAR得分与学生在校表现（Chen等，1980年）、高血压治疗遵医嘱性（Pian，1983年）、对父母角色的适应力（Lobo，1983年）呈正相关，而与抑郁症（McNabb，1983年）、分娩与产后合并的发病率（Smilksltein，1983年）呈负相关。总之，作为一个筛查性问卷，APGAR问卷除了可以了解个人对家庭功能的满意度外，还可以用来比较家庭不同成员对家庭功能的满意度。但是它有特异性不强的缺点，而且只能用于测量自觉的满意度，在用于某些家庭时可能会出现误差。

表 3-3 APGAR 问卷

维度	问题	2分 经常这样	1分 有时这样	0分 偶尔这样
适应度	1. 当我遭遇困难时，可以从家人处得到满意的帮助 补充说明＿＿＿＿＿＿＿＿	☐	☐	☐
合作度	2. 我很满意家人与我讨论各种事情以及分担问题压力的方式 补充说明＿＿＿＿＿＿＿＿	☐	☐	☐
成熟度	3. 当我希望从事新的活动或发展时，家人都能接受且给予支持 补充说明＿＿＿＿＿＿＿＿	☐	☐	☐
情感度	4. 我很满意家人对我表达情感的方式以及对我的情绪（如愤怒、悲伤、爱）的反应 补充说明＿＿＿＿＿＿＿＿	☐	☐	☐
亲密度	5. 我很满意家人与我共度时光的方式 补充说明＿＿＿＿＿＿＿＿ 问卷分数：＿＿＿＿＿＿＿＿ 家庭功能评价：	☐	☐	☐

五、家庭适应度及凝聚度评估

（一）家庭适应度及凝聚度评估量表

家庭适应度及凝聚度评估量表（FACES量表）也是一种主观评估方法，由Olson等于1979年提出，经过两次修改，用来测定家庭的适应度（adaptability）和凝聚度（cohesion）。

1. 凝聚度 反映家庭成员之间的亲密及自主性。家庭的凝聚力是家庭的推动力，凝聚度异常往往是家庭功能不良的原因。异常的凝聚度家庭有缠结型（enmeshed）、联结型（connected）、分离型（separeted）和破碎型（disengaged）。

2. 适应度 即成员的适应力及家庭对生活压力事件的反应能力，反映了家庭对压力事件的调适能力。根据适应度家庭可分为混乱型（chaotic）、灵活型（flexible）、结构型（structured）和僵硬型（rigid）。

FACES量表分为三种，分别用于成人家庭、有青少年的家庭和年轻夫妇双人家庭。每种问卷都由30个问题组成，表的右侧有与各个答案相对应的分数，具体见表3-4。评价的步骤：

①将各题的分数用表 3-5 的方法算出凝聚度和适应度的得分。②根据表 3-6 找出得分所对应的凝聚度和适应度的性质。③判断出所评估家庭的适应度及凝聚度。

表 3-4　FACES 成人问卷

	从不 1	很少 2	有时 3	经常 4	总是 5
1. 遇到困难时，家人能互相帮助	1. □	□	□	□	□
2. 家庭内，每个人能自由发表意见	2. □	□	□	□	□
3. 同外人讨论问题比同家人容易	3. □	□	□	□	□
4. 做出重大的家庭事件决定时，每个家庭成员都能参与	4. □	□	□	□	□
5. 家庭成员能融洽地相聚在一起	5. □	□	□	□	□
6. 给孩子定规矩时，孩子也有发言权	6. □	□	□	□	□
7. 家人能一起做事	7. □	□	□	□	□
8. 家人能一起讨论问题，并对做出的决定感到满意	8. □	□	□	□	□
9. 在家庭里，每个人都能各行其是	9. □	□	□	□	□
10. 家务活由各家庭成员轮流承担	10. □	□	□	□	□
11. 家庭成员互相了解各自的好友	11. □	□	□	□	□
12. 不清楚家里有哪些家规	12. □	□	□	□	□
13. 家庭成员在做决定时也同其他家人商量	13. □	□	□	□	□
14. 家庭成员能畅所欲言	14. □	□	□	□	□
15. 我们不太容易像一家人那样共同做事	15. □	□	□	□	□
16. 解决问题时，孩子的建议也予以考虑	16. □	□	□	□	□
17. 家人觉得相互很亲密	17. □	□	□	□	□
18. 家规很公正	18. □	□	□	□	□
19. 家庭成员觉得同外人比同家人更亲密	19. □	□	□	□	□
20. 解决问题时，家庭成员愿意尝试新途径	20. □	□	□	□	□
21. 各家庭成员都尊重全家共同做出的决定	21. □	□	□	□	□
22. 在家庭里，家人一同分担责任	22. □	□	□	□	□
23. 家人愿意共同度过业余时间	23. □	□	□	□	□
24. 要改变某项家规极其困难	24. □	□	□	□	□
25. 在家里，各家庭成员之间互相回避	25. □	□	□	□	□
26. 出现问题时，我们彼此让步	26. □	□	□	□	□
27. 我们认同各自的朋友	27. □	□	□	□	□
28. 家庭成员害怕说出心里的想法	28. □	□	□	□	□
29. 做事时，家人喜欢结对而不是形成一个家庭群体	29. □	□	□	□	□
30. 家庭成员有共同的兴趣和爱好	30. □	□	□	□	□

表 3-5　计算凝聚度和适应度的方法

凝聚度	适应度
①第 3、9、15、19、25、29 题得分之和	①第 24、28 题得分之和
②用 36 减去步骤①的结果	②用 12 减去步骤①的结果
③其余所有奇数题及第 30 题得分之和	③其余偶数题得分之和（除外第 30 题）
④步骤②和③的结果之和	④步骤②和③的结果之和

表 3-6　凝聚度和适应度得分的转换

凝聚度（分）	0～50	51～59	60～70	71～80
	破碎	分离	联结	缠结
适应度（分）	0～39	40～45	46～54	55～70
	僵硬	有序	灵活	混乱

（二）Circumplex 模型

评估家庭的适应度和凝聚度也可以使用 Circumplex 模型（图 3-5），判断所评估的家庭属于 16 种家庭类型中的哪一种。在 Circumplex 模型分出的 16 类家庭中，中心的 4 类为凝聚度、适应度均达到平衡的家庭，是功能正常的家庭；最外围的 4 类为功能障碍最严重的家庭。

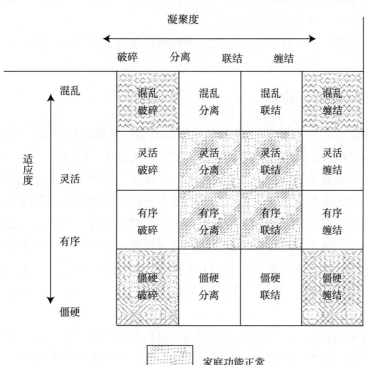

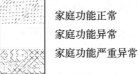

图 3-5　Circumplex 模型

第四节 家庭照顾

一、家庭访视

（一）家庭访视的定义

家庭访视是指由工作人员亲自到患者家中，与患者及家属面对面进行沟通交流，并对患者的健康状况进行全面检查和评估，及时发现潜在问题并予以治疗。它是全科医疗的重要手段之一，体现了以家庭为背景的情境性照顾。

家庭访视对象应当包括社区内所有家庭，但由于进行家庭访视所花费的时间较多、费用较高，很难做到对所有家庭进行访视，主要针对健康问题较多家庭、有慢性病且缺少支持系统的家庭、有残疾者家庭、特困家庭等存在健康问题和有潜在健康问题的个人及其家庭成员进行访视。

（二）家庭访视的主要类型

1. 预防性家庭访视　主要目的是预防疾病和促进健康，多用于妇幼保健性家庭访视与计划免疫等方面。

2. 评估性家庭访视　主要目的是对照顾对象的家庭进行评估，多用于有家庭危机或健康问题的患者，年老体弱者或残疾人的家庭等方面。

3. 连续照顾性家庭访视　主要目的是为患者提供定期、连续性的照顾，多用于患有慢性疾病或需要康复护理的患者、行动不便的患者等方面。

4. 急诊性家庭访视　主要目的是为解决临时性问题或紧急的情况，多用于外伤、家庭暴力等方面。

（三）家庭访视基本程序

1. 访视前准备工作　访视前的准备工作是访视成功与否的关键环节，主要包括选择访视对象、制订访视计划、准备访视物品、联络被访视家庭和安排访视路线。

选择访视对象　在有限的时间、人力情况下，应注意合理安排家庭访视的次序，重点考虑以下因素：①影响人数的多少。访视优先次序首先要考虑健康问题影响人数的多少，一般情况下如传染病等影响人数多，应当优先考虑。②对生命影响的严重程度。家庭成员患有外伤、出血等致死率高的疾病，应列为优先访视。③是否容易留下后遗症。脑卒中等疾病的后遗症会给患者家庭和社会造成严重负担，应优先访视。④利用卫生资源控制疾病。对于糖尿病、高血压等患者，如未能按照预约进行健康筛查控制疾病，将很大程度上影响今后生活质量，造成严重经济损失，应优先访视。

由于患者各有不同情况，应当根据具体情况，进行具体分析，合理安排访视程序和路线。一般来说，影响人数多、对生命威胁大、易留下后遗症、经济损失严重者应当优先访视。

2. 制订访视计划　在确定访视对象后，医护人员应根据访视对象的情况制订具体的访视计划，主要包括访视目的、访视的具体内容、访视过程中可能出现什么问题、如何应对紧急情况等。首次访视开展前，可通过患者住院资料、健康档案记录资料、家属到社区卫生服务中心（站）寻求帮助或进行某些健康咨询时提出的问题和困难，初步了解受访对象。在进行连续性访视前，要注意复习服务对象的家庭资料、住院资料和家庭记录等，并依据上次访视的评价结果，适当调整、制订出更加具体的新的访视目标和措施。

3. 准备访视物品　访视前，工作人员可根据访视对象情况和访视的目的准备必要访视用物，主要包括：

（1）基本物品　①体温计、血压计、听诊器等常用体检工具。②手套、口罩、工作衣、酒精、碘伏、洗手液等常用消毒隔离用物。③生理盐水、急救药物、注射器、输液器等常用药物和用具。④其他，如记录单、健康教育材料、地图、联系方式等工具。

（2）增设的访视物品　如新生儿访视时增加体重秤，测量新生儿听觉、视觉等神经系统发育情况的工具，母乳喂养的宣传手册等。

4. 联系被访家庭　一般访视前应对被访视的家庭进行电话联系，预约具体访视时间、地点。如某些家庭有所准备想掩盖某些真实情况，可安排临时突击性访视。

5. 安排访视路线　一般可由远而近或由近而远，以顺路线进行安排。访视出发前，要填好路线单，以备紧急联络之需。

（四）访视中工作

家庭访视需要医护人员运用丰富的知识、熟练的操作技能、真诚的态度、良好的沟通技巧与访视对象建立良好关系，从而有效收集资料，达到访视目的。

1. 建立信任关系　初次访视时，要主动介绍自己的姓名、工作单位，并确认访视对象的住址和姓名，介绍访视的目的、必要性、所提供服务等。在访视过程中，尊重访视对象，使用恰当沟通技巧，取得访视对象的信任，与服务对象、家庭建立友好、合作关系，取得服务对象及家庭成员的配合。

2. 评估　通过观察、交谈、健康检查等方法，对服务对象个人情况、家庭环境、家庭成员的健康知识水平、资源利用状况等进行评估。初次访视，可获取服务对象的基本资料，明确主要健康问题，不一定要求获取所有的资料。连续访视，要掌握自上次访问后的变化情况和目前存在的健康问题。

3. 制订计划　依据评估后确立的健康问题，与服务对象共同商讨，制订切实可行的家庭干预计划。

4. 实施干预　依据制订的干预计划实施干预，包括健康教育、护理操作等。在实施操作过程中防止交叉感染，注意考虑在家庭环境下进行健康教育时可能出现的电视、电话、宠物等干扰因素，操作后正确处理用物和污染物。

5. 简要记录访视情况　重点记录通过家庭评估收集的主、客观资料，实施的干预措施及服务对象的反应。一般只记录重点内容，简明扼要，但是不要忽视了与访视对象谈话。

6. 结束访视　在访视目的达到后，根据健康问题的轻重缓急，与访视对象沟通、预约下次访视的时间和内容，并留下联系电话和单位地址，便于访视对象必要时联系。

（五）访视后的工作

1. 用物的处理和补充　访视结束回来后，医护人员应当洗手、消毒，把使用过的物品进行必要的处理，补充访视包内基本物品，以备下次访视使用。

2. 记录和总结　访视结束后，医护人员要及时整理、记录访视情况，分析和评价本次家庭访视的效果、目标达成情况，根据本次访视获取的资料完善或建立家庭健康档案或家庭病历。

3. 修改干预计划 根据收集的家庭健康资料和新出现的问题，修改完善下一步的访视计划。如果访视对象的问题已经解决，也可以停止访视。

4. 沟通协作 对于工作人员个人无法独立解决的健康问题，可以通过个案讨论或汇报等方式与其他全科医师进行商讨解决。如果出现现有资源不能解决的家庭健康问题情况，或该健康问题不在社区医护人员的职责和能力范围内，可与其他服务机构、医院、设备供应商等联系，进行转诊。

（六）家庭访视注意事项

1. 签订家庭访视协议 确定服务对象、家庭同意被访，明确双方的责任、义务和权利，明确访视的方式、内容和时间等。

2. 明确服务项目和收费标准 双方明确服务的项目，包括免费项目、收费项目及其收费标准。

3. 选择合适的访视时间 每次访视时间一般控制在 1 小时以内，尽量避开家庭吃饭、会客或外出的时间。最好选择家庭人员都在的时间进行。

4. 注意访视态度 家庭访视时，医护人员态度应庄重大方，举止符合基本礼仪，体现对访视对象、家庭的关心和尊重。

5. 注意访视技巧 在访视中，面对各种临时出现的、复杂的情况，要根据家庭的实际情况，当场做出判断和调整，使用可利用的家庭和社区资源应对相关问题。在操作中注意保护访视对象的家庭隐私，充分尊重家庭价值观、信仰和交流方式。

二、家庭治疗

（一）家庭治疗的定义

家庭治疗，又被称为家庭心理治疗，是指针对家庭（成员）的心理问题而施行的团体心理治疗。家庭治疗的基本目标就是针对家庭问题，打破不良的动态平衡环路，重构家庭系统，改变不适应家庭功能的结构，增强良性的互动，改善家庭成员之间的交流，提高家庭解决问题和应对挑战能力，促进家庭的健康成长。

（二）家庭治疗的基本原则

家庭治疗区别于其他心理治疗形式，在坚持保密、尊重与接纳、无条件积极关注和时间限定等心理治疗的基本原则之外，还要遵守以下基本原则。

1. 系统性原则 对于家庭问题，要将家庭成员的个人问题放在整个家庭的背景框架下去看待，分析家庭成员彼此之间围绕问题的关系模式，让每个家庭成员都意识到这是家庭系统出现了问题，不仅仅是某个成员的问题，要积极引导、鼓励家庭成员学习这种看待问题的新方式。

2. 应对阻抗原则 家庭治疗需要面对的是一个团体，需要去改变这个团体，这种情况下家庭成员很可能会产生阻抗，抗拒陌生人去改变他们。在应用家庭治疗过程中，专业人员要带着尊重的态度去帮助他们寻找改变的方向，让每个家庭成员都感到被接纳，而且要对他们的表达做到很好的倾听。

3. 直接改变原则 在治疗过程中，要让家庭展现彼此之间真实的互动和沟通方式，鼓励家庭成员彼此之间的直接对话，并针对他们有问题的地方，倾向于在治疗的当下去引导家庭直接改变。

（三）家庭治疗的适应证

1. 存在亲子矛盾或青春期冲突又无法自己解决的家庭。
2. 孩子出现不良行为而家庭无法控制的情况。
3. 某个家庭成员出现"症状"，而症状表现与家庭系统有关。
4. 家庭忽视患病成员的需要或对治疗过分担心。
5. 在个别治疗中存在不能处理的个人的冲突。
6. 家庭对个别治疗具有阻碍作用或个别心理治疗效果不理想。
7. 家庭成员存在与他人交流或沟通的问题。
8. 夫妻冲突导致家庭危机或家庭成员之间存在明显的沟通障碍。
9. 个人成长受到家庭的影响或阻碍。
10. 家庭中有一个反复发作、慢性化的精神障碍患者。

（四）家庭治疗主要模型

1. 代际模型　又称为鲍温流派、代际传递理论、家庭系统理论，重点关注家庭成员之间代际关系的影响。该模型认为，家庭成员之间的交互和互动往往是从前辈代际中继承而来的，家庭成员之间的冲突和问题可能源于代际传统和文化的不同。代际模型强调家庭成员之间的沟通和理解，从而建立更加和谐的家庭关系。

2. 策略模型　是由贝特森发展出的沟通理论演变而来，主要认为家庭成员之间的问题和冲突是由于家庭系统中的不良策略所导致的。该模型关注的是家庭成员之间的互动方式和相互作用，以发现和改变不良的家庭互动策略，并建立更加健康和积极的家庭互动方式。

3. 结构模型　是基于对家庭动力和组织的假设而展开治疗的一种方法。该模型认为，家庭问题深植于强有力而看不见的家庭结构，必须通过了解家庭成员之间互动关系的形态，探明家庭结构及问题，通过改变不良的家庭结构才能达到改变个体心理行为问题。该模型关注的是家庭成员之间的角色和职责分配，以建立更加平衡和稳定的家庭结构。

4. 经验模型　又称为经验 / 象征取向，认为家庭成员之间的问题和冲突往往是由于个人经验和情感问题所导致的，要让家庭成员自我暴露，表达自己的真实情感和愿望，才能消除家庭的不良反应，达到治疗目标。该模型关注的是家庭成员的个人经验和情感状态，从而发现和解决个人问题，并建立更加健康和积极的情感联系。

（五）家庭治疗基本程序

1. 准备阶段　家庭治疗需要一个安静舒适的环境，可选择一个 $15 \sim 20\text{m}^2$，可容纳 $5 \sim 8$ 人的房间进行。在治疗之初，需要将家庭治疗的性质做一简要介绍，说明互相要遵守的原则，以口头或书面的形式约定好治疗协议，以便治疗的顺利进行。治疗访谈时间一般控制在每次 $60 \sim 90$ 分钟，可根据不同家庭情况选择间隔治疗时间。

家庭治疗过程中，原始记录非常重要，一般在征得家庭成员同意后，可在治疗室放置摄像、录音设备，可把声音转换成文字保留下来，从而有机会回顾性地看整个治疗过程，有利于治疗后接受督导。

2. 治疗过程

（1）加入家庭　加入家庭是治疗的开始，也是治疗的一个关键环节。在治疗开始后的初次访谈，要向家庭成员介绍家庭治疗的基本设置、环境、录像等情况，营造一种开放的家庭氛围，澄清诊治背景，消除家庭成员的疑虑，增强互相之间的信任，建立积极的治疗关系。在这个过程中，要密切关注治疗家庭的结构与关系、分析家庭中的界限和沟通模式，以及家庭改变的可能性。

（2）认识家庭　初次访谈时还要了解主要症状、持续时间、发展和演变的过程、经过何种治疗和处理等基本病情，了解家庭结构，及时掌握每个家庭成员所扮演的角色和相互关系，可画家谱图来记录和描述家庭结构和家庭成员之间关系，全面、直观地了解家庭的过去和现状，从而评价家庭模式、制订治疗方法和评价治疗。

（3）家庭评估　在初次访谈时，要对家庭进行适当评估，主要评估家庭的交互作用模式、社会文化背景、在其他生活周期中的位置、代际间的一般结构、对"问题"起到的作用、当前解决问题的方法和技术等内容。

（4）探索问题　在访谈过程中，根据家庭评估，可提出相应假设，通过探索性的访谈验证这种假设是否成立。一般情况下，家庭有自己的发展历程，有属于自己的家庭文化，与家庭成员共同探讨家庭的历史和家庭问题，有利于了解家庭的成长过程和家庭成员之间互动模式形成的原因，有助于家庭成员理解和家庭冲突，认识到冲突的产生和维持是大家共同完成的，改变现状需要全体家庭成员的共同努力。

（5）促进变化　通过访谈、探索，对家庭存在的问题会有一个比较全面的认识，可进一步找到维持家庭问题不变的因素，通过活现家庭情景、循环提问、假设性提问、角色扮演等治疗性干预，促进家庭发生改变。

（6）布置作业　家庭治疗每次治疗时间有限，并且治疗环境和家庭生活实际环境存在很大不同，治疗过程中取得的工作成效很难保持下去。可通过给家庭布置观察性或操作性的家庭作业，使治疗延伸到家庭，帮助家庭改变原有的行为模式或应对模式，尝试新的、灵活的应对策略，以适应不断变化和发展的家庭生活，促进家庭内在关系进一步改进。

（7）结束治疗　每次治疗结束前，可对访谈做一个简短的小结，提出自己对家庭格局和家庭关系的看法、观点，给予每一位家庭成员的表现肯定性的评价，也给家庭提出一些有意义的值得思考的问题，让在治疗后继续反思。

（六）家庭治疗常用技术

1. 强调家庭结构的治疗技术　对于结构派家庭治疗，主要通过与家庭建立关系，发现家庭的互动模式，画家庭结构，进行干预、转换，从而改变家庭的不良结构。其中，结构性家庭治疗常用的治疗技术：①表演技术——探寻家庭的互动模式。②画家庭结构。③处理家庭互动。④设定界限。⑤打破平衡。⑥挑战家庭无效的假设。前两种治疗技术重在探索家庭的问题所在，后三种治疗技术重在干预。

2. 改变互动模式的治疗技术　策略派家庭治疗认为家庭出现问题的主要原因是某些行为规则不适用，导致问题行为的持续存在，治疗重点是在家庭中重新建立某种规则，替代原有那些导致问题持续存在的规则，打破问题持续存在的行为。常用的技术：①反其道而行之。②循环提问。③积极再定义。④仪式化。⑤家庭作业。

3. 改变家庭观念的治疗技术　一般情况下，多数人只会独立地看待问题，不能从家庭系统角度考虑，不同家庭对待问题的看法会影响问题的解决。可通过再定义、循环提问、界定患者、讲述故事等治疗技术，改变家庭的观念，从而引导家庭从家庭系统角度看待问题。

三、家庭中医药

（一）生活起居与中医药

人的生活起居与健康有着密切联系，合理调摄生活起居，保证睡眠，是保持身体健康不可缺少的重要组成部分。中医学早在《素问·上古天真论》中就提到，"上古之人，其知道者，法于阴阳，和于术数，食饮有节，起居有常，不妄作劳，故能形与神俱，而尽终其天年，度百岁乃去"，指出了懂得自然规律，顺应四时变化，做到起居有常，生活规律，才能健康长寿，颐养天年。

唐代孙思邈《备急千金要方》曾说过："善摄生者卧起有四时之早晚，兴居有至和之常制。"根据四时阴阳的变化合理制订作息时间，养成按时作息的习惯，有助于人体生理功能保持在平衡的状态。如夏季气候炎热，昼长夜短，应早睡早起，适当延长午休时间；冬季气候寒冷，昼短夜长，应早睡晚起，待太阳升起后进行户外活动，从而做到春防风、夏防暑、秋防燥、冬防寒。同时也要注意，每日也不宜睡眠过长，以免导致气血运行迟滞，使人精神倦怠。

（二）家庭饮食与中医药

食物是人体气血化生的主要来源，是脏腑实现生理功能的物质基础，是生命活动的基本保证。《素问·五常政大论》指出："谷肉果菜，食养尽之，无使过之，伤其正也。"合理饮食是维持人体健康的必要条件，若食物摄入不足、结构不合理、失于节制，会影响人体气血化生，影响脏腑生理功能，导致疾病频发，甚至减损寿命。

对于家庭饮食调摄，中医学认为应当做到顺应四时选择食物，注意"用寒远寒，用凉远凉，用温远温，用热远热，食宜同法"（《素问·六元正纪大论》），根据春夏秋冬不同季节和食物寒热温凉不同属性，选择合适食物。谨和五味，注重饮食的气味、性质和结构，依据五行学说，确定不同食物与五脏的对应关系，选择适宜摄入食材，争取做到食品营养均衡、品种多样、科学搭配。注重饮食有节制、有规律，避免过饱过饥，偏嗜食物，不可超过合理范围的进食总量、五味、寒热等情况。注重饮食禁忌，尤其是对于疾病调养，必须严格遵守饮食禁忌，如《灵枢·五味》提到的"肝病禁辛，心病禁咸，脾病禁酸，肾病禁甘，肺病禁苦"，《灵枢·九针论》提到的"病在筋，无食酸；病在气，无食辛；病在骨，无食咸；病在血，无食苦；病在肉，无食甘"。这些饮食方面的禁忌，对于疾病护理、养生保健有着重要的指导意义。

（三）居家运动与中医药

《吕氏春秋》说："流水不腐，户枢不蠹，动也。"运动可调整人体内在阴阳平衡、增强体质，也可以有效预防疾病发生与发展，维护身体健康。

对于居家运动，应在运动前先要了解自身的身体素质，通过了解自身体型瘦或是胖、健康状态等信息，来制订一份适合自己的家庭运动养生计划。运动形式也非常重要，不同的人选择与之相适的不同类型的运动，才能达到最佳的效果。运动的形式虽具有多样性，但主要以动静结合的运动方法为主，常见有五禽戏、太极拳、八段锦、易筋经、气功、散步等。同时，在居家运动过程中，要注意室内运动地点的选择、控制运动强度、补充适当的热量，避免过度消耗身体能量而导致的身体不适。

（四）家庭常用中医药疗法

1.艾灸 属于中医针灸疗法中的灸法，是用艾叶制成的艾灸材料产热，刺激体表穴位或特定部位，通过激发经气的活动，来调整紊乱的人体功能，从而达到防病治病目的的一种治疗方法，具有温通经络、驱散寒邪，补虚培本、回阳固脱，行气活血、消肿散结，预防保健、益寿延年的作用。

在家庭生活中可选择使用艾条进行，通过点燃艾条一端，手持艾条的中上部，将艾条燃烧对准穴位，与施灸部的皮肤保持相对固定距离（3cm左右），左右平行移动或反复旋转即可，一般每穴灸5～10分钟。比如失眠可在百会穴、内关穴、神门穴、三阴交穴各灸25分钟，胃痛可在中脘穴、内关穴、合谷穴、梁丘穴各灸25分钟，5天为1个疗程。

2. 推拿　是在中医学基本理论指导下，运用一定的手法，作用于人体体表特定的部位以防治疾病，强身健体的一种中医的外治疗法，具有疏通经络、行气活血、理筋整复、滑利关节及调整脏腑功能、增强抗病能力等作用。其有多种操作形式，包括用指、掌、腕、肘以及肢体其他部位或点穴棒、桑枝棒等工具作用于局部肌肉或经络、腧穴而产生作用。

推拿传承发展的历史较为悠久，手法的种类较多，主要包括摆动类、摩擦类、挤压类、叩击类、振动类和运动关节类等六大类手法。在日常生活中，可用按法、揉法等较为简单的手法在特定的穴位进行推拿，以达到自我保健的目的。比如强身健体，一般可取大椎、中脘、关元、足三里等穴位进行按揉，每穴操作3～5分钟。

3. 耳穴　是利用生物全息论，把耳朵的不同部位和人体的不同部位相对应，在耳郭穴位上用针刺或其他方法刺激，防治疾病的一种方法，具有疏通经络气血运行、调节脏腑功能活动、调节内脏活动、调整各种感觉功能的作用，其治疗范围较广，操作方便，适合家庭中使用。

在家庭日常生活中，一般可使用王不留行籽等进行治疗，以坐位或卧位为宜，将小丸粒贴于0.5cm的小方块医用胶布中央，对耳穴皮肤消毒后，一手托住耳郭，另一手持镊子将贴丸胶布对准耳穴进行敷贴，并给予适当按压，使耳廓有发热、胀痛感。压穴时，托指不动压指动，只压不揉，以免胶布移动，用力切忌过猛过重。比如，头痛可在耳穴中的耳神门、皮质下、肝点治疗，耳鸣可在内耳穴、外耳穴、耳鸣沟穴治疗，麦粒肿可在耳尖点刺放血。

4. 功法　功法是推拿学科的重要组成部分，在古代称为"导引"，在临床中与推拿手法常配合应用，具有强身健体、防病保健、功能康复的作用，可在专业人士的指导下，根据不同疾病的需要练习功法，恢复体能和身体功能，从而达到有病治病、无病防病的目的。功法锻炼有动功和静功之分，诸如太极拳、易筋经、五禽戏、八段锦等均是广为人知的传统功法，针对不同疾病和症状，可选择相应功法姿势，配合意念及呼吸进行训练。

（1）**静功**　在功法练习时，肢体不进行活动的功法称为"静功"。如吐纳、静坐、行气等都属于静功范畴。静功形体不动，采取坐、站或卧的姿势，两眼垂帘，调心入静，主要着重于人体的内部调养。通过锻炼可使元气充沛，经络畅通，达到强身健体，防病保健的目的。

（2）**动功**　在功法锻炼时，肢体按功法套路不断变化配合呼吸做出相应动作的一类功法称为"动功"，如太极拳、八段锦、易筋经等。主要采取站立和行式进行锻炼，特殊情况下也可采取坐式。动功要做到"动中求静"，即形体在活动时内在精神是相对入静的，要做到意气相随，意到气到，气到力到。练习动功可起到强健筋骨，祛病延年的功效。

思考题

1. 哪些家庭可以进行家庭评估？

2. 家庭生活周期分哪几个阶段？每个阶段常见的健康问题是什么？

3. 患者，女，48岁，因婚姻问题和精神疾患入院。请结合家庭评估的相关知识，设计一份详细的家庭评估计划。

第四章

以社区为基础的卫生服务

第一节 社区卫生服务概述

一、社区的定义

（一）社区的概念及功能

社区（community）是指集中在某一固定地域内的个人或家庭间由某种关系相互联结所形成的社会网络，是固定的地理区域范围内的社会成员以居住环境为主体，行使一定的社会功能、形成一定的社会规范的行政区域。

1. 社区概念的形成 社区首先是一个社会学概念，最早由德国社会学家 Ferdinand Tonnies 在 1887 年出版的《社区和社会》中提出，认为社区是指"由具有共同的习俗和价值观念的同质人口组成的关系密切的社会团体或共同体"。这里强调的是社区的共同体或团体的内涵。1955 年美国学者 George Hillary 对当时的 94 个关于社区的定义进行了比较，发现其中 69 个有关定义的表述都包含有地域、共同的纽带，以及社会交往三方面的含义。因此，认为这三方面是构成社区必不可少的要素。

世界卫生组织于 1974 年集合社区卫生护理界专家的建议，共同界定适用于社区卫生服务的社区定义："社区是指一固定地理区域范围内的社会团体，其成员有着共同的兴趣，彼此认识且互相来往，行使社会功能，创造社会规范，形成特有的价值体系和社会福利事业。每个成员均经由家庭、近邻、社区而融入更大的社区。"

中文的社区概念由我国著名的社会学家费孝通于 1933 年从英文"Community"翻译而来："社区是若干社会群体（家庭、氏族）或社会组织（机关、团体）聚集在某一地域里形成的一个生活上相互关联的大集体。"

社区的概念包含地理要素（区域）、经济要素（经济生活）、社会要素（社会交往）以及社会心理要素（共同纽带中的意识认同和相同价值观念）这几个方面，即社区是生活在同一地理区域内的具有共同意识和共同利益的社会群体。

20 世纪 90 年代，我国卫生部提出将社区分为三个类型：以街道为基本单位的城市社区、以乡镇为基本单位的农村社区和以城乡接合的小城镇为基本单位的城镇社区。随着时代的发展和社会观念的转变，社区的内涵也在发生变化。在 2000 年 11 月 3 日中共中央办公厅国务院办公厅转发的《民政部关于在全国推进城市社区建设的意见》中，社区被定义为"聚居在一定地域范围内的人们所组成的社会生活共同体，即是通过社区体制改革后做了规范调整的居民委员会辖区"。也有学者将社区分为生活类型社区和功能类型社区，前者以居民居住的区域划分，而后者则按社会功能划分，如以社会团体、企业等来划分。近年来随着互联网的发展，又出现了各种形式的虚拟社区。

2. 社区的基本特征 构成社区的基本要素有人口、地域和相应的管理制度、政策、机构。

（1）社区首先是由人群构成的。不管何种类型的社区，均由一定数量的人群构成，其规模不等，世界卫生组织认为其人数为 10 万～30 万。

（2）社区具有一定的地域或地理界限。社区的大小及疆界通常以地理的范围来界定，其面积大小无一定的标准，世界卫生组织提出的社区面积为 5～50 km^2。

（3）社区居民之间的社会联结。对于生活在社区中的个人及其家庭，社区是其最密切接触的环境，是满足个人及其家庭各种需求的重要背景，因而与居民的生活有着密切的关系。社区居民的各种生活所需如衣、食、住、行、育、乐、生、老、病、死等，皆需要与他人共同完成，这使得经济、交通、娱乐、卫生、保健等各种相关服务系统在社区形成。

（4）社区意识的形成。社区居民通过共同的生活方式、精神信仰和利益关系产生一定的心理认同和情感归属。共同的利益需求形成对社区的依赖与认同，进而形成社区意识，促进社区内居民的情感连结，产生一定的归属感或社区情结，并表现为以本社区的名义对外与其他社区的居民进行沟通，形成一种社区自我心理防卫意识。

（5）相应的管理机构和制度。街道委员会、居民委员会、业主委员会、居民自治性组织等。

总而言之，社区常具备下列特征：有一定的地理区域，有一定数量的人口，居民之间有共同的意识和利益，并有着较密切的社会交往。

（二）社区的基本功能

社区内的居民或群体由于各种生活需求而面临较多共同的问题，如卫生、教育等，从而产生一定的共同需求，如生活、心理、医疗等方面，进而产生各种联系，或存在一定的共同利益，需要相互依赖，因而需要各种社会功能系统提供相应的服务。一个成熟的社区必须具有政治、经济、文化、教育、卫生及生活服务等多方面的功能，才能满足社区成员的多种需求。

1. 管理功能 社区管理和服务机构的重要职能是为社区成员提供社区服务，并对社区居民的各种社会生活事务进行管理。

2. 服务功能 社区通过基础性保障和福利性照顾，为社区居民提供各种社会化服务，以满足社区居民的日常生活需求。

3. 保障功能 对社区内的弱势群体提供救助和保护。

4. 教育功能 为提高社区成员的文明素质和文化修养，提供各种文化娱乐设施和服务。

5. 安全稳定功能 化解各种社会矛盾，维护社区和谐稳定，保证居民生命财产安全。

（三）社区研究的意义

无论是对于一个社区本身或对于整个社会来说，社区研究都有重要的意义。整个社会是由一个个或大或小的社区所组成的，每一个社区都是一个规模不等的具体的小社会，是整个大社会的不同程度的缩影。因而，社区研究是研究整个社会的起点。社会的一切活动都是在一个个具体的社区里进行的，整个社会普遍存在的一些现象必然会在各个社区里有所表现。通过社区可对社会进行调查研究以探讨社会发展的普遍规律及同类社区的共同特点，或了解某一社区的地方特点，因地制宜地进行社区改革和建设。

通过社区研究可揭示社区存在的各种社会问题，如住房、教育资源、贫困、犯罪、交通、卫生服务、老弱幼群体的帮扶等问题，并提出解决的策略，帮助社区依靠各种力量解决问题。由于一个社区所面临的问题往往是更大范围内社会问题的具体表现，因而社区问题的研究，有助于发现和解决更为广泛的社会问题。

二、社区因素与健康

（一）社区因素对健康的影响

影响社区健康的因素可以归纳为生物学因素、环境因素、行为与生活方式因素、健康照料系统四大类。

1. 生物学因素 在社区人群中，特定的年龄、民族、婚姻、对某疾病的易感性、遗传危险性等人群特征及其他生物学因素，是影响该社区健康水平的生物学因素。此外，虽然随着医疗技术的发展，传染病的防治得到突破，但在一些地区，有些传染病时有发生，甚至严重危害居民的健康。

2. 环境因素 世界卫生组织报道，全球近 1/4 死亡源于不健康环境。社区环境包括自然环境和社会环境两个方面。自然环境因素主要指地理和气候因素。一些传染病及自然疫源性疾病都有较严格的地域性和季节性。此外，现代城市社区中的物理、化学和生物等均是影响健康的重要因素，环境污染已成为影响健康的重大问题。良好的社会环境无疑是人民健康的根本保证，所以全科医生不仅要考虑居民生活社区里是否有各种环境污染以及地方病，还需考虑居民的职业环境，判断是否有与特定职业相关的健康问题。社会环境涉及政治制度、经济水平、文化教育、人口状况、科技发展等诸多因素。

3. 行为与生活方式因素 不良生活方式和有害健康的行为习惯已经成为危害健康、导致疾病的主要原因。据世界卫生组织调查，人类 50% 以上的死亡是由不良行为生活方式引起的，其中影响较大的有吸烟、酗酒、饮食不当、缺乏运动、赌博、性行为紊乱等。大量研究表明，许多慢性疾病发病率增高与不良的生活方式及不健康行为密切相关。慢性病重在一级预防，即针对病因及危险因素的预防，这是赋予社区医疗的重任，也是大医院和专科医生无法做到的。全科医生应重视矫正居民的偏离行为，使社区居民养成良好的健康生活方式。

4. 健康照料系统 社区的健康照料系统，是指集社区的卫生、医疗和卫生人力等为一体的体系。居民能否得到有效的健康照顾，与社区有无高水平的全科医生及医疗的可及性相关。目前，我国的健康照料体系面临着诸多挑战，如缺乏高水平的全科医生、有效的廉价药物及真诚的卫生服务态度。这些问题成为社区健康照顾发展的瓶颈。

（二）社区常见的健康问题

社区健康问题种类繁多，但常见的健康问题相对集中，据统计，一个全科医生工作量的 60% 左右是用来解决常见的健康问题，如腿部不适、咽喉痛、腰痛、咳嗽、感冒、腹痛、头痛、疲劳、体重增加、创伤、要求进行体格检查、药物咨询等。值得关注的是，有 60% 左右有自觉症状的人没有利用任何卫生服务，依靠自我保健或亲人朋友的帮助得以康复。因此，自我保健在维护个人健康中非常重要。

全科医生对社区常见问题的构成及发展规律的研究，可以帮助确定社区人群和个体化预防保健的重点，以及全科医疗服务团队的专业技能提高和改进的方向。社区常见健康问题具有以下特点：

1. 多处于早期未分化阶段　因社区就医方便或（和）与全科医生关系密切，社区居民在出现健康问题的早期阶段，就常常去找全科医生就诊。此时仅出现一些轻微的、不典型的、非特异性的症状或体征，或仅表现出夫妻关系紧张等生活方面的问题，这些早期未分化的疾患症状，在疾病与临床表现之间不易建立明确的逻辑关系，即使就诊于综合性医院的专科医生，到最后也可能无法明确诊断或用疾病的概念来定义，因而被忽略或疏于处理。所以，社区全科医生应着重掌握认识和处理早期未分化的健康问题的基本技能，一是在疾病早期阶段，将严重的、威胁生命的疾病从一过性的、轻微的疾病中鉴别出来；二是鉴定健康问题的性质，是属于心理性的、社会源性的，还是生物源性的，以达到早期诊断、早期治疗的目的。

2. 具有很大的变异性和隐匿性　全科医生的服务对象是社区所有的居民，处理包括不同年龄、性别，以及生物、心理社会等多因素导致的健康问题和疾病。社区居民具有健康问题且主动来就诊的患者只占所有真正患病者的1/3，还有更多的患者因种种原因未能就医，这些患者需要全科医生去主动发现；有时，来就诊的可能不是真正的患者，真正的患者是家庭的其他成员或整个家庭；患者提供的线索可能不是真正的原因，需要去发现与问题有关的重要线索；心理、社会问题常常通过躯体症状表现出来。可见，全科医生面对疾病与健康问题有很大的变异性和隐匿性。建立健全社区的健康档案和信息，了解掌握疾病的诱因、流行病学和不同临床表现的知识，是全科医生有效应对疾病的变异和不确定性的有效方法和措施。

3. 健康问题多于疾病，常见病多于罕见病，慢性病以稳定期为主　随着疾病谱的改变，环境因素、心理因素、生活行为方式对人群健康的影响越来越大，导致健康问题和常见病成为全科医生日常工作中的主要内容。患有慢性病的人群，大多处于稳定期，这些人群就诊频繁，不以治愈为目的，重在控制疾病的发展。

4. 健康问题的广泛关联性　社区健康问题往往涉及多器官、多系统，且健康问题多处于未分化阶段，难以确定所属的专科。因此，全科医生的诊疗和照顾涉及多个专科领域的知识和技能，需整合多个专科和领域的知识与技能，以及多学科合作来处理，如通过转诊、会诊或组成多学科照料团队来应对。此外，健康问题的原因和影响因素通常是多维和复杂的，生物、心理、社会等多因素交错。全科医生在提供社区医疗服务中能接触到健康问题的所有方面，对把握问题的整体性极为有利，但需要掌握相应的技能来解决这些健康问题。

三、社区卫生服务及其管理

（一）社区卫生服务

1. 社区卫生服务的定义　社区卫生服务是保障人民健康的重要方式，它是卫生部门使用卫生资源向居民提供医疗、预防和康复的过程。社区卫生服务的功能包括预防、诊断、治疗、康复、保健和健康促进等方面。社区卫生服务是社区建设的重要组成部分，是在政府领导、社区参与、上级卫生机构指导下，以基层卫生机构为主体、全科医生为骨干，合理使用社区资源和适宜技术，以人的健康为中心、家庭为单位、社区为范围、需求为导向，以妇女、儿童、老年人、慢性病患者、残疾人、低收入人群等为重点，以解决社区主要卫生问题、满足基本卫生服务需求为目标，融预防、医疗、保健、康复、健康教育、计划生育技术等于一体的，有效、经济、方便、综合、连续提供的基层卫生服务。

2. 发展社区卫生服务的意义 发展社区卫生服务的意义就是满足社区卫生服务需求。从经济能力和价值观出发，社区居民在一定时期内、一定价格条件下，愿意并且有能力购买的卫生服务量就形成了社区卫生服务需求。社区卫生服务需求受现有卫生资源的制约，即受一定时期内生产卫生服务所需基本投入的限制。因此，必须对社区卫生服务需求进行合理评估。所谓社区卫生服务评价，是指利用各种社会调查方法和需求评估技术对社区卫生服务的各方面进行考察、分析，以发现社区卫生问题及其影响因素，并利用社区资源解决社区主要卫生问题的过程。通过社区卫生服务需求的调查制订出相应的社区卫生服务计划，即根据社区健康问题和实际情况，预测、权衡社区健康的需要和可能性，提出社区卫生服务的预期目标及实现目标的策略和方法。影响社区卫生服务需求的主要因素有人口、自然环境、社会经济、文化教育、医疗卫生服务质量和措施、医疗保健制度、行为心理、婚姻与家庭等。进行社区卫生服务需求评估的方法：收集需求评估所需的相关资料，并运用相关技术进行分析，以发现社区人群的需要，并确定需要优先满足的需要。

现阶段在我国发展社区卫生服务具有特殊意义：

（1）为社区居民提供基本卫生服务，满足人民群众日益增长的卫生服务需求，是提高人民健康水平的重要保障。社区卫生服务覆盖广泛、方便群众，能使广大群众获得基本卫生服务，也有利于满足群众日益增长的多样化卫生服务需求。社区卫生服务强调预防为主、防治结合，有利于将预防保健落实到社区、家庭和个人，提高人群健康水平。

（2）社区卫生服务是深化卫生改革，建立与社会主义市场经济体制相适应的城市卫生服务体系的重要基础。社区卫生服务可以将广大居民的多数基本健康问题解决在基层。积极发展社区卫生服务，有利于调整城市卫生服务体系的结构、功能、布局，提高效率，降低成本，形成以社区卫生服务机构为基础，大中型医院为医疗中心，预防、保健、健康教育等机构为预防保健中心的，适应国情的城市卫生服务体系新格局。

（3）社区卫生服务是建立城镇职工基本医疗保险制度的迫切要求。社区卫生服务可以为参保职工就近诊治一般常见病、多发病、慢性病，帮助参保职工合理利用医疗服务，并通过健康教育、预防保健，增进职工健康，减少发病，既保证基本医疗，又降低成本，符合"低水平、广覆盖"原则，对职工基本医疗保险制度的长久稳定运行，起着重要的支撑作用。

（4）社区卫生服务是加强社会主义精神文明建设，维护社会稳定的重要途径。社区卫生服务通过多种形式的服务为群众排忧解难，使社区卫生人员与广大居民建立起新型医患关系，有利于加强社会主义精神文明建设。积极开展社区卫生服务是为人民办好事、办实事的德政民心工程，充分体现全心全意为人民服务的宗旨，有利于维护社会稳定，促进国家长治久安。

3. 开展社区卫生服务的基本原则 社区卫生服务建设的目标是建成较为完善的社区卫生服务体系，并成为卫生服务体系的重要组成部分，使城市居民能够获得与经济社会发展水平相适应的卫生服务，提高人民的健康水平。为推进社区卫生服务的发展必须建立健全社区卫生服务网络；发挥社区卫生服务在医疗保障中的作用；建立分级医疗和双向转诊制度。为实现发展社区卫生服务的总体目标，须坚持以下基本原则：

（1）坚持社区卫生服务的公益性原则，注重卫生服务的公平、效益的可及性。

（2）坚持政府主导，鼓励社会参与，多渠道发展社区卫生服务。

（3）坚持实行区域卫生规划，立足于调整现有卫生资源、辅以改建、扩建和新建，健全社区卫生服务网络。

（4）坚持公共卫生和基本医疗并重，中西医并重，防治结合。

（5）坚持以地方为主，因地制宜，探索创新，积极推进。

4.社区卫生服务的基本工作 现阶段我国开展社区卫生服务的基本工作主要包括以下内容：

（1）开展社区卫生状况调查，协助社区管理部门实施健康促进。

（2）开展免疫接种、传染病的预防与控制。

（3）开展一般常见病、多发病的诊疗，以及诊断明确的慢性病的规范化管理。

（4）提供院外急救服务。

（5）提供家庭出诊、家庭护理、家庭病床等家庭卫生保健服务。

（6）提供双向转诊服务。

（7）提供妇女、儿童、老年人、慢性病患者、残疾人等重点人群的保健服务。

（8）提供康复服务。

（9）开展健康教育与心理卫生咨询工作。

（10）提供计划生育咨询、宣传服务。

（11）提供个人与家庭的连续性健康管理服务。

（12）在社区建设中，协助社区管理部门不断拓展社区服务，繁荣社区文化，美化社区环境，共同营造健康向上、文明和谐的社区氛围。

（13）根据社区卫生服务功能和社区居民需求，提供其他适宜的基层卫生服务。

（二）社区卫生服务管理

社区卫生服务管理（community health service management）是综合运用管理学理论、方法和技术，对开展社区卫生服务的人力、财力、物力、时间、信息等资源进行科学管理的过程。其目的是通过有效的计划、组织、领导和控制等职能活动，充分运用社区卫生服务资源，使其发挥最大效率，取得最佳效果，实现社区卫生服务的目标。

1.社区卫生服务管理的对象 社区卫生服务管理的对象主要包括社区卫生服务的人力、财力、物力、时间和信息等卫生资源。

（1）**人力** 人是管理的第一要素，因为系统的一切活动都要靠人来完成，其数量与质量是管理工作的根本保证。社区卫生服务的人力是指从事社区卫生服务活动的劳动者，包括卫生管理人员和医、护、技、药等卫生技术人员。人力管理又称为人力资源管理，主要包括人力的开发、配置、使用、培养、考核与评价等。

（2）**财力** 财力是社区卫生服务组织在一定时期内实际掌握和支配的物资材料的价值表现。财力管理要求对资金的利用率达到最优。社区卫生服务机构虽然不以营利为目的，但也参与社会经济活动，存在资金的流动，必须对资金进行管理。其目的是提高资金的利用效果和效率。社区卫生财力管理：研究社区卫生服务活动的经济规律；制定有利于社区卫生服务发展的经济政策；建立有效的筹资、集资渠道；合理分配和使用卫生经费；形成较为完善的社区卫生服务经费补偿机制；进行社区卫生服务成本核算，强化经营管理，以取得良好效果。

（3）**物力** 指医疗卫生设施、设备、材料、仪器、药品、能源和自然资料等，是社区卫生服务发展的物质基础。物资管理就是对社区卫生服务过程中所需各种物资材料，进行计划采购、保管、供应、分配和使用全过程的科学管理。社区卫生服务机构的设施、装备应与其服务功能相匹配，以满足其提供公共卫生和基本医疗等综合性服务的需要。

（4）**信息** 是指数据、消息、情报、指令、代码以及含有一定内容的信号等，也是一种重要的资源。信息管理贯穿着整个社区卫生服务的管理过程，是社区卫生服务现代化管理的基础。包括收集、处理、利用、开发信息资源，以及管理信息系统的建立等。社区卫生服务信息管理是社区诊断的基础，也是预测与决策的基础。

2. 社区卫生服务的质量管理　质量是指产品和服务的优劣程度，是其满足规定和顾客潜在需要的特征总和。质量管理是指在质量方面指挥和控制组织的协调活动。质量管理的职责由最高管理者承担，也要求组织的全体人员承担义务并参与。

医疗质量的狭义主要是指医疗服务的及时性、有效性和安全性，又称诊疗质量；其广义则不仅包含诊疗质量的内容，还强调患者的满意度、医疗工作的效率、医疗技术的经济效果（投入—产出关系），以及医疗的连续性和系统性，也称医疗机构服务质量。

社区卫生服务质量是指社区卫生服务机构向社区居民提供的医疗服务效果的优劣。社区卫生服务机构质量管理（quality management of community health service institutions）是在社区卫生服务系统中全面实行质量管理，是按照社区卫生服务质量形成的规律，应用各种科学的方法，以保证和提高医疗服务质量达到预定目标的管理。

社区卫生服务质量管理包括对实现服务质量全过程的管理，对参与质量活动的全体人员的管理，以及对业务、技术、服务、行政等全部卫生服务工作与活动的管理，具体体现在以下四个方面。

（1）疾病诊断和治疗的质量管理　一般包括：①诊断是否正确、迅速、全面，治疗是否有效、及时、彻底。②是否存在医护措施不当而给患者带来不必要的痛苦、损害等。这就要求医护实施的诊疗过程必须按照临床诊疗标准来进行，并在治疗过程的有关环节设立监控点，如病历监控、检查监控、处方监控，并按相关指标来衡量诊疗的过程和效果。

（2）双向转诊的质量管理　双向转诊是社区卫生服务的重要环节，也是提高社区卫生服务质量与效率的重要措施。其管理一是要根据病情严重程度建立严格的双向转诊标准，把常见病、病情轻的患者限定在社区卫生服务解决的范围，同时把符合转诊条件的患者及时、有针对性地转到上级医疗机构；二是要在社区卫生服务机构建立转诊转院的管理制度，包括如何进行转诊，患者资料如何转送到上级医疗机构，明确全科医生在转诊过程中的职责，规范双向转诊的程序和要求，制订连续性服务得到保证的措施，以使患者及时得到合理治疗；三是要求社区卫生服务机构与上级医疗机构之间签订双向转诊协议，确保上级医疗机构把适合社区治疗和康复的患者转向社区。

（3）家庭病床的质量管理　家庭病床是社区卫生服务的重要形式，主要针对那些需要长期医疗照顾又适合在社区治疗和康复的患者，在患者的居住场所设立类似于医院病床的服务方式。对家庭病床的管理，必须制订设立家庭病床的标准，凡是符合标准的患者才考虑设立家庭病床；同时规范全科医生的家庭病床服务职责，明确全科医生在家庭病床中应起的作用；建立家庭病床随访制度和病历档案书写标准；社区卫生服务机构还需建立家庭病床服务的程序，完善服务质量的检测制度和服务效果的考核制度，并建立落实制度的保证措施。

（4）健康档案的质量管理　社区居民健康档案的质量管理，一是要考虑档案的覆盖人群范围和家庭范围，重点考虑高医疗需要人群和家庭的健康档案的建立，如孕妇、儿童、老年人、慢性病患者的建档；二是要规范健康档案的内容和记录方式，其内容应针对不同疾病和人群的特点，而记录方式既要便于填写又要满足统计学和信息管理的要求；三是要建立健康档案的管理和利用制度，如是否及时建立和更新、档案的分类存档、建立档案的信息管理制度，以及如何充分利用档案等；四是要对健康档案的质量进行定期考核和完善。

3. 社区卫生服务的组织管理　要通过社区卫生服务机构内部管理和社区卫生服务的民主管理，达到并实现高效率完成社区基本公共卫生服务和社区基本医疗服务的目标，就必须对社区卫生服务机构进行适当的设置和权力划分。要使社区卫生服务机构的工作目标得以实现，就要选择最佳的组织结构，组成合理完善的运行系统——由一系列管理机制、制度和规范相互联系、相互作用、共同构成的完整的管理体系。

四、社区导向的基层保健

社区导向的基层保健（community-oriented primary care，COPC）开始于 20 世纪 50 年代，主要在南非、以色列、印度等国家进行，至 20 世纪 80 年代，基层保健逐渐发展成为一种比较理想的基层医疗模式。

社区导向的基层保健是指在基层医疗中，重视社区、环境、行为等因素与个人健康的关系，把服务的范围由狭小的临床医疗扩大到从流行病学和社区的观点上来提供服务。将以个人为单位、治疗为目的的基层医疗与以社区为单位、重视预防保健的社区医疗进行有机的结合。基层保健的基本特征：①将社区医学的理论和方法与临床技术相结合。②所开展的项目为社区全体居民的健康负责。③确定社区健康问题以及影响因素。④社区参与。⑤保证医疗保健服务的可及性和连续性。⑥同时关心主动求医者和未求医者。

（一）基层保健的基本要素

基层保健模式一般包含三个基本要素：一个基层医疗单位、一个特定人群和一个确定及解决社区主要健康问题的实施过程。

（二）实施基层保健的基本步骤

基层保健在实施的过程中有其基本的步骤，以保证实施的效果。

（1）确定社区的范围和社区人群。

（2）确定一个主要负责的基层医疗单位，如乡镇卫生院或社区卫生服务中心。

（3）使用流行病学、卫生统计学、人口统计学等方法评价社区的人口学特征、健康状况、卫生服务状况以及可利用的资源，确定主要的社区健康问题。

（4）通过分析和讨论，根据健康问题的严重性和意义确定主要拟解决问题的排序，然后考察可动用的社区资源、社区关心的程度以及居民的意愿，最后确定解决问题的优先顺序。

（5）建立重要的社区保健项目，组织和利用社区资源，实施社区保健计划。

（6）评价计划实施的进度和成效，及时修订计划，为下一个基层保健项目做好准备。

（三）基层保健与全科医疗的关系

基层保健是基层医疗实践与流行病学、社区医学的有机结合，形成了立足于社区、以预防为导向、为全体居民提供服务的新型基层医疗模式，其重心是社区保健，而对家庭在其中的作用重视不够。全科医疗则将家庭这一要素与传统的基层医疗相结合，将个人疾病的诊疗服务扩大到以家庭为单位的服务，同时，也兼顾了社区，其重心是以家庭为单位的保健，并以社区为基础有机结合起来。全科医疗的实施使基层保健的原则更容易贯彻到基层医疗服务中去，而基层保健则为开展以社区为基础的健康照顾提供了服务模式。

（四）基层保健的发展阶段

0级：以传统的医疗模式，只对就诊者提供非连续性的医疗，没有社区的概念，不关注社区的健康问题。

1级：对所在社区的健康资料有所了解，缺乏第一手资料，以医生的主观印象推断解决健康问题的方案。

2级：对所在社区的健康问题有一定了解，有间接的二手资料，有计划和评价的能力。

3级：通过社区调查或社区健康档案资料掌握90%以上居民的健康状况，针对健康问题采取解决方案，但缺乏有效的预防措施。

4级：建立了社区居民的健康档案，掌握所有健康问题，具有有效预防和治疗的措施，建立了社区健康问题资料收集和评价系统，具有解决问题和管理社区资源的能力。

五、社区诊断

（一）社区诊断的概念

社区诊断（community diagnosis）是指社区卫生工作者运用社会学、人类学和流行病学的研究方法，对社区公共卫生问题的各方面进行研究，发现并分析存在的公共卫生问题及其影响，并利用社区现有的卫生资源，确定解决社区主要卫生问题的决策并付诸实施的过程。

由于社区的社会构成可能极为复杂，每个社区都具有各自的特征，并可能面临不同的卫生保健问题，因此可以借用临床诊断的概念，将整个社区作为一个卫生服务对象，分析其特征，评价其卫生服务需求，做出社区诊断，制订并实施相应的社区卫生服务计划。

（二）社区诊断的特点

社区诊断是医学发展的标志。传统的生物医学模式注重的是疾病的临床诊断，即以患者个体为对象，以疾病的诊疗为目的；流行病学诊断是以群体为对象，以疾病的群体防治为目的；而社区诊断则是立足于生物—心理—社会医学模式，以社区人群及其生产、生活环境为对象，以促进社区人群健康为目的的新型医学模式。

社区诊断要求社区卫生工作者利用科学的方法收集社区内居民的健康状况、社区内可利用的卫生资源，以及卫生服务的提供和利用情况等资料，对社区状况进行描述，并确定社区内需要优先解决的卫生问题和居民实际需求的过程，为制订卫生服务计划提供依据；而临床诊断是医生对某一患者进行检查和实验检查后做出的判断。因此，两者在评价对象、存在的问题、收集资料、评价方法和结果处理等方面均存在差异。

（三）社区诊断的目的和意义

社区诊断是社区卫生管理机构制定卫生政策、合理配置卫生资源的重要依据。正确的社区诊断，需要社区卫生管理机构正确判断影响该社区人群健康的主要问题，了解居民对社区卫生服务的需求，了解社区可供利用的环境资源、卫生资源和服务情况，为社区综合防治方案的制订提供科学依据，并据以制订相应的卫生服务计划，为社区居民提供良好的社区卫生服务决策。进行社区诊断的主要目的如下：

1. 发现社区存在的卫生问题　通过综合应用社会医学、流行病学、卫生统计学、卫生经济学、健康教育学等相关学科的方法，收集社区居民的生命统计、健康问题，社区的家庭结构、生活周期及功能，社区居民对保健的认识、态度，卫生资源、卫生服务资源的利用等资料，集中有用的信息，分析找出影响社区居民的主要卫生问题及其影响因素。

2. 评价社区居民的卫生服务需求　通过对社区居民健康状况和现有卫生服务利用状况进行分析，充分了解社区居民的卫生服务需求、目前社区卫生服务提供及利用的数量和质量，从而为医疗卫生服务的覆盖范围及卫生服务结构的调整提供依据。

3. 确定须优先解决的社区卫生服务问题　通过社区诊断可以找到现存的社区卫生问题，并对其影响范围及严重程度做出科学合理的评价，结合现阶段掌握的可利用社区资源进行分析评估，以确定需要解决的社区卫生问题的优先次序。

4. 提供制订社区卫生服务计划所需的资料信息　根据制订社区卫生服务计划的需要，对社区一般情况、存在的卫生问题、卫生服务资源的提供及利用情况等提供全面客观的资料信息。

5. 动员社区力量参与社区卫生服务计划的制订与实施　社区卫生服务工作不仅仅是卫生服务机构和卫生服务工作者的责任，更是全社会的责任。因此，必须积极争取社区有关组织和机构，尤其是政府部门和社区居民的理解与支持，全社会达成共识，参与建立健全必要的卫生服务机制，以实现"健康为人人，人人为健康"的总体健康目标。

因此，准确全面的社区卫生服务的需求评价，不仅可以了解社区居民的健康问题及其对卫生服务的需求，以此制订出有效的卫生服务计划，而且为制定卫生政策、合理配置卫生资源提供重要依据。

完成社区诊断即可制订相应的社区卫生工作目标，从卫生服务资源的分配、卫生服务的改善、卫生服务照顾的对象，以及提供这些服务的时效等方面制订具体的卫生服务计划，充分利用可利用的人力、物力、财力等资源，并在计划实施后，对其效果进行评价，不断推进社区卫生工作的开展，并在实践中发现新的问题，做出新的社区诊断，开展新的卫生服务。

（四）社区诊断的主要内容

1. 了解社区卫生问题　了解社区卫生问题及其范围与严重程度。采用流行病学的方法，通过问卷调查或与居民、医生、管理者座谈等方式，调查当地居民的健康状况，是否存在传染性疾病和慢性非传染性疾病及其他疾病，各病种的发病率、死亡率及在不同人群、不同地区、不同时间上的分布等。此外，要了解社区的环境状况，包括自然环境和人文社会环境。自然环境如安全饮用水的普及、环境污染、家庭居住环境、学习环境等；人文社会环境如经济水平、教育水平、家庭结构与功能、社区的娱乐健身条件等。

2. 确定须优先解决的社区卫生问题　一个特定的社区或人群在某一时期内往往面临众多的卫生问题，而社区卫生服务提供者受卫生资源的限制，不一定能同时解决所有的卫生问题。因此，必须根据卫生问题的普遍性、严重性和可行性原则等确定必须优先解决的问题，及时实施必要的干预措施，以达到预期目标，使有限的卫生资源最大限度地发挥作用。

3. 明确目标人群的有关特征　采用相应的流行病学和统计学方法，对目标人群社会、经济、人口等方面的特征进行详尽的描述和分析，以明确重点或高危目标人群，为干预提供必要的依据。人口学特征指标如人口数量与结构、人口的自然增长率等；人群健康状况指标如死亡率、死亡原因构成、发病率、患病率等；人群的主要危险因素如吸烟、饮酒、错误的健康信念及求医行为等。

4.明确社区可供利用的资源　社区卫生服务的资源不仅仅来源于卫生机构，政府、社区、其他组织乃至居民的资源均可用于社区卫生服务工作。社区内可用于解决健康问题的主要资源如下：

（1）经济资源　由社区整体的经济状况、公共设施、产业结构、交通状况等组成，这些资源的状况与分布直接影响社区卫生保健服务的提供和可利用性。

（2）机构性资源　包括医疗保健机构、社会福利机构、社会慈善机构、文化教育机构以及各种社会团体如工会、协会等。充分掌握这些机构对社区居民卫生服务的可用性和可及性，有助于社区卫生服务的持续性和协调性发展。

（3）人力资源　包括各类医务人员和卫生相关人员，如行政人员、居民委员会人员、宗教人员等，均可以成为社区卫生服务的有用资源。

（4）社区动员潜力　是指社区内可动员来为医疗卫生保健服务的所有人、财、物、信息、技术等资源，包括居民的社区意识、社区组织的活动、社区居民对卫生事业的关心程度、社区人口的素质和经济能力等。

（5）社会相关组织和机构的支持　社区卫生服务工作不仅仅是卫生服务机构和从事卫生服务工作者的事，它应是全社会的责任。因此，必须积极争取社区有关组织和机构，尤其是政府部门和社区居民的理解与支持，达成全社会的共识，并建立健全必要的卫生服务机制，以实现"健康为人人，人人为健康"的总体健康目标。

（五）社区诊断的方法

社区诊断常需综合运用人口统计方法、流行病学方法、卫生统计方法、行为测量法、社区文献资料、健康档案和医疗活动日记、社区调查和社区筛查等技术和资料。通常采用定性研究和定量研究相结合的方法。

1.定性研究　具体可采用观察法、深入访谈法、专题小组讨论和选题小组讨论等方法。

（1）观察法　是通过对事件或研究对象的行为进行直接观察来收集数据的方法，是收集非言语行为资料的主要方法。

（2）深入访谈法　也称非正式访谈或记者采访法，是调查员首先拟定好访问提纲，通过与研究对象的深入交谈了解其对某些问题的想法、感觉与行为的方法。

（3）专题小组讨论　是通过召集同类人员对某一研究议题进行讨论，其目的是利用小组成员相互启发、共同讨论得出的特点来发掘其行为发生的原因。讨论应在宽松的气氛中进行，并且确保参与者充分表达自己的想法。

（4）选题小组讨论　是一种程序化的小组讨论，其目的是寻找问题，并把所发现的问题按其重要程度排序。

2.定量调查　社区卫生服务需求的定量调查往往通过问卷作为收集资料的工具，向调查对象收集有关疾病、健康、医疗服务等的信息。其具体操作方式有结构式访谈、自填问卷法、信访法和现场自填问卷法等。

（1）结构式访谈　是指调查者根据事先设计的调查表格或问卷对调查对象逐一进行询问来收集资料的过程。其基本特征是有详细的调查表和进行面对面的访问。

（2）自填问卷法　调查对象按照研究者设计的问卷和填写要求，根据个人的实际情况或想法，对问卷中提出的问题逐一回答，并亲自将答案填写在问卷上。

（3）信访法　是指研究者将设计完毕的问卷邮寄给调查对象，调查对象按照要求填写完毕后再寄回给研究者的资料收集方法。

（4）现场自填问卷法　研究者把问卷直接发送给调查对象，并一直待在填表现场，直到调查对象填写完毕把问卷收回为止。

3. 社区调查　社区调查是为社区诊断收集提供科学的依据。调查范围包括人群健康状况、社区环境状况、资源的可动员潜力、居民的健康意识、对卫生事业的关心程度、居民素质、政策倾向等。社区诊断为社区医师管理社区所用，瞄准减少疾病，获得健康，来源于实际，操作于实际，而并非专门的流行病学调查。因此，社区调查应具有真实性及实用性，避免不切实际的大面积调查。

社区调查的步骤包括调查设计、实施和总结。一个科学严谨的调查计划，包括以下内容：①确定调查目的和调查指标。②确定调查对象和观察单位。③根据调查目的选用合适的调查方法，如普查、抽样调查、典型调查（又称案例调查）、病例对照研究和队列研究等。实际工作中，常需结合上述各种调查方法。④确定搜集资料的方法，常采用直接观察法和采访法。⑤确定调查项目和调查表。⑥调查的实施计划。⑦调查资料的整理计划。

（六）社区诊断的主要步骤

1. 确定社区诊断的目标

（1）诊断社区的卫生需求或需要　发现社区的主要卫生问题，确定社区的需要和需求的优先顺序。也可以是较特异的目标，如促进新生儿的健康质量、预防或治疗高血压。

（2）界定目标社区或社区内的某类人群　目标社区可以由地理地域或特异人群来界定。在城市社区，尽管由于人口的变动和变异较大，患者可能来自社区外的地区，造成社区界定的困难，但确定目标社区的界限对资料的收集和分析以及制订社区卫生计划都是很必要的。

2. 收集目标社区的资料

（1）社区人口学特征　社区的总人口数、年龄构成、性别比例、民族构成、人口密度、职业构成、城乡人口分布、教育构成、出生率、结婚率、生育率、节育率、死亡率、人口增长率、平均寿命及人口老龄化状况等。

（2）社区自然环境状况　社区的位置、范围、地貌、气候、生活水源、大气质量等。

（3）社区人文环境状况　社区教育水平、习俗、宗教、信仰、生活习惯、消费观念等。

（4）社区社会环境状况　社区管理机构、模式、家庭机构和功能、人口的稳定度、社区休闲环境及社区内各项计划的执行情况等。

（5）社区经济资源　整个社区的经济产业结构、经济水平、消费水平、消费意识、发展潜力等直接影响卫生保健服务的提供和利用。

（6）社区机构资源　医疗卫生保健机构如公私立诊所、卫生院、医院、红十字站、疗养院等；社会福利机构如基金会、社区慈善机构、文化教育机构等；社区团体如协会、工会、宗教团体等。

（7）社区人力资源　各类医务人员，卫生相关人员如行政人员、教师、宗教团体成员、居民委员会成员等。

（8）社区动员潜力　居民的社区意识、社区权力机构及运用、社区组织的活动、社区民众对卫生事业的关心程度及社区人口素质与经济能力等。

（9）社区健康状况　健康问题的分布及严重程度如发病率、患病率、就诊率、疾病谱、死因谱、病残率、社区高危人群；健康危险因素如吸烟、酗酒、吸毒、不良饮食习惯、无定期健康检查等；社区居民的健康信念、求医行为等。

3. 进行社区调查 根据社区居民的卫生需求，进行科学的调查设计，制订调查计划，明确调查目的、调查对象、调查方法及开展调查的步骤，科学分析收集的资料，确保以较少的人力、物力取得较好的效果。运用流行病学知识和现场调查技术，采取普查或筛检的方法对社区进行调查，可获得针对性强、准确性高的资料。

4. 提出初步的卫生服务需求 将所收集的资料进行整理和分析，针对不同人群的卫生需求，通过多种途径与方式，展示初步的研究结果，引起人们对该问题的关注，以期进一步拓宽所提出问题的范围和加深对该问题的认识。

5. 决定优先解决的卫生问题 特定的社区或人群，在某一时期所面临的卫生问题往往是众多的，可以根据以下基本原则，确定需要解决的卫生问题的优先次序。

（1）普遍性 优先要解决的卫生问题应在社区人群中普遍存在，而不仅仅局限于某一区域或某一人群。通常以某种卫生问题的发生频率来表示，如某种病的发病率和患病率。

（2）严重性 该卫生问题对社区内居民的健康状况影响很大，造成的后果较为严重。如导致生活自理能力丧失、生活质量下降、家庭负担过重的慢性病，导致终身残疾的传染病等。

（3）紧迫性 该卫生问题已经引起了政府的强烈关注，国家出台了相应的政策，要求必须在近期内解决。如对儿童进行脊髓灰质炎的强化免疫。

（4）可干预性 该卫生问题能够通过某些特定的措施或活动加以解决或改善。如通过宣传教育和定期为居民测量血压，可以改变社区居民的不良生活习惯和治疗高血压患者，以达到控制血压和减少心脑血管疾病发生的目的。

（5）效益性 在相同的资源条件下，解决该卫生问题所取得的社会效益与经济效益均最佳，也就是有较高的成本效益。如给新生儿接种乙肝疫苗可以预防乙型肝炎的发生，降低乙型肝炎的发病率，公认这一干预措施具有较高的成本效益。

6. 考虑干预的可行性 一旦确定社区卫生问题的优先顺序，应制订解决该问题的计划，如干预的地点、时间、经费、效果、可利用的资源等。

7. 形成诊断报告

诊断报告的编写一般包括以下内容：

（1）进行社区诊断的背景资料 如社区一般情况简介，提出开展社区卫生诊断的目的，开展本次社区卫生诊断的意义。

（2）社区诊断的内容 主要的社区卫生问题是什么，该问题的影响范围或涉及人群的大小；该问题的严重程度，引起问题的主要原因、次要原因，哪些是可变原因，哪些是不可变的原因；该问题对其他问题的影响，与社区优先领域或关心问题的联系等。

（3）社区卫生问题的解决措施 社区卫生服务的提供和利用情况；社会动员解决该问题的可能性；评价方法等。

（七）社区干预

1. 提供咨询支持 社区咨询是建立在社区诊断基础上，针对社区居民的卫生服务需求、社区健康状况，面向社区管理者、公共卫生管理机构提供的卫生咨询服务。通过社区全科医生接触个别病例，及时地预测或掌握有关疾病在社区中的流行趋势和规律，可迅速采取有效的预防措施，控制各种疾病在社区中的流行，从社区预防的角度维护个人及家庭的健康。社区是个人及家庭日常生活、社会活动和维护自身健康的主要场所和重要资源，社区健康是个人及其家庭健康的基础。因此，提供以社区为范围的医疗保健服务是全科医师的基本职责。社区全科医师通过其领导的社区卫生服务团队，根据社区诊断所确认的社区主要健康问题和不同人群健康特征，制订并实施社区卫生服务项目，持续评估项目的实施效果，进一步改善后续的社区健康计划，从而达到提高社区居民健康水平的目的，并形成社区卫生事业可持续发展的良性循环。

咨询是通过人际交往完成的一种帮助过程、教育过程和增长过程。此过程并不是代替人们做出决定，而是帮助人们做出决定。全科医师通过与社区居民的交往，建立一种互相信任、平等相处的人际关系，以朋友、帮助者、教育者的身份，运用交往技巧和相关知识，帮助人们认识问题，做出正确的决定，最终有效地解决健康问题。

2. 加强健康教育　全科医师应该充分利用社区卫生服务网络、社区健康维护资源以及社区的人力、技术、设备、经济等卫生资源，适当利用社区内外的社区机构、学校、社团等非医疗资源，积极发挥团队合作，有效地在社区开展健康教育。健康教育内容可涉及社区常见健康问题的防治方法、康复手段、社区用药原则等。

3. 会诊转诊管理　全科医师在处理健康问题时，既是治疗者，又是协调者，要学会合理利用各种医疗资源，如医院的专科医生、社区护士、保健人员、社会工作者、营养师，以及社会有关机构和组织等。根据不同的会诊、转诊目的，决定相应的转诊专科；并根据自己掌握的经验和资料，选择学识、技术、个性、合作程度等适合的专科医生；书写转诊记录，并尽可能充分地与接诊医生交流患者情况，包括其生理、心理和社会因素各个方面，必要时向接诊医生追踪了解处理情况，为患者提供连续性、整体性的健康照顾。

六、"互联网+"社区卫生服务

随着互联网的普及，尤其是 5G 网络和智能手机的不断普及和发展，"互联网+"技术不断提高。"互联网+"是把互联网的创新成果与经济社会各领域深度融合，推动技术进步、效率提升和组织变革，提升实体经济创新力和生产力，形成更广泛的以互联网为基础设施和创新要素的经济社会发展新形态。在《国务院关于积极推进"互联网+"行动的指导意见》（国发〔2015〕40号）、《国务院办公厅关于促进"互联网+医疗健康"发展的意见》（国办发〔2018〕26号）的指导下，"互联网+"社区卫生服务的模式在不同应用场景下，被不断构建、完善与应用。

（一）"互联网+"社区卫生服务的概念

"互联网+"社区卫生服务，是社区卫生服务融入"互联网+"的一种新发展模式，是将"互联网+"技术应用到基层医疗卫生机构的基本医疗服务、公共卫生服务和管理监管服务过程中，通过移动互联网应用技术将基层医疗卫生服务，以移动化应用方式、互联网云应用方式延伸到居民家中，建立社区、家庭、居民互动型和协同化社区医疗卫生服务体系。

"互联网+"社区卫生服务涉及基本医疗和公共卫生服务等方面，通过应用于社区机构的媒介宣传和信息对外公开方面，可提高社区居民对社区卫生医疗机构工作的了解，促进社区卫生医疗机构工作的透明化；通过医患沟通互动，更容易建立良好的医患关系；通过延伸院内服务，能提高居民的医疗服务获得感；通过互联网化思维，可搭建协同化、集成化和共享化卫生数据统计监管服务，建立多维的社区卫生服务数据分析体系，进而更好地为管理层提供辅助决策服务。

通过"互联网+"社区卫生服务，能够基于区域人口健康信息平台，实现公共卫生、基本医疗、医保医药等应用服务信息化的互联互通和协同，进而更好地促进社区卫生服务工作的创新和发展。

（二）"互联网＋"社区卫生服务的应用

从当前"互联网＋"社区卫生服务的发展趋势看，互联网和社区卫生服务两者之间更多的是融合而非颠覆，不是简单地将现有线下服务体系搬到线上，而是不断地融合新技术形成新的体系。目前虽然"互联网＋"社区卫生服务存在一些诸如系统建设性规范缺乏、标准化程度不足、医疗监管欠缺、相关人员技术水平不够、产品性能和设计体验良莠不齐等问题，但作为应势而生的新生事物，它以互联网为载体、信息技术为手段，充分发挥了互联网的高效、便捷优势，在提高社区卫生资源利用效率、优化资源配置，创新社区卫生服务模式、提高服务效率，降低服务成本，提升社区卫生的现代化管理水平，满足人民群众日益增长的医疗卫生健康需求，以及培育新型产业和培养相关复合型技术人才等方面已经显现出重大意义。

"互联网＋"社区卫生服务，以医疗健康为核心，强调需求导向、问题驱动，通过技术创新带动医疗行业的升级，不断探索"互联网＋"在社区卫生服务领域的应用和实践，才能不断提高社区卫生服务的能力和水平，拓展服务内涵和领域。目前，"互联网＋"社区卫生服务的应用主要体现在以下方面。

1. 家庭医生签约服务 家庭医生签约服务是在坚持居民知情、自愿原则的基础上，居民通过与社区卫生医疗机构签订一定期限服务协议的方式，与家庭医生建立长期稳定的契约关系。签约后，居民可享受约定的连续、综合的基本医疗、公共卫生和健康管理等服务。家庭医生并非"私人医生"，家庭医生签约服务也不是上门服务，家庭医生签约服务一般由社区卫生医疗机构提供，但针对老年人、行动不便、符合条件的签约居民，社区卫生医疗机构可根据自身服务能力和条件，按有关要求提供出诊和家庭病床等上门服务。家庭医生签约服务提供的主体，既可以是全科医生，又可以是在医疗卫生机构执业的其他类别临床医师（含中医类别）、乡村医生及退休临床医师。国家鼓励各类医生到社区卫生医疗机构提供不同形式的签约服务，积极引导符合条件的二、三级医院医师加入家庭医生签约服务队伍，以社区卫生医疗机构为平台开展签约服务。家庭医生既可以个人为签约主体，也可组建团队提供签约服务。

社区卫生医疗机构可以利用 APP、微信公众号等信息技术手段，突破传统线下签约的操作，实现线上为社区居民提供综合、连续、协同、规范、高效的家庭医生签约服务，包括签约申请、续约申请、解约申请、建立健康档案、改签家庭医生、审核等基本操作及门诊预约、上门服务预约、免疫接种、康复治疗、体检预约、慢病管理、健康咨询、健康教育、双向转诊等服务。通过"互联网＋"家庭医生签约服务的完善和推广，创建了家庭医生与居民和家庭之间、医生与医生之间、医院与医院之间协作互动，全科专科有效联动、医防有机融合的新模式，可扩大家庭医生签约服务的覆盖面，有效提升签约的质量和效率，也能满足新常态下不同层面的社区居民对医疗健康服务不断增长的多层次、个性化的需求，对完善和推动家庭医生和分级诊疗制度的落地与推广，具有积极的意义。

2. 健康咨询服务 社区卫生医疗机构可以充分利用 App、微信公众号或其他专用设备等多种形式，支持家庭医生团队成员向签约居民提供远程健康咨询服务。居民在任何地方都可以与医生进行图文、音频、视频、网络电话等多种形式的咨询交流。为方便医生了解病情，居民可对个人病情进行描述，也可上传病患部位、检查报告、与病情相关的其他资料，供医生参考。这种方便、快捷的沟通方式，让居民和医生之间实现良好的互动。

该项服务可使家庭医生签约服务提供者为居民的健康问题提供个性化、专业性的建议性意见，如提供日常保健咨询、常见病康复注意事项、饮食保健注意事项、活动锻炼的注意事项、就诊前指导、检查结果的解答等不同方面的服务。在一定程度上，可以解决居民从"身体不适"到"去医院"之间的需求。

3. 社区诊疗服务 社区卫生医疗机构作为慢性病和常见病复诊的主要医疗服务机构，是慢病管理的主要力量，可以应用"互联网＋"技术建立医疗服务和支撑体系。"互联网＋"社区诊疗服务可以为常见病、多发病复诊的社区居民提供远程复诊、健康咨询与处方、配药等医疗服务。该服务模式拓展了医疗服务空间和内容，为社区居民提供便捷、高效的医疗服务，更加精准对接和满足群众多层次、多样化、个性化的健康需求，实现社区卫生服务的多元化。同时，又可节约经济成本、就医交通成本、人力成本、时间成本等直接和间接成本，且在传染病流行或防控期间，可有效减少人员聚集、降低交叉感染风险。

对于疑难病例，也可以申请远程会诊、远程影像诊断、远程心电诊断等服务，一定程度上有效提升了基层诊疗能力和医疗服务效率，推动了社区医疗质量的提高，更加便民惠民，深入人心。

4. 药品配送服务 社区卫生医疗机构对于线上开具的常见病、慢性病处方，经药师审核、调剂之后，可委托符合条件的第三方机构配送药物至居民家中（或指定地点）。"互联网＋"药品配送模式，可以节省居民出行成本和时间成本，对于行动不便的居民或上班族来说尤其如此，同时也延伸了社区卫生医疗机构药学服务空间。

5. 医学健康教育 社区卫生医疗机构可以利用互联网平台，为社区居民提供内容丰富、形式多样的医学健康知识，普及健康生活方式，包括原创科普文章、微课堂、健康教育短视频等，可以根据签约居民的健康状况发送个体化的健康教育内容，也可以在线上开展健康主题运营活动，如慢病管理讲座、运动健身知识等，并可与居民进行在线互动。

"互联网＋"医学健康教育的模式，突破传统的线下医学科普教育模式，丰富了宣教的形式和内容，有利于居民反复学习，提高居民自我健康管理能力和健康素养。在新型冠状病毒感染（COVID-19）疫情流行期间，该模式对社区居民的医学健康教育起到了巨大作用。

6. 便民就诊服务 社区卫生医疗机构利用 APP、公众号、小程序等技术手段，为社区居民提供包括查询医疗机构基本信息、服务特色、医生基本信息及其出诊信息、分时段预约挂号、退号、候诊提醒、信息变动提醒、接种预约、体检预约、查询检查检验报告、接收定制健康信息、管理个人健康档案、划价缴费、医保结算等便民服务。该项服务能极大地帮助居民便捷地获取相关信息，减少社区居民就医时间成本，对形成有序就医，缓解医疗机构人群聚集也有较大帮助。

7. "互联网＋"人工智能应用服务 有条件的社区卫生医疗机构利用"互联网＋"人工智能应用，如临床诊疗决策支持系统、支持中医辨证论治的智能辅助系统、智能可穿戴设备等，可有效地辅助医生提高诊疗服务水平和慢病随访能力。

第二节 社区中医药卫生服务

中医药作为我国的传统医药，以其系统的理论、丰富的内涵、行之有效的治疗手段，维护华夏子孙数千年的健康与繁衍。在当代的社区卫生工作中，中医药仍然承担着重要的责任。

一、社区中医药卫生服务的意义

（一）探索与实践中国特色的卫生发展道路

我国要坚持以人民健康为中心，坚持预防为主，坚持医疗卫生事业公益性，推动医疗卫生发展方式转向更加注重内涵式发展、服务模式转向更加注重系统连续、管理手段转向更加注重科学化治理，促进优质医疗资源扩容和区域均衡布局，建设中国特色优质高效的医疗卫生服务体系，为人民群众提供全方位全周期的健康服务。中医药是我国独具特色和优势的卫生资源，加快发展社区中医药服务，能够促进中医药事业的全面协调和健康发展，能使中医药更好地为实现国家战略目标和任务而服务。

（二）满足人民群众对美好生活向往的中医药需求

随着我国医药卫生体制改革的深化，中医药健康服务高质量发展工程的推进，越来越多的群众选择在社区寻求医疗保健服务。2021 年年末，我国 99% 的社区卫生服务中心、98% 的乡镇卫生院能够提供中医药服务。随着社区中医药服务供给的不断扩大和优化，充分发挥其在社区卫生服务各领域的优势和特色，才能丰富社区卫生服务内涵，提高社区卫生服务机构的综合服务能力，才能更好地满足人民群众对美好生活向往的中医药需求，不断增强人民群众的获得感、幸福感、安全感。

（三）发挥自身特色和优势促进中医药事业发展

中医药强调"天人合一"，重视社会环境、心理因素对健康的影响；中医药在"治未病"理念指导下开展预防保健、辨证论治，以防治常见病、多发病、慢性病、老年病、传染病及功能性疾病见长；中医诊疗技术简便，方法灵活，对诊疗仪器设备依赖相对较少；中医药服务安全有效、费用相对低廉。这些特点与社区卫生服务"综合、持续、便捷、经济"的要求十分吻合。社区是中医药存在和发展的坚实基础，发展社区中医药服务，才能使中医药在预防、医疗、保健、康复、健康教育、优生优育等方面的特色和优势得到充分发挥和全面体现。

二、社区中医药卫生服务的特点

（一）服务公益性

社区卫生服务是实现人人享有基本医疗卫生服务的基础环节。社区卫生服务机构承担着政府公益性职责，向社区居民提供优质、便捷的基本医疗服务。社区卫生服务与大、中型医院相比，除了基本医疗服务以外，还有许多属于公共卫生服务的范畴，公益性更加突出，真正有助于减轻居民的疾病诊疗负担，切实解决"看病难、看病贵"问题，保障和提高居民健康。其中社区中医药卫生服务"简、便、廉、验"的特征，更有利于卫生服务公益性的实现。

（二）服务主动性

医院模式下的专科医疗一般是被动性服务，以全科医生为重点的社区卫生服务是主动性服务。全科医生与社区居民建立以家庭为单位的连续且固定的医患关系，更有利于获得一手的全方位的与健康问题有关的资料，更有利于医患双方的信任、合作与配合，从而使得医患双方在防治疾病和增进健康方面都有更高的积极性。

（三）方式综合性

随着社会经济的发展和生活水平的提高，人们不再是单纯地需要针对疾病和症状的诊疗服务，还期待获得预防、保健、心理、医疗安全性等相关知识。医院主要提供医疗服务，而社区卫生服务除了向居民提供基本医疗外，还包括预防、保健、康复、健康教育及优生优育技术指导等，可以有效解决居民的上述健康相关需求。中医药在宣传、教育上，具有得天独厚的文化基础、社会基础，在为社区居民提供健康咨询和养生保健方法等方面有其特有的优势。

（四）时间连续性

从"以疾病为中心"到"以人为中心"，是西医学理念的重要转变。从对社区居民的定性调查中可以了解到，医疗服务的连续性是居民最为关注的内容。连续性照顾是初级卫生保健的核心，在社区卫生服务的众多优点中，也最为社区居民所认可。医院模式大多只能进行简单的随访，只有社区卫生服务可以确保为居民提供连续的、全程的服务。中医药的治疗、康复、保健往往都需要长期的过程，尤其在慢性病的治疗与预防中，社区卫生服务可以充分满足这一条件。

（五）对象全体性

医院只为患者提供服务，社区卫生服务对象除了患者以外，还包括亚健康人群和全体居民，其全体性不仅仅体现在以家庭为单位的全体，更体现在以社区居民为单位的全体。尤其是对因不良生活行为方式导致亚健康状态的人群，社区卫生服务更有条件开展各种具有针对性的生活干预和健康教育。社区中医药卫生服务可提供有特色的、群众喜闻乐见的保健方法，如针灸、推拿、按摩、刮痧、穴位贴敷、八段锦、五禽戏、太极拳等，这些方法容易形成群众基础，可以从生理和心理上达到促进健康的目的。

（六）方便可及性

方便可及性是社区居民对医疗卫生服务的基本要求，也是医疗卫生服务机构服务水平的重要标志。可及性主要表现在地域上的接近、使用上的方便、关系上的亲切和价格上的公平合理等方面。与大型医院相比，社区卫生机构在这些方面显然更具有优势。同时，社区卫生服务提供基本医疗服务，药品大多是国家基本药物，技术是适宜技术，费用明显低廉。社区中医药卫生服务对于器材依赖较小，费用较低，更方便可及。

三、社区中医药卫生服务的内容

（一）社区中医药医疗和护理

针对社区常见的、多发的健康问题，可应用中医药方法和适宜技术开展连续性的诊疗、健康管理、护理，满足社区居民的需求。

1. 社区常见健康问题的中医药诊疗　运用中医药方法与针灸、推拿、拔罐、穴位贴敷等适宜技术对社区常见健康问题开展连续性的诊断、治疗、护理等活动。社区常见健康问题：内科常见病症，如咳嗽病（慢性支气管炎、感染后咳嗽等）、哮病（哮喘）、肺胀（慢性阻塞性肺疾病）、头痛、胸痹心痛（冠状动脉粥样硬化性心脏病）、胃痞（功能性消化不良）、便秘、痹病（类风湿关节炎、骨关节炎）、眩晕（椎－基底动脉供血不足、高血压等）、消渴（糖尿病）、中风后遗症、淋证（急慢性尿路感染）、郁病（抑郁症、焦虑症）、不寐、面瘫（周围性面瘫）等；外科与骨伤科常见病症，如肩凝症（肩周围关节炎）、腰痛（腰椎间盘突出症）、腰股痛（坐骨神经痛）、溃疡、疖肿、项痹（颈椎病）、膝痹（膝关节骨性关节炎）、伤筋（软组织损伤）、骨痿（骨质疏松症）等；妇科常见病症，如绝经前后诸证（更年期综合征）、月经失调、产后缺乳、带下病等；

儿科常见病症，如小儿消化不良、反复感冒（反复呼吸道感染）等；常见传染病，如新型冠状病毒感染、流行性感冒等；其他，如肿瘤术后、急慢性咽炎、鼻炎、鼻窦炎、耳鸣、亚健康等。

2. 慢性病的中医健康管理　针对眩晕（高血压）、消渴（糖尿病）、中风（脑卒中）、胸痹心痛（冠状动脉粥样硬化性心脏病）、肺胀（慢性阻塞性肺疾病）等社区常见慢性病，制订具有中医特色防治一体化的健康管理方案。

3. 家庭中医药服务　家庭是提高基层中医药服务能力的新阵地，除对有特殊需求的患者提供上门服务外，还可以通过家庭医生签约服务等形式，以家庭为单位，提供更有针对性的中医药健康教育和指导，让患者或家人掌握简易的中医适宜技术。

4. 社区中医药护理　在辨证施护的基础上，开展慢性病、母婴、护理、心理咨询指导以及家庭护理等专项中医护理服务。

（二）社区中医药预防保健

社区中医药预防保健的对象为社区居民，以妇女、儿童、老年人、慢性病患者、残疾人和对养生保健有特殊需求的人群为重点，其内容涉及各个方面。

1. 针对当地的气候条件、地理环境、风俗习惯，结合居民体质状况、生活方式、多发疾病谱等，制订适合本地区实际情况的中医预防与养生保健方案，为不同人群提供相应的中医预防与养生保健服务。

2. 针对季节性疾病和传染性疾病的易感人群，开展中医药健康教育，并采取中医药干预措施。如在新型冠状病毒感染、流行性感冒流行期间，提供适宜的煎剂处方；在过敏性疾病易发期，采用中药熏鼻喷喉等方法延缓发作；在节假日前后进行脾胃调理等。

3. 针对孕产妇，运用中医药知识开展孕期、产褥期、哺乳期保健服务，如饮食起居指导、常见病食疗、运动指导、康复训练指导、产后心理辅导、催乳、回乳等。

4. 结合国家公共卫生服务，开展中医"治未病"服务和健康管理服务。如应用《中医体质分类与判定标准》开展中医体质辨识，针对居民的不同体质，制订个体化调护方案，指导居民的起居调养、药膳食疗、情志调摄、动静养生和经络腧穴按摩保健等；为 0～36 个月儿童进行中医药健康指导。

5. 开展中医药养生保健科普活动，向社区居民宣传相应的中医药预防与养生保健知识以及中医药慢性病防治和传染病防治知识，传授养生保健和健康的生活方式，如饮食起居、健身运动、心理调适、疾病预防、调护等，推广普及八段锦、五禽戏、太极拳等传统体育运动。

（三）社区中医康复

社区中医康复是指在中医药理论指导下，通过针灸、推拿、中药等中医药康复手段，组织康复对象及其家属和社区共同参加，帮助病、伤、残者逐步改善躯体、心理、精神和社会的功能，改善或恢复其独立生活、学习和工作的能力，以更好地适应环境，提高生活质量。

社区中医康复的对象以有康复需求的人群为主，如中风后遗症、骨关节病、小儿脑瘫、痿证、痴呆、先天发育障碍等造成的躯体、心理和社会功能障碍者；有伤残诸症者，如肢残、骨折、伤筋等。

社区中医康复利用专门的场地和多种多样的方法和手段，针对不同康复服务对象，制订个体化中医康复方案，提供相应康复服务，传授安全、有效、易学的中医康复手段及训练指导，并做好服务记录，及时进行效果评估，调整康复方案。社区卫生服务机构可与残联、民政等相关部门协作，组织社区康复需求调查，开展中医康复咨询服务。平时可针对社区居民或家庭开展中医康复健康教育，加大其在社区的普及力度。

（四）社区中医药健康教育

社区中医药健康教育以社区居民为对象，以社区老年人、慢性病患者、残疾人和对养生保健有特殊需求的人群为重点人群。

社区中医药健康教育的内容丰富多彩，如中医四季饮食、起居，体质调养，中医防病治病，疾病、康复相关的医学健康知识等各个方面内容；也可提供针对不同年龄阶段、不同生理阶段的人群普及相关的医学知识及养生保健、食疗药膳、情志调摄、运动功法和体质调养等内容。总之，可结合本地区、社区实际进行健康教育内容的选择。

社区中医药健康教育的方法各异，应以适合本社区的实际情况为宜。如开展社区中医健康教育知识讲座；开展社区中医健康咨询，如合理营养，慢性病的防治知识，家庭心理教育，以及暴饮暴食、偏食、酗酒对健康的影响等；开展以家庭为单位的中医健康教育；结合"世界结核病日""全国肿瘤防治宣传周""世界无烟日""高血压日""糖尿病日""世界艾滋病日"等各种主题日活动开展相应的健康教育活动。

社区中医药健康教育的形式多种多样，常见的如下：①语言方法：采取口头交谈、健康咨询、专题讲座、医患（或群众）座谈等方法宣传中医药保健知识。②文字方法：标语、宣传单、宣传画、宣传册、医药报刊、墙报、专栏、健康教育处方、运动处方等。③图片与实物：图片、照片、中药标本、模型、示范等。④多媒体与互联网方法：广播、幻灯片、电视、电影、投影、微信公众号、APP等。⑤组织趣味活动：如健身表演、知识竞赛、有奖竞猜等。⑥营造中医药文化环境：在社区卫生服务机构显著位置悬挂健康养生诗词、中医食疗挂图、牌匾、药膳模型等。

思考题

1. 社区的基本特征和基本功能有哪些？
2. 社区诊断的主要步骤有哪些？
3. 如何进行社区干预？
4. 社区中医药卫生服务的特点有哪些？
5. "互联网+"社区卫生服务的应用有哪些？
6. 社区中医药健康教育的形式有哪些？请举例说明。

医学的根本目的是预防疾病，促进健康。近年来，随着疾病谱和死因谱的转变，更多疾病呈现多病因，以及需要综合性、长期性医疗照顾的特点，生物—社会—心理医学模式被普遍接受，医学的重心也由过去的治疗转向预防。随着人们生活水平的提高，更多的人不仅仅关心是否患病，更关心如何维护和促进健康、提高生命质量、延长健康的生存时间。

中医全科医学的预防保健是将中医学和全科医学的预防保健思想和方法融为一体，在整体观念指导下，全方位认识生命和健康，以人为根本，以健康为目标，将疾病预防放在医学研究的重要地位，充分发挥两种医学的优势和特色。中医全科医学的发展，为中医治未病理念与预防医学思想结合提供了新平台。

第一节　中医治未病

在中医学漫长的发展历程中，治未病的医学思想始终闪烁着光芒。治未病最早见于《黄帝内经》"圣人不治已病治未病"的论述，迄今已有两千多年的历史。治未病包括未病先防、既病防变、瘥后防复等多个方面的内容，是"上工之术"。

一、治未病理论的形成和发展

历代医家、养生家和广大劳动人民通过长期防病保健的实践，不断丰富和发展了预防疾病的内容，逐步形成了一套较为完整的治未病理论体系。

（一）萌芽阶段

远古时期，人们从社会生活中萌发出朴素的预防意识与思想，如《商书·说命》载"惟事事，乃其有备，有备无患"，可以看出"治未病"这种防患于未然、预防为主的思想最早可以追溯至殷商时代。《吕氏春秋·古乐》载"昔陶唐氏之始，阴多滞伏而湛积，水道壅塞，不行其原，民气郁阏而滞着，筋骨瑟缩不达，故作为舞以宣导之"，提出以舞蹈来疏导阳气，防治阴气过盛，沉积凝滞。随着社会生产劳动和生活实践经验的积累，人们逐渐开始用改善生存条件和个人卫生等措施进行最简单的治未病活动，并积累了原始的防病治病经验。

春秋战国时期，专业医生的出现促进了实践医学的快速发展，诸子百家的学术争鸣使朴素的哲学思想与医学实践相结合，逐步形成治未病理论。其萌芽可见于《周易》中"水在火上，既济；君子以思患而豫（通'预'）防之"，这是预防一词的最早出处。《左传·襄公十一年》云："书曰：居安思危。思则有备，有备无患。"朴素的居安思危、防患于未然的哲学思想对治未病理论的形成具有重要影响。《道德经·六十四章》提出的"为之于未有，治之于未乱"，是《黄帝内经》治未病理论的渊源。

（二）形成阶段

《黄帝内经》首先提出了"治未病"理论，在《黄帝内经》"治未病"思想指导下，春秋战国时期的医家、养生家和广大劳动人民通过长期防病保健的实践，不断丰富和发展了预防疾病的内容，初步形成了一套较为完整的治未病理论体系。以《黄帝内经》为首，古代医家为中医学治未病理论的形成奠定了基础，从以下几个方面可以得到证明。

1. 确立以预防为主的理念　《素问·四气调神大论》云："是故圣人不治已病治未病，不治已乱治未乱，此之谓也。夫病已成而后药之，乱已成而后治之，譬犹渴而穿井，斗而铸锥，不亦晚乎。"这句话提出了"治未病"的思想，阐明了"治未病"的重要性，为后世医家研究中医预防理论奠定了基础。

2. 重视天人相应的整体观　中医学非常重视天人相应，强调人与自然的和谐共处，以及顺应四季变化的养生保健原则。它把人与自然看作一个有机的整体，认为人的活动要与自然界的变化相适应，要保持阴阳平衡、气血调和等健康状态。《素问·宝命全形论》云"人以天地之气生，四时之法成"，强调人禀天地之气生，顺应四时规律才能确保健康。《灵枢·本神》云："智者之养生也，必顺四时而适寒暑……如是则僻邪不至，长生久视。"强调了人与自然界四时保持协调统一的重要性。《素问·四气调神大论》云："故阴阳四时者，万物之终始也，死生之本也。逆之则灾害生，从之则苛疾不起，是谓得道。"为中医未病先防观奠定了理论基础。

3. 倡导以健身运动防病　早在战国和秦汉时期，各种健身术就已经受到了人们的重视，人们通过多种"导引术"和"吐纳术"来健身防病，这些运动既能增强身体素质，又能促进身心愉悦，有助于身心健康。《素问·异法方宜论》提出"导引按跷"之法，倡导"动以养形"的原则和方法。东汉末年华佗创"五禽戏"以健身防病，"年且百岁，而犹有壮容"，他认为"动摇则谷气得消，血脉流通，病不得生，譬犹户枢不朽是也"，倡导以健身运动来预防疾病的发生，五禽戏使健身运动发展到了一个新的阶段。后世在治未病理论基础上发展的太极拳、八段锦、易筋经等运动，至今对健康研究仍有重要价值。

4. 注重以道德修身养性　古代医家受道家思想的影响，十分重视修身养性，注重精神修养，通过心理调节、精神放松等方式来调理情绪，以促进身心健康，从而预防身心疾病的发生。如《素问·上古天真论》云："恬惔虚无，真气从之，精神内守，病安从来。是以志闲而少欲，心安而不惧，形劳而不倦，气从以顺，各从其欲，皆得所愿。"认为善于养生者心情应该清净安闲，排除各种杂念，使真气顺畅，精神守于内，疾病无从生，虽形体劳作但不使疲倦，能随其所欲满足愿望，使体健无病。强调了调摄精神，保养正气的重要性，其中包括保持良好的心理状态，增强自身免疫力，建立健康的生活习惯，注意饮食、睡眠、运动等，以及保持良好的生活环境，确保充足的睡眠，以及经常进行心理调适等。

5. 重视保养先后天之精气　肾藏精，主生殖，为先天之本。《素问·上古天真论》云："女子七岁肾气盛，齿更发长。二七而天癸至，任脉通，太冲脉盛，月事以时下。""丈夫八岁，肾气实，发长齿更。二八肾气盛，天癸至，精气溢泻。"论述了人体生长壮老已，是肾精由盛到衰的过程，指出保养肾中精气具有防病抗衰的重要意义。脾为后天之本，气血生化之源。《黄帝内经》也十分重视对脾胃的调养，《素问·生气通天论》云："是故谨和五味，骨正筋柔，气血以流，腠理以密，如是则骨气以精，谨道如法，长有天命。"强调应饮食有节，五味调和，以满足人体精气化生之需要。亦认为精气是指人体内各个脏腑得以正常运行的物质基础，而精气的化生则主要依靠脾气运化和肾气封藏，两脏不虚，功能协调，就可以使人体精气神充盛，以防老祛病，延年益寿。由此，建立了以五脏为中心、重视保养先后天之精气的"治未病"理论。

（三）发展阶段

后世医家在《黄帝内经》治未病理论基础上，开始将其应用于临床实践。东汉张仲景认为："服食节其冷、热、苦、酸、辛、甘，不遗形体有衰，病则无由入其腠理。"强调在无病状态下，饮食有节，冷热适度，不要五味偏嗜，以摄生防病。此外，《伤寒论·辨阴阳易瘥后劳复病脉证并治》中主张做好疾病预后调理，以最大限度减少疾病复发的可能性，从而达到改善患者健康状况、提高生活质量的目的。唐宋时期，治未病理论与实践进一步发展完善，出现针对婴幼儿和老年人的治未病方法。唐代孙思邈认为："上医医未病之病，中医医欲病之病，下医医已病之病。"将疾病分为未病、欲病、已病三个阶段，要求医生"消未起之患，治未病之疾，医之于无事之前"。这是中医学最早的三级预防概念，亦与现代预防医学的三级预防思想甚为相合。在其著作《备急千金要方》和《千金翼方》中载有许多养生延年的方法和措施，很有实用价值。北宋钱乙根据小儿体质特点，主张"重视先天，补益后天，慎用攻下"的原则，提出"渐与稠粥烂饭，以助中气，自然易养少病，惟忌生冷、油腻、甜物等""脾胃虚衰，四肢不举，诸邪遂生"，重视健中气的治未病思想。北宋陈直在《养老奉亲书》中认为"高年之人，真气耗竭，五脏衰弱，全仰饮食以资气血"，强调"凡老人有患，宜先食治，食治未愈，然后命药，此养老人之大法也"。元代朱震亨《丹溪心法》指出："与其救疗于有疾之后，不若摄养于无疾之先。盖疾成而后药者，徒劳而已。是故已病而后治，所以为医家之法；未病而先治，所以明摄生之理。夫如是则思患而预防之者，何患之有哉？此圣人不治已病治未病之意也。"明代张景岳提出："祸始于微，危因于易，能预此者，谓之治未病，不能预此者，谓之治已病。知命者，其谨于微而已矣。"张景岳所谓"谨于微"就是"治未病"的关键所在。清代温病学家叶天士对于治未病的既病防变研究颇深，他在《温热论》中指出"务在先安未受邪之地"，阐明了既病防变的治未病思想，即在疾病过程中要主动采取措施，防变于先，控制病势发展。

中华人民共和国成立以来，党中央提出了"预防为主"的基本方针。在1950年8月召开的第一届全国卫生工作会议上提出的"面向工农兵，预防为主，团结中西医"成为我国最早的卫生工作方针。进入21世纪以来，随着医学模式的转变，医学发展趋势由"以治病为目标对高科技的无限追求"转向"预防疾病与损伤，维持和提高健康"，给治未病的发展带来了前所未有的发展机遇。2007年全国启动治未病健康工程，各地纷纷成立治未病中心，中医特色预防保健服务体系逐步成型。2016年10月25日，中共中央 国务院办公厅发布了《"健康中国2023"规划纲要》，突出"大健康"的发展理念，构建中医治未病健康服务体系，将中医药优势与健康管理相结合，探索集健康文化、健康管理、健康保险为一体的中医健康保障模式。根据治未病思想，采用中医中药治未病的方法，在大健康时代背景下，对于疾病的预防更是展现出巨大优势。

二、治未病理论的内容和方法

中医学在认识"未病"方面，体现了"防重于治"的思想。任何疾病的发生都是从"未病"到"已病"，从"未成形"到"已成形"。"未病"不仅是指机体处于尚未发生疾病的状态，而且包括疾病在动态变化中可能出现的趋向和未来可能表现出的状态。其内容包括：疾病轻微的隐而未现阶段，显而未成的有轻微表现阶段，成而未发的有明显表现阶段，发而未传的有典型表现阶段，传而未变的有恶化表现阶段，变而未果出现愈或坏、生或死的紧急关头阶段。因此，疾病在未成形的阶段，医生不仅要善于治疗患者，还要熟悉疾病的发展规律，了解疾病的致病机制，才能够准确识别和诊断疾病，及时采取有效的治疗措施。

（一）治未病理论的内容

《素问·四气调神大论》中"圣人不治已病治未病"是对治未病最为经典的论断，明确提出了"未病先防"的思想内涵。《素问·阴阳应象大论》云："圣人为无为之事，乐恬惔之能，从欲快志于虚无之守，故寿命无穷，与天地终。"提出了治未病的养生保健基本原则。《素问·八正神明论》云"上工救其萌芽"，补充了未病先防另一层含义，就是疾病出现某些先兆，或处于萌芽状态时，应采取措施，防微杜渐，从而防止疾病的发生，即"欲病救萌"。在中医防病治病理论体系中，治未病思想实际上包含未病先防、既病防变、瘥后防复三个基本内容。

1. 未病先防　未病先防是指在疾病发生之前，注重保养身体，顾护正气，提高机体免疫功能，起到预防疾病的作用，正所谓"正气存内，邪不可干"。只有做好各种疾病的健康教育，普及中医药健康知识和技能，做好养生保健，才能预防疾病发生。使人不生病的医生，才是真正的高明医生（上工）。

2. 既病防变　既病防变，是指在患病之后，注重及时明确诊断，及时采取干预措施进行处理，同时扶正祛邪，防止疾病的传变和发展。如《金匮要略》曰："见肝之病，知肝传脾，当先实脾，四季脾旺不受邪，即勿补之。中工不晓相传，见肝之病，不解实脾，唯治肝也。"提示我们，只知道对发生病变的脏腑进行治疗，是治已病，为普通医生（中工）所为；而当一个脏腑病变发生时，能及时想到这个脏腑的病变可能会影响其他的相关脏腑，并注意充实其他相关脏腑的经气，防止疾病的传变和发展，则是治未病，才是上工所为。

3. 瘥后防复　瘥后防复，是指在疾病瘥愈之后，要注意从整体上调整阴阳，维护阴阳平衡，防止疾病复发。《素问·至真要大论》指出："谨察阴阳所在而调之，以平为期。"患者初愈后，阴阳刚刚达到新的平衡，一般而言，大多仍有邪气留恋之势，机体处于不稳定状态，生理功能尚未完全恢复，这就要求在病愈或病情稳定之后，针对患者的具体情况，采取综合措施，促使脏腑经络之功能尽快恢复正常，以达到邪尽病愈，扶助正气，消除宿根，避免诱因，防其复发之目的。如《素问·热论》在论述热病的护理与饮食禁忌时指出："病热少愈，食肉则复，多食则遗，此其禁也。"热病初愈，但还有余热未尽，蕴藏在内，脾胃虚弱，胃气未复的状况，若食肉或多食，则会伤及脾胃，助长热邪而复发疾病。提示当此之时，一定要注意饮食调护和禁忌，促进疾病瘥愈，健康恢复。如对脾胃病患者告知其病愈后宜食暖热、易消化的软食，注意按时进食或少食多餐；忌生冷刺激、辛辣及黏腻、油炸等伤胃之物，都属于瘥后防复的措施。

（二）治未病的方法

1. 顺应自然　中医学非常重视天人相应、适应四时、顺乎自然的预防保健原则，强调人体与自然环境要保持统一性，要根据四季气候变化来调整人体的功能，以达到最大限度地减少疾病的发生，维护健康。强调了人体对外界自然环境、社会环境变化的积极应对，当其发生变化时，人体功能就会失调，从而引发疾病。因此，要想达到正常的健康状态，做到顺应自然，就需要通过人体内部的调节使之与外界自然环境、社会环境的变化相适应。如《素问·四气调神大论》云："春三月，此谓发陈，天地俱生，万物以荣，夜卧早起。""夏三月，此谓蕃秀，天地气交，万物华实，夜卧早起，无厌于日。""秋三月，此谓容平。天气以急，地气以明，早卧早起。""冬三月，此为闭藏。水冰地坼，无扰乎阳，早卧晚起。"论述了顺应四时生长收藏的气候变化与昼夜阴阳消长变化规律的养生方法。《素问》还提出了"春夏养阳，秋冬养阴"的观点，为中医的未病先防、冬病夏治奠定了理论基础。

2. 平衡阴阳　中医治未病的根本目的就在于维护阴阳平衡，使人体处于平衡和谐的状态，以维持人体的健康。阴阳平衡是维持人体正常生理活动的基础，疾病的发生发展都是阴阳失去相对动态平衡的结果。因此，当阴阳出现失衡时，需要采取"调整阴阳，以平为期"的措施，使人体恢复阴阳平衡，达到健康状态。如《素问·阴阳应象大论》指出"阴胜则阳病，阳胜则阴病；阳胜则热，阴胜则寒"。所以，无论日常饮食起居，还是精神活动，都要以保持平衡状态为基本原则。另外，阴阳平衡也包括机体与外界组织交换的相对平衡，即人体与外界环境之间的物质和能量的交换，这种交换可以有助于维持机体功能，并提升人体对外界环境的适应能力。机体通过对外界环境的适应，通过自身调节达到一种动态平衡状态，从而维持健康和防止疾病的发生，如《伤寒论》所说："阴阳自和者，必自愈。"

3. 调畅情志　中医学历来重视心理保健在治未病中的作用。养心守神，心情舒畅，精神愉快，有利于气血流通，阴阳和调，身体健康。反之，消极的情绪会降低人的活力，消磨人的精力，导致或促进疾病的发生发展。西医学已经逐渐发现某些疾病如高血压、溃疡病及月经失调等，都与情绪不良有直接的关系。《素问·阴阳应象大论》云："人有五脏化五气，以生喜怒悲忧恐。"指出精神情志的变化是影响人体健康的重要因素之一，它不仅影响人的精神状态，还会影响人的身体健康。精神情志的变化可能会导致身体内环境的变化，从而影响体内激素分泌、免疫功能、新陈代谢等多个系统，进而导致人体内环境的改变，最终影响人体健康。并且在疾病过程中，情志失调，又可加重病情，使病情恶化。此外，精神情志变化还会对情绪和心理状态产生影响，进而影响人们的心理健康。因此，中医学历来重视精神调养在治未病中的作用，强调"恬惔虚无，真气从之，精神内守"，养心守神，心情舒畅，精神愉快，则人体气机调畅，阴阳调和，正气旺盛，对于预防疾病的发生和发展，促进病情好转，具有重要意义。

4. 调畅气机　《素问·举痛论》指出"百病生于气"，认为疾病的发生多与人体气机紊乱有关。《素问·阴阳应象大论》云："故积阳为天，积阴为地。阴静阳躁，阳生阴长，阳杀阴藏。阳化气，阴成形。寒极生热，热极生寒。寒气生浊，热气生清。清气在下，则生飧泄。浊气在上，则生䐜胀。此阴阳反作，病之逆从也。"人体气机的升降出入，是脏腑、经络、气血功能活动的基础，在人体中起着重要作用。它是指人体内不同脏器之间在气的推动温煦作用下协调配合，促进脏腑功能的正常运转，使人体更加健康。气机升降出入失常，人体生理功能就会改变，就会在人体发生早期的疾病隐患，即所谓的亚健康状态。因此，调畅气机的升降出入，维持其正常功能，才能使人体达到健康的状态。

5. 调和脏腑　中医学理论认为，人体是以五脏为中心，通过经络联系六腑、四肢百骸，将人体构成一个有机的整体。《素问·灵兰秘典论》说："凡此十二官者，不得相失也。故主明则下安，以此养生则寿，殁世不殆，以为天下则大昌。"从治未病理论来看，五脏中以脾肾两脏更为重要，如《医宗必读》所说："故善为医者，必责根本。而本有先天后天之辨。先天之本在肾，肾应北方之水，水为天一之源。后天之本在脾，脾为中宫之土，土为万物之母。"

6. 重视体质　体质是人体在先天禀赋和后天获得基础上形成的形态结构、生理功能和心理状态方面相对稳定的个体特征。由于生命个体的先天禀赋和后天因素不同，所形成的体质特征有显著的个体差异，通过人体的形态结构、生理功能和心理活动的差异性而表现出来。先天禀赋决定着个体体质的相对稳定性，后天因素又使体质具有可变性。体质的可变性具有两个基本规律，一是机体随着年龄的变化呈现出特有的体质特点，二是机体随着外界因素的运动变化呈现出的体质状态的变化。两种变化常同时存在，相互影响，这种可变性是进行体质状态干预的基础。体质相对稳定与动态可变的特点为改善体质提供了前提。因此，通过后天干预使偏颇体质得以纠正或改善，减少对疾病的易感性，预防疾病的发生，甚至从根本上改变体质，从而达到未病先防，既病防变的目的。如痰湿体质与冠心病、高血压、高脂血症、糖尿病、肥胖等疾病的发生有着密切的关系，我们可以通过调节膳食、加强运动和采用中药健脾化痰祛湿的方法改善这种体质，从而预防或减少相关疾病的发生。

7. 调理饮食 饮食是人体赖以生存的精微物质的来源，合理的饮食能补益精气，充养脏腑，提高机体免疫力。长期饮食过饥过饱，或过食肥甘厚味、辛辣醇酒，或饮食偏嗜，都会损伤肠胃，导致疾病发生。正如《素问·痹论》云："饮食自倍，肠胃乃伤。"《素问·生气通天论》云："高粱之变，足生大丁。"同时注意饮食种类搭配和膳食结构的合理，平衡膳食，提倡全面合理营养的食养思想。此外，还要注意饮食卫生，防止病从口入。

8. 起居有常 起居有常是指生活起居要有一定的规律。中医学重视起居作息的规律性，要求人们要顺应四时和昼夜的变化，安排适宜的作息时间，以达到增进健康和预防疾病的目的。还要注意劳逸结合，张弛有度。若劳逸失度则有损健康，过劳则耗伤气血，过逸又可致气血阻滞，均可引起疾病的发生。

9. 强身健体 生命在于运动，主要包括适当的脑力和体力劳动、社交活动等。进行积极健康的运动可以让我们更好地发挥自己的潜力，提高我们的身体素质。这些活动不仅可以让我们保持健康，还能让我们感受到生活的乐趣。经常进行体育锻炼，不仅可以促进血液循环，改善身体代谢功能，还能改善机体的免疫力，增强体质，促进细胞再生，使身体更加强壮健康。此外，经常参加体育锻炼还可以调节机体的神经系统和内分泌系统，让身体更加健康，减少疾病的发生。在《黄帝内经》中提出了"和于术数"和"不妄作劳"两个原则。首先，应该适当地选择和运用锻炼身体的方法；其次，劳作不要违背常规，应考虑季节、时间、年龄、体力及有无疾病影响等诸多因素，做到量力而行并注意调节。

10. 避其邪气 正气不足是疾病发生的内在因素，邪气是发病的重要条件。疾病是邪气作用于人体而引起正邪交争的结果，若没有邪气侵袭，人一般不会得病。但是，当邪气的毒力和致病力特别强，超越人体正气的抗御能力和调节范围时，即使正气不虚，也可使人致病。如疠气、高温、高压电流、虫兽伤、枪弹伤等。所以未病先防除调养身体，扶助正气，提高机体抗病能力外，还要防四时不正之气的侵害，如春季防风邪，夏日防暑邪，秋天防燥邪，冬天防寒邪等；躲避疫毒，防疠气之侵害。正如《素问·上古天真论》所谓："虚邪贼风，避之有时。"并且日常生活和工作中还要注意防范各种意外伤害；讲卫生，防止环境、水源和食物的污染等。

11. 药物预防 事先使用某些药物，可提高机体的抗邪能力，有效防止病邪的侵袭，从而起到预防疾病的作用，亦是防病于未然的一项重要措施。这一方法，在预防疫病流行方面尤具重要意义。《素问·刺法论》有"小金丹……服十粒，无疫干也"的记载。我国 16 世纪就发明了人痘接种术预防天花，开创了人工免疫之先河，为后世预防接种的发展作出了重要贡献。近年来，在中医预防理论指导下，用中草药预防疾病也取得了良好的效果。如用板蓝根、大青叶预防流感、腮腺炎；用马齿苋预防菌痢；用茵陈、贯众预防肝炎等，都是用之有效、简便易行的方法。在传染性非典型肺炎、甲型 H_1N_1 流感和新冠病毒感染等疫病的预防上，中草药也发挥了极其重要的作用。

12. 早期诊治 疾病过程中，由于邪正斗争和消长的变化，疾病的发展多会出现由浅入深、由轻到重、由单纯到复杂的发展变化。如外感病初期，邪未深入，脏腑气血未伤，正气未衰，病情轻浅，自然治之较易，故诊治越早，疗效越好。即使内伤杂病，包括许多重病难病，也是越早诊治，效果越好。否则容易延误病情，甚至丧失治疗良机，酿成大患。如《素问·阴阳应象大论》云："故邪风之至，疾如风雨，故善治者治皮毛，其次治肌肤，其次治筋脉，其次治六腑，其次治五脏。治五脏者，半死半生也。"此外，某些疾病处于亚临床阶段，常有一些细微征兆，医者必须善于发现疾病苗头，做到早期正确的诊断，进行及时有效和彻底的治疗。《医学心悟·医中百误歌》谓："见微知著，弥患于未萌，是为上工。"

13. 防止传变　防止传变，指认识和掌握疾病发生发展规律及其传变途径，早期诊断，并采取及时有效的防治措施，从而制止疾病的发展或恶化。掌握不同疾病的发生、发展变化过程及其传变规律，才能在早期诊治过程中，既着眼于当前病证，又能前瞻性地采取措施避免传变的发生。防止传变主要包括阻截病传途径与先安未受邪之地两个方面。

（1）阻截病传途径　各种疾病的传变都是有一定规律和途径的。如伤寒的六经传变，温病的卫气营血传变和三焦传变；内伤杂病脏与脏之间的母子相及与相乘相侮传变，脏腑之间的表里传变、经络传变等。根据疾病各自的传变规律，及时采取适当的防治措施，截断其传变途径，是阻断病情发展或恶化的有效方法。如麻疹初起，疹毒未透，易内传于脏腑，转为重证，这时应及时采取宣透之药发表透疹，促使邪毒随汗由表而泄，以防其内犯脏腑。若疹毒已侵及于肺，则应肃清肺热，透其疹毒，以阻止其传入心包或中焦。

（2）先安未受邪之地　《素问·玉机真脏论》云："五脏相通，移皆有次，五脏有病，则各传其所胜。"因此，在临床诊治疾病时，不仅要对病变之所进行诊治，还要根据疾病发展传变规律，对尚未受邪而可能即将被传及之处，及时给予调养、充实，则可以阻止病变传至该处，达到防止其传变，终断其发展的目的。这种根据疾病传变规律，实施预见性治疗，以控制其传变的防治原则，叶天士称之为"务必先安未受邪之地"。在具体运用中，可根据五行生克乘侮、五脏功能相互影响、经络相传等规律，采取相应措施进行防治。如《金匮要略·脏腑经络先后病脉证》说："见肝之病，知肝传脾，当先实脾。"意思是在治疗肝病的同时，要配以调理脾胃的药物，使脾气旺盛而不受邪，以防肝病传脾。如叶天士根据温热病伤及胃阴之后，病势进一步发展易耗及肾的传变规律，主张在甘寒养胃阴的方药中，加入咸寒滋肾阴之品，从而防止肾阴耗损。这些都是既病防变法则具体应用的范例。

第二节　临床预防

一、预防医学的概念和策略

（一）预防医学的概念

预防医学是指通过研究环境中物理、化学、生物、社会和心理行为诸因素对人群健康影响的规律，应用卫生实验技术，医学统计方法和流行病学原理，探讨相应的预防策略的科学。预防医学以预防为主，对各种疾病的发生和传播采取一定的防治措施，以此达到预防和控制疾病的目的。预防医学的特点主要包括：预防医学的研究对象涵盖了个体和群体，而重点是对于没有达到疾病状态的个体（亚健康）；预防医学重视其自身与临床医学的充分结合，并且将预防措施与临床治疗相结合，从而达到理论与实践相结合的目的；预防医学注重环境、人群、健康的有机结合，实现微观与宏观的有机融合。随着中医药事业的发展和人民医疗卫生水平的提高，中医预防医学日益受到重视并与临床预防互相协调、互相促进，负担着越来越重大的卫生保健任务，学习和研究预防医学理论，掌握和运用中医防病保健方法，对发展我国医疗卫生事业和继承发扬中医学术，具有重要的现实意义。

（二）预防医学的策略

1. 疾病的三级预防　预防医学实施过程中，根据疾病发生、发展到结局（死亡或痊愈）的自然全过程，即病理发生期、临床前期、临床期、结局各阶段所采取的相应预防措施，称为三级预防。

（1）一级预防　又称病因预防或发病前期预防，指采取各种措施以控制或消除致病因素对健康人群的危害。是针对疾病易感期，即有致病因素存在，但疾病尚未发生时采取的预防措施，即无病防病。因该时期的预防是针对病因和健康危险因素的，故又称病因预防，是最积极的预防。

在全科医疗服务中，一级预防常常是个体预防和社区预防并重。个体预防可通过自我保健来增进健康，具体措施包括：①保持良好的社会心理状态。②养成良好的生活习惯。③合理营养与平衡膳食。④创造良好的劳动条件和生活环境。⑤适当运动，劳逸结合。社区预防可采取特殊预防，具体措施包括：①健康教育与婚育咨询。②预防接种和计划免疫。③妇女各生理时期的保健。④儿童保健。⑤高危人群的保护。⑥职业病预防。⑦卫生立法和改善环境卫生，保护环境等。

（2）二级预防　又称临床前期预防或发病期预防。即在疾病的症状前期或临床前期提供的预防服务。其目的是早期发现、早期诊断、早期治疗，从而使疾病能够及早治愈而不致加重和发展。常用的预防措施包括筛检试验、高危人群重点健康项目检查、自我检查等。

（3）三级预防　又称临床预防或发病后期预防。此期疾病已表现出明显的症状和体征，积极治疗可减少并发症和后遗症的发生。对丧失劳动力或残障者，通过家庭护理指导、社会卫生服务、功能康复、心理治疗等方式，提高患者的生命质量；对危重患者做好终末期照顾，最大限度地改善患者的生命质量。

对于不同类型的疾病，有着不同的三级预防策略。对大多数疾病而言，都应强调第一级预防；对于恶性肿瘤则更应强调第一级预防和第二级预防；有些疾病的病因是多因素的，则要按其特点通过筛检、早期诊断和治疗改善预后等措施，进行综合预防，如对心脑血管疾病、糖尿病等除针对其危险因素开展第一级预防外，同时还要兼顾第二级和第三级预防。

2. 五层次预防　人类社会由个人、家庭、社区、国家和国际组成，将预防工作系统、全面、深入地分为五个层面进行，即为五层次预防。主要包括：

（1）个人预防　又称个体预防，是指针对个体所采取的预防疾病的措施。主要措施包括：①定期体格检查和筛检。②计划免疫和药物预防。③建立健康的行为和生活方式。

（2）家庭预防　家庭是社会的单元，是人之初、最直接、最密切的生存环境。家庭预防是五层次预防中的第二层次预防，是指以家庭为单位所采取的预防疾病的措施。主要措施包括：①保持居室环境干净整洁，勤通风。②保持良好的卫生、健康和饮食习惯。③进行适当的文化娱乐活动，建立健康的生活方式。

（3）社区预防　承认健康是居民的一项基本权利，政府和全社会都负有保护居民健康的职责。社区预防是在社区层面上，要动员居民积极参与预防保健工作，研究与实施社区预防保健计划和相关措施，减少或控制影响居民健康的危险因素，提高生活质量，更好地保护社区内的高危人群，满足社区内居民预防保健方面的基本需求。社区预防的主要措施：①积极改善生活、生产环境，消除致病因素。②保持良好的风俗习惯，对不良的风俗习惯应进行教育或取缔。③倡导健康的生活方式。

（4）国家预防　指在国家层面上，通过卫生立法和卫生监督等措施来维护人体健康的预防手段。卫生立法是指拥有立法权的国家机关，依照一定的职权及程序制定、认可、修改、废止卫生法律及其他规范性卫生法律文件的活动。其目的在于维护国家安全，维护卫生事业的公益性地位，及时有效地控制突发性公共卫生事件，维护卫生事业的健康有序地发展。卫生监督是指卫生行政部门执行国家卫生法律、法规，维护公共卫生和医疗服务秩序，保护人民群众健康及其相关权益，对特定的公民、法人和其他组织所采取的能直接产生法律效果的卫生行政执法行为。卫生监督是加强卫生管理的重要手段。

（5）国际预防　是指国家间通过会晤、座谈、召开国际会议等方式而达成的共识或订立的宣言，以此来保障并增进世界所有人民的健康的预防措施。

二、临床预防的特点及方法

（一）临床预防的特点

1. 个体化　临床预防服务是针对前来就诊的健康人群和无症状的"患者"，实施个体化的防治。同临床医疗服务一样，优良的预防性服务也是建立在患者综合数据的基础上。如果不把患者的危险因素作为首要的考量，就无法决定对患者采取什么样的预防性方案。所以在制订预防方案时，对危险因素的诊断极其重要。为全部患者提供同一个临床预防服务方案，就如同用单一的治疗方法治疗所有症状类似的患者一样是不合适的。通过对个人信息、体检及实验室检查资料的全面综合收集，建立个体化危险因素评估体系，以指导防治策略的选择及方案的制订。

2. 一体化　综合医疗机构不仅可以通过诊疗手段来消除患者的生理痛苦，还可以充当患者和家属的医疗顾问，为患者和家属解答他们在医疗方面的问题和忧虑，同时还可以根据患者和家属的具体情况，对患者和家属进行针对性的医疗指导，提出个体化的医疗处方，并借此机会给患者做一些简易的体检，使患者病情的早期改变及早发现，从而极大地改善和降低严重疾病的发生率。临床医务人员可以在日常的临床工作中开展预防性工作，对健康人群和无症状的"患者"实施一级预防和二级预防，并推行临床与预防相结合的一体化卫生服务。

3. 合作化　临床预防服务的一个重要特点是应用增权的原则，它区别于传统的模式，即"医生说、患者做"，而是强调双方共同做出决策，并以相互尊重的方式进行教育和咨询。这不同于传统的模式，它主要是在提供给患者关于如何在生活中做好保健的建议，把健康危险因素的利弊等必要信息告知患者，让其有自由选择的空间，并尊重患者的选择。临床医生有责任帮助患者为他们的健康做出正确决定，但并不会迫使其做任何选择。

4. 多元化　健康干预是一个复杂的系统工程，它涉及个人和社会环境两个方面，其中个人因素包括遗传、年龄、生活习惯、健康状况等，而社会环境则包括物质条件、社会文化氛围等。通过健康干预，可以有效改善个人的健康状况，所以从事临床预防服务的医务人员应树立系统全面的整体观，积极参与个体、社区和其他人群的健康危险因素干预规划，为实现健康预防目标提供有效服务。因此，开展临床预防服务的专业人员必须具备足够的临床预防知识和技能，以满足不同患者的需求，既要针对个体也要涉及环境，并能够根据患者的病情变化和健康状况及时调整治疗方案。其主要包括：①根据不同个体的特定情况，对其可能出现的疾病危险因素进行有效鉴别和评估，以便及早采取预防措施。②针对患者的疾病/损伤原因，结合生物、行为和环境因素，进行有效干预和治疗，并根据患者的具体情况，结合他们的疾病史以及家族病史等信息，帮助他们制订更有针对性的生活方式和饮食计划，更好地维持和改善自己的健康。③能够全面协调临床预防与医疗工作的关系，积极参与个体健康促进活动，提高临床预防、医疗工作的效果，不断拓展患者的健康管理理念，并成为开展个体健康促进活动的实践者。④通过对社区各类人群包括职业群体实施危险因素评价，可以有效减少人群健康危险因素，降低疾病发生率，同时通过大众传媒等手段，积极开展健康促进活动，加强对预防策略信息和资源的利用，为社区居民提供更多的健康服务。⑤及时对个人以及社区会导致疾病发生的危险因素进行有效预测，并对其支持技术进行评估，在医生、工作单位和政府中获得有关信息，并在制订和评估临床预防性服务方面提供咨询意见，为促进医疗保健领域的进步发挥作用。

5. 标准化　实现临床预防服务的标准化，不仅能够提高人们的健康水平，而且能够促进医疗服务的发展，有效地预防疾病，减轻疾病给社会带来的危害。它包含了三个层面的含义：①标准化的制定：通过制定有效的政策和计划，将预防理念纳入临床实践中，并不断改进和完善，以实现临床预防服务的标准化。②标准化的自适应调整：在规范服务内容和流程时，应充分考虑到不同群体的特点和需求，合理地安排服务内容和流程。③人员的标准化培训：应定期对医务人员进行培训，形成最佳预防服务措施，即临床预防服务的循证和推荐；提高临床水平和能力，从而有效提高临床预防服务的质量，更好地保护人们的健康。

6. 综合化　宏观层面上，防治结合是卫生系统与外系统之间的联防联控机制。一是体现在系统与外系统之间进行"防、治、管"一体的联防联控机制协同，共同防控传染性疾病、处理重大公共卫生事件。二是针对慢性非传染性疾病的"医防协同"，在分析影响城乡居民健康的主要危险因素基础上，相关部门各自承担职能，发挥功能。中观层面上，防治结合是以医院为中心、基层机构为成员的防病治病体系。由医院负责技术指导，充分发挥基层医疗卫生人员的积极性，贯彻预防为主的方针，将一般疾病控制在基层，使群众无病早防，有病早治，就近就医。微观层面上，防治结合要指机构内部将医疗服务和预防服务融合在一起，具体指临床医生在疾病诊疗过程中，将预防理念和措施综合到治疗当中，为患者提供整合连续的医疗卫生服务，即在卫生机构内部实现初级卫生保健、全科与专科医疗、康复、护理等服务融合，以及人员管理、财务管理、绩效管理和信息系统等关键激励约束机制和支持系统的融合，以患者需求为导向提供全流程的健康管理服务。微观层面和中观层面的防治结合可以理解为将治病和防病高度结合起来，通过系统的健康管理，实现早预防、早发现、早诊断、早治疗、早康复；宏观层面的防治结合可以拓宽到综合防治。

（二）临床预防的方法

全科医生提供临床预防服务的方法主要有健康教育与咨询、筛检、周期性健康检查、健康危险因素评估、免疫接种、化学预防和中医药预防等。其意义在于：贯彻执行国家卫生工作的方针政策；降低疾病的发病率和死亡率；有效改善生命质量；促进专科医生加强预防意识；提高社区卫生服务的质量和水平。

1. 临床预防医学一般原则

（1）选择适宜技术降低人群发病率、伤残率及死亡率　一级预防是对人们的行为及生活方式进行干预，强调有利于健康的生活行为方式，控制不良行为，提高人群的健康素质。二级预防主要是早期发现患者，改善治疗效果，提高生存质量。在社区卫生服务过程中应尽量使用行之有效的预防措施实施第一、第二级预防，以提高居民健康水平和降低疾病发病率为目标，其预防的意义更加积极和主动。

（2）**选择适合干预的危险因素**　危险因素的选择应参考以下标准：①危险因素在人群中的流行情况。②危险因素对疾病影响的大小。③危险因素的可干预性。综合考虑以上内容，一个相对弱的危险因素如果广泛流行，会比一个相对强的但流行范围小的危险因素更值得关注。

（3）**选择适当的疾病开展临床预防工作**　疾病的选择参考以下标准：①将疾病的严重性和危害性作为优先考虑因素，而对罕见病、早期发现方法尚不成熟且发现后没有很好疗效的疾病一般不宜列入优先考虑。②将预防服务是否具有确切效果作为参考指标。

（4）**遵循个体化的原则**　全科医生应综合考虑患者的年龄、性别、行为生活方式和存在的危险因素，决定选用适宜的临床预防方法。不宜选择可能造成服务对象承受过大精神压力和经济负担的方法。

（5）**健康咨询与健康教育优先的原则**　健康咨询和健康教育是发现可疑病患、提高疾病筛检效果的重要手段。通过健康咨询和健康教育，可以使某些表面上看似健康的人提高警觉，有助于早期发现疾病线索，提高疾病的早期诊断率。

（6）**医患双方共同决策的原则**　开展临床预防服务，要求扩大临床医生的职责范围并强调患者的作用，使患者能主动维护自身的健康。医生可以通过健康咨询和健康教育的方法提高患者的自觉性，让患者自觉地承担健康责任。

（7）**效果与效益兼顾的原则**　对临床预防服务的实施效果进行评价，不断优化临床预防服务项目。运用循证医学方法对临床预防服务效果与效益、副作用（如是否带来了其他疾病的发生及经济影响、医源性损伤、时间消耗和伦理道德上的问题等）和干预措施的特征（如操作的难易、费用、安全性和可接受性等）进行评价，旨在不断优化临床预防服务项目，提高社会效益和经济效益。

2. 临床预防的方法

（1）**健康咨询**　健康咨询是医生与咨询对象之间，通过有针对性的健康教育，改变咨询对象的不良行为和生活方式，来降低疾病和损伤的危险因素，阻止疾病的发生和发展。常用的方法如下：

个体教育法：通过单独谈话，给予个别指导。

群体教育法：针对社区特殊人群，定期组织专题讲座及小组讨论等。

文字教育法：通过报刊、书籍、宣传栏等载体，传播健康知识。

形象化教育法：采用实物或示范表演等方式传播健康知识。

电子化教育法：利用各种现代化设备进行健康教育。

关键在于选择主要的、干预有效的危险因素进行干预。造成一种行为的因素可能是多种多样的，健康咨询首先要找出这些影响因素，然后确定优先次序进行干预，但不能期望通过咨询控制所有的影响因素。全科医生应该与服务对象一起，共同分析所面临的问题并研究对策，帮助其制订干预行为的计划，可以列出较为周密的计划表，便于及时进行监督和评价。

（2）**筛检**　筛检是应用快速的检验、检查或其他手段，对未识别的疾病或缺陷做出推断性鉴定，从外表健康者中查出可能患某病者。筛检仅是一种初步检查，筛检阳性或可疑阳性者应指定就医，进一步诊断、治疗。这属于预防医学的二级预防范畴。此外，筛检还可以用于高危人群，以便及时控制某些危险因素，预防疾病的发生，这就可以达到一级预防的目的。

①疾病筛检的原则。筛检应针对危害严重的疾病或缺陷进行；拟筛检疾病应有进一步确诊方法、有效治疗措施及足够的领先时间；选择适宜的筛检试验方法。②筛检效果的评价。发现病例或缺陷的例数，应考虑灵敏度、患病率等因素的影响；对疾病结局的影响程度；成本效益分析，包括通过筛检所取得的经济效益和社会效益。③筛检的分类。人群筛检：是指用一定筛检方法对一个人群进行筛检，找出其中患该病可能性较大者，然后，对其进一步诊断及治疗。如先用尿糖

测定筛检出可疑糖尿病患者，再用其他方法如血糖测定以确诊，然后进行治疗。

多次（级）筛检：在上类筛检中，同时应用多种筛检方法进行筛检，可以同时筛检多种疾病。

定期健康检查或目标筛检：对有暴露在某种危险因素下的人群（如铅作业工人）、高危人群、某单位、某种职业人群定期进行健康检查，以早期发现患者，及时给予治疗。

病例搜索或机会性筛检：筛检对象为因其他原因而就诊或咨询者。即由临床医师或卫生医师对来诊者加用其他筛检方法，以发现与主诉无关的疾病。

（3）周期性健康检查　定期体格检查通常是进行系统的全身检查，而不是针对年龄、性别或某些疾病的发病阶段进行的，往往效果不明显，效率不高。目前，在美国、加拿大的全科医疗服务中，基本上已经以周期性健康检查取代了年度体检。周期性健康检查是针对就检者的年龄、性别、职业等健康危险因素，运用格式化的健康筛选表格，由医生为个体设计的健康检查计划。不同于以往的年度或因某种需要而进行的体检，其检查项目高度强调依据高级别的《临床预防服务指南》而确定。

在设计周期性健康检查项目时应考虑以下问题：①参考当地流行病学资料，所查的疾病或健康问题必须是社区的重大卫生问题，因此必须对社区健康问题进行调查，包括常见疾病的发病率、患病率和死亡率等。②接受检查的患者应该属于该健康问题的高危患者。③所查的疾病或健康问题应有有效的治疗方法，若尚无有效的治疗方法，则不宜作为周期性健康检查的项目。④该病有较长的潜伏期，可增加被检查出疾病的机会。⑤该病在无症状期接受治疗比在有症状期开始治疗有更好的治疗效果。⑥所用的检测方法简便易行，且易于为居民所接受。⑦检查中所采用的手段和方法需要兼顾特异性和灵敏性，以保证检查的准确性。⑧整个检查、诊断、治疗过程符合成本效益，并应考虑社区的卫生经费开支。⑨根据患者个体的实际情况和相应的临床指南确定周期性检查的时间间隔。

周期性健康检查的优点：①有针对性和个性化的设计，效率高，效果好。②利用患者就诊时实施，省时、省力，还可节约医疗费用。③可普及性强，能应用到社区的每一位居民。④问题处理及时，全科医生对发现的问题可以最快的速度和最适当的方式与患者联络。⑤检查结果可以丰富患者的病史资料，特别适用于慢性病的防治。

（4）健康危险因素评估　个体健康危险因素主要有以下几种：①生活方式与行为因素，如吸烟、酗酒、药物依赖、膳食结构不合理、高盐饮食、起居失宜、缺乏体育锻炼、体重超常、A型行为、C型行为等。②个体及家庭背景，如性格、气质、文化、宗教、信仰、道德、人生价值观与奋斗目标、经济和社会地位、家庭关系状况、经济来源、住房条件等。③生活环境中的危险因素，如空气质量、饮用水质、土壤与地质环境、噪声、辐射等。④生产环境中的危险因素，如作息时间不适应、职业性心理紧张、生产过程中接触的理化因素和生物因素等。⑤重要生活事件，如生长发育、挫折与障碍、失业、退休等。⑥社区社会环境，如社区经济发展水平、文化、信仰、安全、民风民俗等。⑦既往患病及恢复情况。⑧医疗服务的可获得性和可用性等。

个体健康危险因素评价就是将有关的个体健康危险因素与其健康损害效应之间进行定量分析，找出其规律性，以便采取干预措施，有效地控制健康危险因素水平，达到维护和促进健康的目的。具体可在以下3个阶段中发挥作用：①有明确的健康危险因素存在，但无症状或任何不适之感出现，此时，全科医生应有针对性地对患者进行健康教育，消除健康危险因素，改善不良的生活方式与行为因素。②已有异常指标出现，但个人并无明显症状或不适感，此时，全科医生可在确认健康危险因素存在的前提下进行明确诊断，及时采取预防和治疗措施。③健康危险因素长期存在，但大部分情况下无任何异常感觉，在某些特殊情况下，可出现一些轻微症状，此时应引起全科医生的警惕，进行一些必要的检查并注意观察和随访，及时做出早期诊断并治疗。

（5）免疫接种　是指用人工制备的疫苗类制剂（特异性抗原）或免疫血清制剂（特异性抗体）使机体获得对特定疾病的免疫力，是提高机体免疫水平，预防疾病发生的方法。免疫接种是公认的最有效、最可行的特异的一级预防措施，具有有效、经济、方便的优点。

疫苗是指为了预防、控制传染病，用于人体预防接种的疫苗类生物制品。其中，预防性生物制品疫苗分为两类。第一类疫苗包括纳入国家免疫规划的预防性生物制品、纳入省级免疫规划的预防性生物制品和卫生主管部门或疾病预防控制机构提出明确接种率目标的预防性生物制品。受种者为未成年人，实行免费接种。第二类疫苗包括第一类预防性生物制品以外的由受种者个人根据需要自愿接种的预防性生物制品，省、自治区或直辖市人民政府卫生主管部门根据疾病预防控制机构报告的传染病检测信息和预测结果建议接种的预防性生物制品。由受种者或监护人自愿选择并承担费用。

目前已经研制出了多种预防性疫苗，如流感疫苗、乙肝疫苗等，接种这些疫苗，可以提高人群的免疫力，有效地预防和控制传染病的发生，降低死亡率。因此，对可用疫苗预防的疾病，成年人可以根据自身情况进行免疫接种。

（6）化学预防　是指对无症状的人使用药物、营养素（包括无机盐）、生物制剂或其他天然物质进行一、二级预防，提高人群抵抗疾病的能力，以防治某些疾病。

对已出现症状的患者，给予药物来治疗疾病不在化学预防之列，而对于有既往病史的人使用预防性化学物质预防疾病复发，当属于化学预防。但目前临床上也有一些化学预防的药物和制剂尚缺乏足够的证据基础，也没有形成规范。因此，临床医生在推荐化学预防时，一定要客观介绍化学预防的进展和成果，分析所推荐方案的潜在利弊，由患者参与决策，并密切监测由此带来的效果和伴有的副作用。社区卫生服务中常用的化学预防有以下几种。

对育龄或怀孕妇女和幼儿补充含铁物质降低罹患缺铁性贫血的危险；在缺氟地区补充氟化物降低龋齿患病率；孕期妇女补充叶酸降低神经管缺陷婴儿出生危险；使用雌激素预防更年期妇女骨质疏松和心脏病；用阿司匹林预防心脏病、脑卒中等。化学预防必须在医务人员指导下进行，使用雌激素或阿司匹林尤其应注意其禁忌证和副作用。

1.使用雌激素预防更年期妇女骨质疏松症和心脏病　随着人口老龄化，骨质疏松症作为造成老年人骨折的主要原因，已经成为影响健康的公共卫生问题。骨质疏松症的最主要危险因素是妇女进入更年期后，体内雌激素水平急剧下降，造成骨质流失加速，亦与血胆固醇升高、冠状动脉疾病发病风险增高以及绝经后症状相关。大豆异黄酮结构与雌激素相似，被认为是植物雌激素，试验证明其具有良好的预防更年期妇女骨质疏松症和心脏病的作用，且无阴道出血和子宫内膜改变的副作用，是一类值得关注的化学预防制剂。

2.阿司匹林预防心脏病、脑卒中以及可能的肿瘤　随机临床试验已充分验证了无症状男性每日服用阿司匹林可以降低未来冠心病的发病风险。已经确诊的心血管疾病如心肌梗死、短暂性心肌局部缺血和心绞痛等患者加服阿司匹林可改善症状。阿司匹林作为化学预防药物，其主要副作用是引起出血。据此，应正确地评估其禁忌证后再决定用量，使用时应注意随访和监测。临床实践中，一级及二级预防心肌梗死及脑卒中的常用剂量为100mg/d。此外，阿司匹林尚可降低妊娠高血压的发病风险。据文献报道，阿司匹林还可以有效地预防多种肿瘤，其应用领域和适宜剂量均有待完善。

思考题

1. 治未病思想基本内容有哪些？
2. 个体预防的具体措施包括什么？

第六章

社区健康管理

第一节　健康管理

一、健康管理基本概念

健康管理（health management）是指在现代生物—心理—社会医学模式下，以健康概念为核心（生理、心理和社会适应能力），通过采用医学和管理学的理论、方法和技术，对个体或群体健康状况及影响健康危险因素的全面监测、评估与干预，科学有效地调动社会资源，实现全人全程全方位的医学服务，达到以最小成本预防疾病发生、控制疾病发展、提高生命质量、获得最优效益的学科。

健康管理的内容就是对个体、群体的健康及健康相关社会资源进行全面监测、分析和评估，提供健康咨询和指导、健康危险因素干预方案并付诸行动。它具有标准化、个体化、系统化、前瞻性和综合性的特点。它是把健康纳入管理的一个过程，是人们为了实现健康管理目标而采取的有效手段和科学统筹过程，是针对健康需求对健康资源进行计划、组织、指挥、协调和控制的过程，即对个体和群体健康进行全面监测、分析、提供健康咨询和指导及对健康危险因素进行干预的过程。

二、健康风险评估

（一）健康风险评估的缘起与发展

1940 年 Lewis C.Robbins 医生首次提出健康风险评估，他创造的健康风险表（Health hazard chart），赋予了医疗检查结果更多的疾病预测性含义。1950 年，Robbins 主持制订了《10 年期死亡率风险表格》（Tables of 10–year Mortality Risk），并且在许多小型的示范教学项目中，以健康风险评估作为医学课程教材及运用模式。随着人寿保险精算方法在对患者个体死亡风险概率的量化估计中的大量应用，1970 年，Robbins 医生和 Jack Hall 医生共同编写了《如何运用前瞻性医学》（How to Prospective Medicine）一书，阐述了目前健康风险因素与未来健康结局之间的量化关系，并提供了完整的健康风险评估工具包，包括问卷表、健康风险计算以及反馈沟通的方法等。至此，健康风险评估进入大规模应用和快速发展时期。

20 世纪 80 年代末，美国埃默里大学的卡特中心与美国疾控中心共同推出用于个人电脑的第二代健康风险评估软件，将健康风险评估的疾病种类由 26 种上升到 44 种，该软件的出现推动了健康危险因素评价的迅猛发展；自 20 世纪 90 年代至今，健康危险因素评估所依靠的主要依据不再是单纯的疾病死亡率，而更大程度上针对不同疾病的患病率，或者整体健康。

目前在国内比较成熟的健康管理系统有健康自我管理系统和新生代健康风险评估系统。随着我国人民生活方式的巨大变化，肥胖、超重、饮酒过量、吸烟、运动不足、睡眠不足，用脑过度等不良生活方式所导致的健康问题越来越多，开发、利用健康风险评估工具，建立健康风险评估体系实际上是实施有效的健康管理，帮助人们走向健康的一种科学途径。

（二）健康风险评估的概念和意义

健康风险因素评估（health risk appraisal，HRA）是研究危险因素与慢性病发病率及死亡率之间数量依存关系及其规律性的一种技术。它研究人们在环境、生活方式和医疗卫生服务中存在的各种危险因素对疾病发生和发展的影响程度，以及通过改变生产和生活环境、改变不良的行为生活方式，可能降低危险因素和延长寿命。

健康风险评估的重要意义在于将评估中所获得的健康相关数据转变成公众所熟知的健康信息，使人们从这些健康信息中获得对自身健康的一种判断、态度、观点和认同等，从而形成和建立起良好的身体、心理和社会适应能力等方面的知识和技能，减少健康风险因素的影响。

1. 帮助人们综合认识健康风险因素 慢性病所具有病程长、并发症发病率高、致残率高、控制率低、需要长期照顾等特点，因此需要通过健康风险评估将相关知识和信息尽早告知居民，让其认识到通过改变不良行为生活习惯，可以降低慢性病的患病，并使居民充分认识慢性病所带来的经济负担和照顾负担，教育人们积极主动参与疾病的预防和健康的维护，避免健康风险因素的影响，继而降低或减少这种负担，提高健康水平。

2. 鼓励和帮助人们修正危害健康行为 危害健康行为（health-risk behaviors）是指不利于自身和他人健康的一组行为。主要可分为五类：①不良生活方式：如吸烟、酗酒、不良饮食习惯、久坐等。②致病性行为：如嗜烟、酗酒和过度进食、人际冲突、冒险行为、过度竞争、情绪压抑等。③不良疾病行为：疾病行为指个体从感知自身患病到疾病康复的全过程所表现出来的一系列行为。讳疾忌医、依从性差、瞒病行为等都属于不良疾病行为。④违规行为：指违反法律法规、道德规范等有关联的危害健康行为，如药物滥用、性乱等。⑤迷信行为：指人对事物的一种痴迷信任状态，即盲目地相信，如无知、宿命论等。

大量研究表明，在慢性病的诱因中，危害健康的行为占 60%。健康风险评估通过个性化、量化的评估结果，不仅帮助人们认识自身的健康风险因素及其危害与发展趋势，更重要的是指出人们提高健康水平应该努力改善的方向，帮助人们有的放矢地修正危害健康的行为。

3. 制订个体化的健康干预措施 在了解个体或群体的主要健康问题和健康风险因素的基础上，首先应确定其主要的健康问题，以及导致这些健康问题的风险因素，评估健康风险因素是否可以修正，其中不可修正的因素包括年龄、遗传等，根据可修正因素出现的频率、强度、干预措施的成本和效果/效益等，制订可行性的个性化的健康干预措施。

4. 评价干预措施的有效性 在干预措施执行结束后或干预措施实施一段时间后，对干预效果进行评价，或者动态性观察客观指标是否达到预期目标，以便于不断总结成绩，找出不足，并分析主要原因，及时调整方案，提高措施执行的有效性。选择何种评价指标是评价干预措施有效性的关键。评价指标应包括客观指标和主观指标、阶段性指标和终极指标、定性指标和定量指标等。常用的评价指标：①健康状况评价指标，如血压值及控制率、并发症发生率等。②健康干预依从性指标，如饮食调整、适量运动、坚持服药等良好行为的坚持和形成率等。③社会经济学评价指标，如生命质量、医疗费用的支出等。④卫生服务利用指标，如门诊就诊率、住院率等。⑤居民参与率和满意率等指标。评价时应根据干预措施实施的具体情况选择有针对性的指标。

5. 进行健康管理的人群分类 根据健康风险评估的结果将人群进行分类管理，可以充分利用有限的资源使健康效益最大化，符合成本/效果或效益的原则，这也是健康管理的核心和宗旨所在。人群分类依据：①根据健康风险的高低，分为低风险阶段（以健康教育、维护健康为主的管理）、中风险阶段（以生活方式管理为主）、高风险阶段（以疾病管理为主）。②根据卫生服务的利用水平，分成基本无利用者（以需求管理为主）、利用较少者（以生活方式管理为主）、经常利用者（以疾病管理为主）。③根据疾病类别进入疾病的专案管理。④根据重点人群分类管理。⑤其他也可以根据人群的性别、年龄、职业、依从性、医疗费等分类管理。

（三）健康风险评估的技术

健康风险评估是以问卷表的方式搜集个人生活方式及健康危险因素信息，在此基础上定性或定量的预测由于某一种或几种特定原因造成的死亡或患病的风险，并通过提供健康教育和健康咨询服务，帮助个人改变一个或多个健康风险因素，进而降低患病或死亡的危险。

常用的健康风险评估一般以死亡为结果的危险性评估，但由于技术的发展及健康管理需求的变化，已逐步扩展到以疾病为基础的危险性评估。因此，在评估时，收集疾病的风险因素以及危害程度（相对危险度），分析人群死亡率的资料和流行病学资料（如各种危险因素的相对危险度和各种危险因素在人群中的发生率），根据各种危险因素与相应慢性病（死亡率）之间联系的密切程度，依据一定的数理统计模型，将各种危险因素转换成危险分数，即将危险因素的危害程度量化，从而可以定量描述个体患病或死亡的危险与各种危险因素之间的联系。

目前广泛使用的健康风险评估的技术主要有以下两种。

1. 建立于单一危险因素与发病率的基础上的评估技术 该技术是将某些单一因素与发病率的关系以相对危险性来表示其强度，得到的各相关因素的加权分数即为患病的危险性。这种方案简单实用，不需要大量的数据分析，是健康管理发展早期的主要危险性评价方法。比较典型的有美国卡特中心（Carter Center）及美国糖尿病协会的评价方法。

2. 建立于多因素分析基础上的评估技术 该技术是采用统计学概率理论的方法来获得患病危险性与危险因素之间的关系模型。为了能包括更多的危险因素，并提高评价的准确性，这种以数据为基础的模型在近几年得到了很大发展，所采取数理手段，除常见的多元回归外，还有基于模糊数学的神经网络方法及基于 Mote Carlo 的模型等。这种方法的典型代表是 Framingham 的冠心病模型，它是在前瞻性研究的基础上建立的，因而被广泛使用。

（四）健康风险评估的种类

目前运用比较广泛的健康风险评估种类包括以下几种。

1. 一般健康风险评估（health risk appraisal，HRA） 一般健康风险评估主要包括收集资料、健康风险评估和健康风险评估报告三个部分。采用问卷收集健康风险因素等相关资料；通过系统的方法定性和定量地分析疾病预防与健康维护的信息，对主要的健康问题和危险因素进行总结和概括，尤其是强调可以修正的健康风险因素，以增加个人和群体改善健康的动力，也可在一定程度上帮助提高健康管理项目的参与率。

2. 疾病风险评估（disease specific assessment） 疾病风险评估是指对特定疾病患病风险的评估，也是有关患病可能程度的评估，为健康评估中的重要内容之一。其作用是帮助评估对象发现某些病的患病可能性和程度，积极采取措施，改善现有生活中的饮食和习惯等方面，或是到医院进一步做临床检查。一般说来，年龄大于 30 岁的人士都有必要进行疾病风险评估，年龄大于 35 岁则必须做定期评估。

3. 生命质量评估（quality of life assessment）　生命质量是指以社会经济、文化背景和价值取向为基础，人们对自己的身体状况、心理功能、社会能力以及个人状态的一种感觉体验。健康相关生命质量（health related quality of life，HRQOL）是指在病伤、医疗干预、老化和社会环境改变的影响下，测定与个人生活事件相联系的主观健康状态和个体满意度。它反映的是生存时间（生理指标）与生存质量（主观感受与功能状况）两者的综合。

（五）健康风险评估的应用

健康风险评估的应用，可多角度评价健康管理的效果。同时，对于个人和家庭来说，可早期识别健康问题及健康风险因素，提高干预的有效性；是实施个性化的健康教育和健康促进的重要工具和手段；可降低慢性病的死亡风险和医疗费用，维护职业人群的健康和降低伤残率。对于社会来说，利用健康危险因素评估可以了解人群危险因素的种类及数量，实施人群的健康管理；根据不同个体和群体的需求合理利用卫生资源，使居民在早期合理利用卫生服务，提高卫生服务的需求。

三、中医健康管理

（一）中医健康管理的范畴

中医药健康服务是运用中医药理念、方法、技术维护和增进人民群众身心健康的活动，主要包括中医药养生、保健、医疗、康复服务，涉及健康养老、中医药文化、健康旅游等相关服务。

中医健康管理，运用整体观念的核心思想，将中医望、闻、问、切四诊疗法与现代健康管理的理念、模式、技术及方法相融合，提供信息采集、风险评估、健康干预等服务，从而对人体生命活动全过程的状态进行动态、个性、全面的管理。因此，中医药健康服务与管理研究涵盖了中医学、管理学、预防医学、人文科学、信息技术等多学科的内容与知识。

（二）古代中医健康管理的思想萌芽

自人类出现以来，为了维系健康和生命，就一直进行着健康管理的实践与探索。两千多年前的《黄帝内经》中就有"不治已病治未病"的"预防为主"思想，与健康风险评估、控制的思路不谋而合。中医养生十分重视饮食补益和锻炼健身防病，如《素问·脏气法时论》指出："毒药攻邪，五谷为养，五果为助，五菜为充，气味合而服之，以补精益气。"东汉末年著名医家华佗提出"动摇则骨气得消，血脉流通，病不得生，譬犹户枢，终不朽也"，并根据《庄子》"吐故纳新，熊经鸟伸"之法，在继承古代导引、行气吐纳等功法的基础上，编创了动形养生的"五禽戏"，既能防病健身，又能促使患者身心康复。唐代医药学家孙思邈在健康养生上的贡献卓著。其一是重视养性，他在《备急千金要方》中写道："善养性者，则治未病之病。"通过养性、治未病而达到祛病延年的目的；其二是重视食疗，他认为饮食是养生防病的重要手段；其三是强调房中补益的重要；其四是重视导引吐纳之术。孙思邈对导引、吐纳、服气、调息等有较深刻论述。

（三）中医健康管理的现代发展

数千年来，在中医学理论的指导下，中医养生康复学兴起，提出了顺应自然、形神共养、养护正气、慎避邪气、综合调养、随因施之等原则，采取了精神调摄法、起居调摄法、饮食调摄法、药物调摄法、运动调摄法、针灸调摄法、推拿按摩调摄法、房事调摄法、娱乐调摄法、沐浴调摄法等一系列方法，将健康养生的观念深入到生活工作的方方面面，促进中医药健康管理的发展。

2006 年以前，中医药研究多集中在医药和文化领域。2006 年以来，随着国内健康管理学科的兴起和健康服务业的逐渐热点化，中医药健康服务与管理的相关研究逐渐萌芽和发展，并取得了一定的研究成果，为我国的健康服务与管理注入了具有中国特色的理念、经验与实践做法。2016 年 10 月，中华中医药学会发布首套《中医健康管理服务规范》；2019 年 7 月，国务院印发了《国务院关于实施健康中国行动的建议》，并成立了健康中国行动推进委员会，健康中国行动开启了新的篇章。"健康中国"战略将健康管理建设提升到了前所未有的高度，给中医健康管理的现代发展带来了新的机遇和挑战。中医药作为我国独具特色的卫生资源，与西医药共同担负着维护和增进人民健康的重要使命。面对日益严峻的人口老龄化和慢性病患者数量急剧增加的态势，中医药在疾病预防保健、健康管理等领域的应用受到越来越多的关注。

第二节 健康教育与健康促进

一、健康教育与健康促进概述

（一）健康教育概念

健康教育（health education）是通过有计划、有组织、有系统的社会和教育活动，全面提高公民的健康素质，促使人们自愿改变不良的健康行为和影响健康行为的相关因素，消除或减轻影响健康的危险因素，预防疾病，促进健康和提高生活质量。

（二）健康促进概念

健康促进（health promotion）是指个人与其家庭、社区和国家一起采取措施，鼓励健康的行为，增强人们改进和处理自身健康问题的能力。它是健康教育的发展与延伸，其内涵比健康教育更为广泛。没有健康教育也就没有健康促进，但健康促进的概念比健康教育更完整，健康促进是健康教育的延伸和发展。健康促进的特征体现在以下几方面：

1. 健康促进对行为改变作用较持久且常带有一定的约束性。

2. 健康促进涉及整个人群和人们社会生活的各个方面。

3. 健康促进在疾病三级预防中的作用主要体现在一级预防甚至更早阶段。

4. 健康教育是健康促进的先导和基础。

5. 健康促进融客观的支持与主观参与于一体。在改变行为中，健康教育比较强调自愿，而健康促进则带有约束性。

二、健康教育和健康促进的计划设计

（一）计划设计概述及原则

任何一项健康促进与教育的活动无论周期长短都必须有科学的、周密的规划设计。每项健康教育与健康促进计划均由设计、实施和评价三个部分组成，三者间是相互制约、密不可分的整体。

计划设计包括六点原则：①目标原则。②整体性原则。③前瞻性原则。④灵活性原则。⑤可行性原则。⑥参与性原则。

（二）计划设计的模式

计划设计的模式是指计划设计的框架结构，包括计划设计的基本要素、计划设计的程序。不管是什么设计模式，其设计程序基本上是一样的，都包括七个阶段：①评估人群需求。②确定要做什么。③制订要达到的目标。④提出用什么措施进行干预。⑤如何组织执行干预措施。⑥评价计划效果。⑦做出评估报告。

（三）社区需求评估

在制订社区健康教育与健康促进计划时，重要的是明确该社区需要解决的问题，明确哪些问题能够通过健康教育和健康促进的手段得到解决，明确目前应该优先解决的健康问题，要明确上述这些问题需要进行社区诊断和流行病学诊断。

1. 社区诊断　社区诊断又称社区评估，是一个通过客观的科学方法对社区重要健康问题和影响因素，以及与这些问题有关的社区内的组织机构、政策、资源现状进行确定的过程。目的在于确定社区居民对自己健康需求和生活质量的判断。

2. 流行病学诊断　流行病学诊断的主要任务是要客观地确定哪些健康问题最严重，哪些行为因素和环境因素引起这些健康问题。

（四）优先项目的确定

社区需求往往是多方面、多层次的，而资源有限势必不可能全部满足，因此必须选择确定优先项目。确定优先项目的标准是重要性、可行性、有效性。

1. 重要性　该项目能反映社区中存在的最重要的卫生问题，反映群众最关心的问题，也是促进健康、预防疾病最有效的问题。

2. 可行性　该项目容易为群众便于执行，有客观评价指标或定量效果的可行性，能够系统长期的随访观察。

3. 有效性　即该项目能够实际改变目标人群的行为或健康状况。

（五）计划目标的确定

一个健康教育和健康促进计划必定要有明确的目标，并且是可测量的。计划的总体目标是指在执行某项健康促进规划后预期应达到的理想影响和效果。计划的具体目标是为了实现总体目标而要达到的具体结果，要求是明确的、具体的、可测量的指标。除了规划的具体目标外，还有教育的具体目标和行为的具体目标。

（六）制订干预策略

1. 确定目标人群　根据计划的目标决定应该对谁进行教育，目标人群可分为三类：

一级目标人群：希望这些人群将实施所建议的健康行为，目标将最终通过他们的行动实现，他们是项目的直接受益人。

二级目标人群：对一级目标人群有重要影响的人，或能激发教育和加强一级目标人群行为和信念的人。

三级目标人群：决策者、经济资助者及其他对项目的成功有重要影响的人。

2. 确定干预策略 理想的教育策略包括健康教育策略、社会策略和环境策略三个方面。

3. 确定干预场所 常见的干预场所包括教育机构、卫生机构、公共场所、工作场所和居民家庭，而任何健康教育和健康促进项目，均可同时选用五类场所或根据条件和需要选择其中的几类。

4. 确定教育活动日程 任何健康教育和健康促进计划都要包括以下四个方面的日程时间：①项目计划、制订监测和评价计划。②项目准备阶段。③执行（干预）阶段。④总结阶段。计划一般以年为单位。

5. 确定组织网络与执行人员 执行人员可以专业人员为主体，吸收政府各部门、大众传播部门、各级医药卫生部门、中小学校等参加。组织具有多层次、多部门、多渠道特点的网络，确保计划目标的实现。

6. 质量控制 建立健全各级项目执行机构、人员，建立一个严密的、系统的监测与评价系统，对监测与评价的活动、指标、方法、工具、时间、监测人、评价人、负责人做出明确的计划。

三、健康教育与健康促进计划的评价

（一）评价的概述

评价是把客观实际与可接受标准进行比较。计划评价是全面检测、控制、保证计划方案设计先进、实施成功，并取得应有效果的关键性措施，贯穿于整个计划实施的始终。

（二）计划评价的类型

1. 形成性评价 是指在计划执行前或执行早期对计划内容所做的评价。包括为制订干预计划所做的需求评估及为计划设计和执行提供所需的基础资料。

2. 过程评价 测评的是投入、活动和产出的过程。通过过程评价能够发现项目执行过程中存在的问题，以便采取修正行动。过程评价的着重点在于项目日常持续进行的操作运转情况，旨在改善项目及其管理。

3. 效应评价 又称近期和中期效果评价，是评估健康教育计划的某方面对目标人群的知识、态度、行为的直接影响。

4. 结局评价 又称远期效果评价，指评价健康教育和健康促进计划的最终目标是否实现。结局评价的内容包括效果、效益、成本—效益和成本—效果。

5. 总结评价 是指综合形成评价、过程评价、效果评价以及各方面资料做出总结性的概括。

（三）影响评价结果的因素

1. 时间因素 在健康教育计划执行或评价期间发生的除干预之外的重大的、可能导致目标人群产生某些可能对结局有影响的变化。

2. 测试或观察因素

（1）调查者因素 包括暗示效应，项目工作者的成熟性，评定错误。

（2）测量工具因素 测量工具包括问卷、仪器、药品、试剂等，其有效性和准确性也直接影响评价结果的真实性。

（3）测量对象因素 包括测量对象成熟性和霍桑效应。

3. 回归因素 指由于偶然因素，个别被测试对象的某个特征水平过高或过低，在以后的测量中又恢复到原有实际水平的现象。

4. 选择因素 干预组和对照组选择不均衡可引起观察结果的偏倚，可以通过随机化或配对设计来防止或减少此类偏倚。

5. 失访 指在健康教育与健康促进计划执行或评价过程中，目标人群由于各种原因不能被干预或评价。

四、健康信息的传播

（一）传播概述

健康传播（health communication）是指以"人人健康"为出发点，运用各种传播媒介渠道和方法，为维护和促进人类健康的目的而制作、传递、分散、分享健康信息的过程。健康传播是健康教育与健康促进的重要手段和策略。

根据传播的特征，人类传播行为可以分为自我传播、人际传播、组织传播和大众传播四类，其中人际传播的效果较好。

（二）人际传播基本技巧

人际传播，也称人际交流，是指人们面对面地进行直接的信息沟通的交流活动。这种交流主要通过语言来完成，也可以通过动作、手势、表情等非语言的形式完成。

人际交流的基本方式包括听、说、看、问、答、表情、动作等，交流方式技巧运用的好坏直接影响传播的效果，如谈话技巧、非语言传播技巧、倾听技巧、提问技巧、反馈技巧、组织小组讨论技巧等。

（三）健康传播效果

健康传播的效果按照可达到的难度由低到高，可以分为以下四个层次：①知晓健康信息。②健康信念认同。③态度向有利于健康转变。④采纳健康的行为。采纳健康的行为是传播效果的最高层次。受者接受健康信息后，在知识增加、信念认同、态度转变的基础上，改变其原有的不利于健康的行为和生活方式，采纳有利于健康的行为和生活方式，这是健康传播的最终目标。

第三节　社区重点人群的健康管理

一、儿童、青少年人群健康管理

儿童主要是指出生至14岁的人群，也是儿科的主要研究对象。而青少年处于儿童时期之后、成人之前，也就是满14岁不满18岁。随着社会和经济的发展，儿童、青少年人群的疾病谱发生明显改变。同时，由于国情、计划生育等国策的影响，儿童、青少年人群发育、成长出现了新特点，现代社会如网络、游戏等对其影响日益深化，精神卫生及心理发育问题突出。因此，应当针对当前儿童、青少年人群的特点制订相应的健康管理方案，如此方能取得良好的成效。

（一）儿童、青少年的生理病理特点

1. 生长发育迅速，各系统、器官生长发育不平衡，生长发育遵循由粗到细、低级到高级、简单到复杂。

2. 发病容易、传变迅速，脏气清灵、易趋康复。

（二）儿童、青少年人群的分期健康管理

根据儿童、青少年的解剖、生理等特点，将其划分为胎儿期、新生儿期、婴儿期、幼儿期、学龄前期、学龄期及青春期七个阶段，针对不同时期特点进行重点管理。

1. 胎儿期预防遗传性疾病与先天畸形，关键是做好产前检查及孕妇保健。

2. 新生儿及婴幼儿期加强护理及喂养，并定期做好计划免疫，定期观察各种指标，如身高、智力，筛查先天性疾病如先天性心脏病等，及早治疗。

3. 学龄前期是性格形成的关键时期，加强思想品德教育，注意培养其学习习惯、想象与思维能力，使之具有良好的心理素质。体格检查方面应注意缺铁性贫血、龋齿、视力等常见病的筛查与矫治。同时，应做好预防溺水、烫伤、外伤、误服药物及食物中毒等意外伤害的发生。

4. 学龄期与青春期求知欲强，是获取知识的最重要时期，也是体格发育的第二个高峰期。青春期是儿童到成人的过渡期，体格发育出现第二个生长高峰，第二性征的发育，知识的增加，而心理和社会适应能力发展相对滞后，形成青春期复杂的心理卫生问题，使青春期少年常常产生感情困惑和心理冲突。并容易受外界的影响，加上叛逆思想的冲动，而使其行为出现偏激，而容易犯错。因此，引导其体格健康成长及塑造良好的心理同等重要。

（三）儿童、青少年人群健康管理内容

1. 生长发育健康管理 包括体格及神经心理发育，两者具有同等重要意义。管理内容包括身体数据测量、体力及心理社会测试、生理生化功能的检测等；通过调查资料整理分析，与参考人群值比较，了解发育水平及生长速度；针对个体做出评价和制订方案。

2. 心理卫生行为健康管理 目前儿童成长中普遍存在体育锻炼不足、学习超时、学业负担过重、缺乏内在的学习动机、睡眠不足等问题。在青少年中则存在叛逆、沉迷游戏网络、盲目攀比、犯罪、心理承受能力弱、性早熟不断提前等心理行为问题。因此，儿童、青少年心理卫生行为健康管理需要家长的理解与支持，从婴幼儿开始通过加强心理卫生行为教育，建立合理管理措施，预防和解决问题。

（1）良好习惯的培养 ①睡眠习惯：营造安静适合的睡眠环境，规律作息，保证充足睡眠时间，培养独立睡眠。②进食习惯：按时添加辅食，培养定时独自用餐，不偏食、不挑食、不吃零食，进餐不宜过饱，进食应专心，不宜玩手机、看电视等；餐前洗手及用餐礼貌。③卫生习惯：定时洗澡、勤剪指甲、勤换洗衣服、良好排便习惯，3岁以后培养刷牙习惯等。

（2）社会适应性的培养 ①独立能力：包括独立生活和独立思考解决问题的能力。②控制情绪和诱惑：儿童常因要求不能满足而产生过激情绪及行为，故成人应对儿童的要求与行为按社会标准或予以满足或加以约束或预见性处理问题，减少其产生消极行为的机会，其中用诱导方法比强制方法可以减少对抗情绪，取得满意效果。③预防和解除异常心理卫生行为：针对儿童开展行为指导，针对青春期少年开展心理咨询，开展学校心理教育和家庭引导。

3. 疾病防治健康管理 ①计划免疫：主要为婴幼儿期按时接种乙肝疫苗、卡介苗、脊灰疫苗、百白破疫苗、麻疹疫苗等。②定期检查，及早发现问题：婴幼儿主要针对肠道蛔虫感染、视力不良和近视、龋齿和牙齿疾病、缺铁性贫血、肥胖等开展筛查诊断；学龄前及学龄前主要减少意外事故和伤害的发生。青少年主要合理进行生理、心理卫生和性知识教育，培养良好的道德情操，建立正确的人生观，保障青春期的身心健康，注意防治这一阶段容易出现的各种身心疾病。

二、女性人群健康管理

由于女性生殖系统结构与生理特点的特殊性，具有经、孕、产、乳等生理变化，这是女性特有的病理生理改变基础，因此妇女健康管理除常规健康管理内容应突出这一特点。妇女健康管理内容包括一般情况与妇科情况，后者主要记录月经、婚育、避孕措施、妇科肿瘤筛查等。因女性人群不同年龄段的生理、病理变化及易发疾病的不同，健康管理的重点亦应有所侧重。

（一）育龄期妇女人群

育龄期女性是性活跃、生殖功能复杂、生殖健康问题较多的时期。应做好基础健康管理，建立基本健康档案，尤其是月经史、婚育史、家族史；注意个人卫生，尤其经期卫生、性卫生，预防生殖系统炎症；加强计划生育知识、生理期及性保健卫生教育，选择合适的避孕措施，减少意外妊娠带来不良影响。

1. 基础健康管理 每年进行一次宫颈防癌普查，进行宫颈刮片筛查；每年进行一次乳腺彩色超声检查，必要时联合乳腺钼靶 X 线摄影检查；指导育龄期妇女自我检查乳腺；定期进行健康知识讲座；孕前保健指导；每年健康评估，动态观察，积极做好一级及二级预防。

2. 常见疾病的预防与管理 育龄期女性常见疾病有月经失调、生殖系统炎症、不孕症等，这些疾病既相互独立又相互影响，在预防与管理上具有共性。应加强健康宣教，养成健康的生活方式，包括调节情志、饮食调养、经期卫生、性卫生、避孕措施，避免上述不良因素的产生。如发生上述疾病，尽早至正规医疗机构诊治。

3. 女性生殖系统肿瘤的预防与管理 女性生殖系统肿瘤包括生殖道肿瘤及乳腺肿瘤，其中发病率较高、可早期发现、早期治疗效果好的有宫颈癌、乳腺癌。

（1）宫颈癌的早期筛查 从青少年起加强安全性知识教育，避免过早性生活；鼓励应用屏障避孕方式进行避孕，加强性病防范，积极治疗性传播疾病；开展宫颈癌普查普治，坚持每年一次妇科普查，及早发现，积极治疗癌前病变；注意并重视高危因素及高危人群，有异常者及时就医；发现生殖道感染及时治疗。

（2）乳腺癌的早期筛查 筛选乳腺癌高危人群并加强人群的自我健康管理，每月应自我检查乳腺一次，以及早发现异常；定期进行乳腺普查和临床检查；生活方式指导，如定期运动，少食高脂肪食物，多吃粗粮、蔬菜、水果及低脂肪高纤维食品，坚持母乳喂养，保持良好情绪，不酗酒。

（二）孕产期人群

孕产妇健康管理的主要目标是减少孕产妇及围产儿死亡，降低母婴发病率及远期致残率，从而提高生活质量。可按孕前、孕中及产后进行分期健康管理。

1. 孕前 孕前健康管理包括医学检查与健康指导两部分内容。通过资料收集、体格检查及实验室检查等，为咨询者提供营养、医疗、心理等方面客观评估，筛查遗传性疾病，进而提供日常生活、心理等方面的健康指导。

（1）孕前医学检查　①详细收集相关资料，包括年龄、月经史、婚育史、疾病史、生活习惯、职业、家庭环境等。②体格检查，包括生殖系统相关检查。③实验室检查，包括遗传病、传染病、性病生殖道感染抗体的筛查。

（2）孕前健康指导　①日常生活、心理的指导，如健康的生活方式、合理的饮食搭配、适当的运动锻炼、合理受孕时机的选择等。②对亚健康人群进行生活方式、行为习惯指导，如烟、酒、情绪焦虑或抑郁等进行干预调整。③对已有生理、心理疾病的个体，应根据疾病治疗情况判断对妊娠的影响，在专科医生共同保健下妊娠。④对于妇产科特殊生育史、不孕史等需进行相应检查，明确病因，对症治疗。

2. 孕期　孕期健康管理需要了解妊娠期母体生理、心理变化，使其能做好充分准备及适应这一变化。具体管理内容如下。

（1）孕期营养指导　以蛋白质为主，避免食用含色素及防腐剂的食品；出现味觉异常或异常食癖，需排除微量元素缺乏；早孕反应剧烈者应及时就医。

（2）孕期常见疾病筛查与预防　主要指妊娠期高血压、糖尿病的筛查与防治。妊娠期高血压多发生于妊娠 20 周后，高危因素有初产妇、孕妇年龄过小或大于 35 岁、多胎妊娠、妊娠期高血压疾病史及家族史、慢性肾炎、糖尿病、肥胖等。妊娠期糖尿病是指妊娠后首次发现或发病的糖尿病，应在妊娠 24 ～ 28 周进行筛查；有糖尿病家族史、孕前体重 ≥ 90kg、胎儿出生体重 ≥ 4kg、孕妇曾有多囊卵巢综合征、不明原因流产、死胎、巨大儿或畸形儿分娩史，本次妊娠胎儿偏大或羊水过多者应警惕患糖尿病。上述疾病应针对可去除高危因素进行干预；存在不可去除的高危因素者应加强相应检查及密切随访，及早发现、及早干预、及早规范治疗；确诊者进行专科治疗。

3. 产褥期　产褥期是指从胎盘娩出至产妇全身各器官除乳腺外，恢复至妊娠前状态所需的一段时间，包括形态和功能，通常为 6 周。该期常见疾病有产褥感染、晚期产后出血、产褥期抑郁症等。

管理措施：①了解产褥期母体生理、心理变化，观察子宫收缩情况、恶露情况、产伤情况、乳房及生命体征。②加强产褥期卫生心理保健与心理支持，由于激素水平变化及家人转移对婴儿的关注等多方面因素影响，很容易产生产后抑郁症，需要家人尤其丈夫的支持和关怀。③指导产后饮食、运动，促进恢复。④提倡母乳喂养，促进母婴健康。

（三）更年期妇女人群

更年期是妇女育龄期至老年期的过渡阶段。在这个阶段，随卵巢的衰退及年龄的增长，心理和生理均出现衰退性改变。绝经早期主要引起血管舒缩症状（潮热、出汗）、精神神经系统症状（情绪波动、记忆减退等）和一些躯体症状（疲倦乏力），绝经多年后逐渐出现泌尿生殖道变化、代谢变化、心血管疾病、骨质疏松及认知功能下降等退行性变化或疾病。更年期妇女人群的生理特点要求在健康管理方面要加强健康宣教，及早发现、及早干预、及时就医，帮助其平稳过渡，提高生活质量。

1. 根据临床症状进行健康状况评估包括症状、生活方式，必要的体格检查及辅助检查。

2. 以评估结果为依据，建立基本健康管理措施。

（1）一般人群：即评估中未发现明显异常的更年期妇女人群。该人群应做好常规健康管理，定期妇科及全身检查，并做好预防措施，调整心态、稳定情绪，使其从心理上认识到更年期只是人生的一个必然阶段。另外，开展家庭支持教育，及时给予安慰，并避免无谓的争吵。

（2）预防性干预更年期常见健康问题：如适当补充钙质、防骨质疏松；有肿瘤危险因素人群每半年针对性防癌普查；存在情绪问题可能者每两个月随访一次，填好随访记录表，并针对性进行健康教育及指导，同时对家庭成员进行健康教育和配合。

（3）疾病诊断明确者，进行专科治疗，并做好复诊及随访工作。

三、老年人群健康管理

按联合国区域划分，亚太地区将 60 岁以上定义为老年人。从衰老进程来分，老年期可分为老年前期、老年期和长寿期三个阶段。我国通用标准是 45 ～ 59 岁为老年前期（中年人），60 ～ 89 岁为老年期（老年人，其中 80 岁以上称高龄老人），≥ 90 岁为长寿期（长寿老人，其中 ≥ 100 岁以上称百岁老人）。2021 年，第七次全国人口普查结果显示，我国 60 岁及以上人口为 26402 万人，占 18.70%，其中，65 岁及以上人口为 19064 万人，占 13.50%。

老年人健康不仅指没有疾病，而是追求一种躯体精神与社会和谐完美的状态，老年人会出现一系列形态生理心理和社会角色的衰退变化。由于老年人病理生理的特殊性，老年病具有典型的年龄特点：临床症状及体征不典型；多病共存；病情重，变化快；易发生意识障碍；并发症多；病情长，康复慢；药物不良反应多；对治疗的反应不同。同时，老年人存在较多的家庭社会负面因素，如丧偶、丧子、独居、家庭不和睦、经济困窘等，容易发生身心疾病。

老年人群健康管理的重点在于常见慢性非传染性疾病（简称"慢病"）及肿瘤的早期发现、早期预防与规范治疗。

（一）健康老年人群

1. 加强健康教育及自我健康管理的宣教　定期全面查体，了解健康知识，建立健康档案，获得个体化的健康指导，预防慢病的发生等。建议每年体检一次，如发现异常应及时就诊。

2. 健康饮食指导　应选择易消化食物，以利于吸收，但食物不宜过精，应粗细搭配；多吃蔬菜、水果等富含纤维素食品；减少烹调油用量，清淡少盐饮食；三餐合理分配；每天足量饮水；饮酒应限量。

3. 培养良好生活方式　规律作息，劳逸结合。

4. 运动锻炼指导　建议有氧运动，并达到有氧代谢的质和量。

5. 保持心情舒畅，丰富老年人娱乐生活　多参与集体活动，适当进行下棋等智力游戏有助于延缓大脑衰退等。

6. 减少的疾病危险因素　常见的可干预的危险因素主要包括吸烟、饮酒、肥胖、不良的饮食习惯与生活习惯等。

（二）患有慢病的老年人群

老年人是心血管系统、呼吸系统、消化系统等疾病和肿瘤等慢病多发人群。对于明确患病者，可以应用现代信息技术做好随访登记，定期复诊，按时服药，并定期监测疾病相关指标，如血压、心率、血糖等；如病情发生变化，及时就诊。并按相应慢病管理范畴做好疾病管理，如饮食、运动等。

对于不同系统疾病，疾病管理要点各不相同。如心血管系统疾病，包括高血压、冠心病、心功能不全等，应加强患者疾病风险告知，自我监测血压、脉率（心率），采取有益健康的生活方式及行为，控制或减少危险因素，预防心血管事件的发生；对于明确诊断的老年人应按时服药，定期复诊，预防疾病发作，积极做好二级预防；老年人骨质疏松发病率高，容易出现继发性骨折，老年人除服药治疗骨质疏松外，还应加强防摔、防碰、防绊、防颠等措施，以免诱发骨折。

由于老年人肝功能、肾功能减退，排泄减慢，容易发生药物中毒或不良反应。因此老年人群一定要安全用药。具体用药原则如下：①收益原则，用药必须权衡利弊，合理选择药物及给药途径。②谨慎多药联用原则。③给药时间原则，应根据生物学及药代学及疾病特点选择合适的给药时间。④小剂量原则。⑤剂量个体化原则。⑥暂停用药原则。⑦忌随意滥用药物及保健制品。此外，还应从自理能力、饮食习惯、心理反应、经济状况等方面评估老年人服药能力，了解其是否能按医嘱服药，达到治疗目的。

思考题

1. 根据传播的特征，人类传播行为可以分为哪几类？其中什么传播行为的效果较好？

2. 健康风险评估的种类有哪些？

3. 育龄期妇女早期的宫颈癌和乳腺癌的各自筛查手段有哪些？

第七章

中医全科医学的科学研究

第一节 中医全科医学研究的目的与意义

一、中医全科医学研究的目的

中医全科医学以患者为中心，以家庭为单位，以社区为范围，以预防为导向，提倡增强医患之间的互动、兼通临床各科、全面掌握医疗技术并充分挖掘医疗资源。中医全科医学的科学研究是以探索人体健康和疾病的规律，优化个性化健康管理方案为目的，力求为社区居民提供连续性、综合性、协调性、整体性、个性化、人性化的医疗保健服务。

二、中医全科医学研究的意义

中医全科医学整合中医学和全科医学的综合性中医学临床二级学科，在承担基层常见病多发病诊疗、预防保健、患者康复和慢性病管理等一体化服务方面具有十分明显的优势。因此，开展中医全科医学科学研究具有十分重要的意义。

（一）是建设具有中国特色的公共卫生体系的重要抓手

中医全科医学是一种具有中国特色的全科医疗体系和模式，和国外全科医学模式大相径庭。中医全科医学的发展是我国本土化全科医学的发展，充分结合我国的自身国情和政治、经济、文化、医疗卫生状况。中医药是我国医疗卫生服务体系中独有的优势和资源，将中医融入全科医学，必将对社区卫生服务体系的构建发挥出巨大作用。健全公共卫生服务体系，加强农村、社区等基层防控能力建设，这些离不开中医全科医学；加快构建中医全科医学学科体系，离不开中医全科医学的科学研究。

（二）是中医药传承创新发展的重要内容

中医药传承创新发展必须要筑牢基层中医药服务阵地，基层卫生服务以接诊多发病、常见病及慢性病为主，中医药在这些慢性病的个性化治疗、调理上优势独特。中医全科医师以"整体观念""辨证论治"为理论基础，采用"三因制宜""望、闻、问、切"个性化的诊疗方法，更有各种中医适宜技术。同时，中医全科医师能够充分发挥中医"治未病"的优势，在基层普及中医养生保健知识和太极拳、健身功法（如八段锦）等养生保健方法，推广体现中医治未病理念的健康工作和生活方式。中医全科医学的科学研究推动并在筑牢基层中医药服务阵地中具有重要价值，能够使中医药在基层医疗中为维护群众健康发挥越来越重要的作用。

（三）提升全科医生个人能力

基层医疗卫生单位直接面对多发病和常见病群体，提高基层卫生技术人员的防治服务水平是造福广大民众的必要手段和措施，中医全科医学的科学研究是实现此目的的有效途径和方法。

（四）对于构建医患关系的和谐具有积极意义

中医全科医学出于对服务个体整体性考虑，重视人胜于重视疾病，尤其注重感情交流和情感投入，患者对医生无比信赖，保持了良好的医患关系。中医全科医学的科学研究更强调社会、心理等各方面因素对人体健康的影响，在此基础上建立新型的医患关系必然充满温情，对于疾病的调理大有益处。

第二节　中医全科医学研究范畴及特点

中医全科医学是中医学科的一个重要分支，它结合了中医学的整体观念和辨证论治原则，以及全科医学对连续性、综合性医疗服务的强调。中医全科医学既充分发挥中医药的特色和优势，又融合现代全科医学的服务模式，在基层医疗服务中发挥着积极而重要的作用。通过开展中医全科医学的科学研究，可不断提高基层常见疾病和慢性疾病的中医诊断、治疗、预防与康复的水平，能够有效提升中医药医疗保健服务的能力。夯实中医全科医学科学研究的水平，对加强中医全科医生在医疗保健体系中的作用，完善医疗保健体系的运行机制，以及提高人民群众健康水平至关重要。中医全科医学作为一种以人为本、注重预防和治疗相结合的医学模式，在当代医学领域中具有独特的价值和意义。

一、中医全科医学研究的研究范畴

中医全科医学的科学研究是指利用科学的原理和方法对中医全科医学领域涉及的问题进行阐述和分析，并提出解决方法和措施，直接或间接地指导中医全科实践的过程。根据中医全科医学的定义，围绕中医全科医学是一种基层医疗服务、是以门诊为主体的服务、是新型中医服务模式、是综合性的医疗服务四大特征，以人为中心，以解决健康问题为导向，系统开展科学研究，探索和创新中医全科医学诊疗模式和教育方式，以及中医全科医学与心理学、行为学和社会学的关系，为国家卫生健康政策的优化提供有力支撑，中医全科医学的研究范畴主要包括以下五个方面：

（一）中医全科医学临床问题研究

包括中医全科医疗服务中常见病和慢性病的中医诊断、治疗、预防与康复，以及流行病学等相关临床问题的研究。

1. 对常见病和慢性病的中医诊疗方法评价和挖掘研究。
2. 中医药适宜技术的评价与应用研究。
3. 中医治未病技术和方法在中医全科医学中的应用研究。
4. 高患病率及高死亡率危险因素的辨析与中医药干预效果研究。

5. 疾病发生及流行相关的情境、个人、家庭、环境及社会因素的研究。

（二）中医全科医学诊疗模式研究

中医全科医学诊疗模式注重"以人为本"，坚持"整体观"为诊疗原则，以"治未病"思想，综合多种中医诊疗技术和方法，提供全面、系统、个体化的诊疗服务，充分体现中医"简、便、验、廉"的特色。围绕注重个人、家庭、社区联合的解决方案，考虑情绪、环境、社交对个人及家庭的影响，开展诊疗模式研究，主要包括以下五个方面：

1. 辨体—辨病—辨证诊疗模式研究。
2. "以病定技术"的中医适宜技术服务模式研究。
3. 中医特色家庭病床服务模式研究。
4. 中医干预社区精神疾病模式研究。
5. 其他诊疗模式研究。

（三）中医全科医疗服务研究

中医全科医疗服务的主要工作场所是在社区卫生服务机构的门诊，主动服务于社区和家庭是中医全科医疗的特色。中医全科医疗集医、针、药等多种方法为一体，除药物的内服、外用外，还有针刺、艾灸、推拿、正骨、食疗、八段锦等多种预防治疗手段，它能有效解决社区居民常见健康问题，并根据病情的需要安排患者方便而及时地转诊，在中医健康管理和慢性病管理中发挥重要作用。中医全科医疗服务研究主要包括以下五个方面：

1. 社区和家庭中医药服务需求评估。
2. 患者对中医药服务的满意度调查。
3. 转诊与会诊情境及效果。
4. 医疗人力资源及设施的分布利用研究。
5. 中医健康管理、慢性病管理与卫生政策关系的研究。

（四）中医全科医学教育研究

中医全科医学人才队伍的建设离不开中医全科医学教育，包括医学生和实习生的教育、继续医学教育或职业发展。做好中医全科医学教育研究，为该学科的发展奠定基础，主要包括以下五个方面：

1. 中医全科医学的教材建设研究。
2. 中医全科医学的教育课程设计研究。
3. 基于临床问题解决能力的有效性和可持续性的教学方法评估。
4. 衡量临床和解决问题能力方法的工具性研究。
5. 教育投入产出分析和评估的方法等研究。

（五）中医全科医学与心理学、行为学及社会学等方面的研究

随着各个领域研究的发展，生物—心理—社会医学模式应运而生，中医学提倡的"天人合一"的整体观与全科医学体系的"生物—心理—社会医学"模式不谋而合。中医全科医学注重人的整体性、人与自然相统一、人与社会相统一，既关注患者的生理健康，还关注患者的心理健康和社会需求。因此，中医全科医学的科学研究与心理学、行为学、社会学密不可分。

1. 居民在健康及疾病就诊状态中的心理学研究。
2. 中医药干预心理问题的研究。
3. 中医全科医生的医患沟通及医患关系研究。
4. 基于中医药文化的中医全科医学人文研究。
5. 中医药服务在医保政策中的研究。

二、中医全科医学研究的特点

全科医学以系统论、整体论作为自己的哲学基础，强调把人作为自然和社会大系统中的一部分，从身体、心理、社会和文化等因素来观察、认识和处理健康问题。以"生物—心理—社会"医学模式为基础的诊疗活动已经成为全科医疗的自然程序。中医学是以传统哲学为模式，注重整体观。中医学中关于"人与天地相参，与日月相应"的"天人合一"的观点，以及把"四时之化，万物之变"的环境因素，看成与人的健康密切相关的思想，就蕴藏着"生物—心理—社会医学"模式的种种特点，中医全科医学的提出可视为传统医学和西医学融合的产物。其研究特点兼具自然科学研究和社会科学研究的特点，主要有以下七个方面。

（一）中医全科医学研究以临床为基础

来源于临床、回归临床，从临床经验出发、回答临床上需要解决的问题，是医学研究的基本特点。中医全科医学研究同样根植于中医临床，尤其以社区中医诊疗为主体。

（二）中医全科医学研究以中医辨证论治思维为重点

中医全科医学以辨证论治的思维进行研究实践，深入挖掘中医原创思维，辨证论治是中医诊治疾病的基本法则，也是中医学最基本的特点之一，是中医认识和治疗疾病的手段。中医全科医学强调个体体质差异，倡导"因人制宜"的个体化诊疗、养生的辨治思维。中医全科医学诊疗实践中，医师根据患者的具体情况，在充分考虑患者个体差异的前提下，结合其所处的自然、社会环境，给予患者个体化的诊疗方案，为患者提供更全面、健康的医疗服务。

（三）中医全科医学研究以中医药适宜技术推广为侧重点

中医全科医学在社区服务中的应用主要包括慢性病管理、体质辨识与调养、冬病夏治、适宜技术推广等，其发展优势体现在促进慢性病防治、建立和谐医患关系、节约医疗成本、推动中医药理论的临床应用和中西医结合等方面。中医全科医学以基层社区为服务主体，采用中医药适宜技术作为主要治疗手段，包括针刺、灸类、推拿、刮痧、拔罐、敷熨、熏洗等，其安全有效、成本低廉、简便易学，多针对常见病与多发病。中医全科医学研究将使中医药适宜技术更有效地在基层推广，充分发挥中医药防病、治病的独特作用和优势。

（四）中医全科医学研究以研究对象的全体性为立足点

中医全科医学研究对象涉及社区全体居民的各类健康问题和疾病。主要包括以下三个方面。
1. 面向社区各类居民（各种健康的、高危的和患病的居民）。
2. 完整的人及其健康问题（以人为本，以健康为中心）。
3. 家庭的健康问题（家庭为单位）：沿着个人和家庭各个阶段有针对性地为家庭成员提供相应服务。

（五）中医全科医学研究以全生命周期为时间维度

中医全科医学研究覆盖生命周期全过程，从健康到疾病再到疾病康复的全过程，主要包括以下两个方面。

1. 沿着人的生命周期各个阶段提供服务，从婚育咨询开始，经过孕期、新生幼儿期、青少年期、中老年期直至濒死期，都是中医全科医学研究之所在。

2. 中医全科医学研究覆盖疾病全过程，疾病的初期主要是预防为主，通过改变生活方式，调节饮食、运动和精神，中期主以攻补兼施为法，末期以扶正为主，使机体阴阳气血平和，各脏腑功能协调平衡，达到"阴平阳秘"的状态。

（六）中医全科医学研究以突出中医药文化为特色

中医全科医学研究深入挖掘中医药精华精髓，阐释中医药文化与中华优秀传统文化的内在联系。实施中医药文化传播行动，丰富中医药文化产品和服务供给。中医全科医学结合基层的优势，推动中医全科医疗机构开展健康讲座等科普活动，普及中医药健康文化知识，能够较好提升公民中医药健康文化素养水平。

（七）中医全科医学研究以兼顾卫生政策为导向

中医全科医学研究突出基层卫生服务体系建设，以保护人民健康为出发点，提供中医预防、保健、康复、健康教育和健康促进等一体化卫生服务，坚持以人为本，立足实际，兼顾公平与效率，把维护人民健康权益放在第一位，通过开展中医全科医学研究，不断完善基层中医药卫生服务体系，为国家卫生健康政策提供有力支撑。

第三节　中医全科医学研究选题及设计

一、研究思路与选题

（一）中医全科医学科研问题的主要来源

中医全科医学发展时间较为短暂，从 1997 年至今，中医全科医学的研究刚刚起步，带来了很多机遇与挑战。从事中医全科医学科研选题的思路应该结合中医学和全科医学的发展，引进新方法，采用多层次、立体与综合的思路进行选题。下面介绍几种中医全科医学研究选题的主要来源。

1. 日常诊疗实践中遇到的问题　在日常医疗服务中，发现和总结临床实践中遇到的问题和挑战，作为科研选题的来源。从实际出发，结合本院、本地区特色，制订切实可行、有自己鲜明特点的科研项目。比如：①一些常见并多发的疑难病，特别是西医学治疗效果较差的一些病证，如恶性肿瘤、心脑血管病、病毒性肝炎、糖尿病、肾病综合征、肾炎等，可以探寻中医诊疗思路，如阴阳、气血学说、病因学说、病机学说的研究思路。②中医预防医学、环境医学、心理医学及康复医学的基础理论及应用研究。③常见老年病和老年保健、养生及抗衰老的研究。通过对这些问题的研究与解决，不仅会大大提高社区居民的健康水平，还会促进中医全科医学理论体系的构建。

2. 实际工作中的观察分析 通过实际工作中的观察分析，能够确保研究的实用性和针对性。研究者平时应多观察、勤思考，善于发现问题，同时善于与其他工作者交流，从卫生实践中发现一些值得注意的问题。①在日常工作中，注意观察社区居民的健康状况、生活习惯、健康需求等，发现可能的研究问题。②收集社区居民的健康档案、疾病谱、医疗服务使用情况等数据，通过数据分析，识别社区居民普遍存在的健康问题或健康需求，作为科研选题的初步方向。③分析特殊的、罕见的具体的临床案例，总结成功经验和存在的问题，作为科研选题的参考。

3. 关注患者的顾虑、需求和疑问 这是一种以患者为中心的研究方法，从患者的反馈和数据中，识别出共性的问题和需求，作为科研选题的初步方向。可以通过以下途径：①在日常医疗服务中，认真倾听患者的反馈和意见，了解他们对医疗服务的满意度和期望。②设计问卷调查，收集患者对医疗服务、治疗效果、中医健康教育等方面的看法和建议。③通过一对一的深度访谈，深入了解患者的顾虑、需求和疑问，获取更详细的信息。④在医疗服务过程中，观察患者的行为和反应，发现他们可能面临的困难和问题。⑤利用患者的健康档案和医疗记录，分析他们的疾病谱、治疗过程和治疗效果，发现潜在的研究问题。在研究设计和实施过程中，鼓励患者参与，让他们成为研究的一部分，提高研究的针对性和有效性。

4. 前人的工作 利用前人的工作开展社区科研的选题是一种高效且科学的方法，可以站在巨人的肩膀上，避免重复劳动，同时发现新的研究方向。建议从以下几个方面入手：①文献回顾：通过查阅相关领域的学术论文、书籍、研究报告等，了解前人的研究内容、方法和结论，了解该领域在国内外的研究、现状及发展水平。②撰写研究综述：总结前人在某一领域的主要研究成果和发现，分析研究的趋势和发展方向。③识别研究空白：在文献回顾和综述的基础上，识别前人研究中未涉及或未深入探讨的问题，作为新的研究选题。查阅文献还可以及时了解自己的选题是否新颖，是否与其他研究者重复，避免重复选题。应多看文献，以启发和拓展自己的研究思路和方法，并从文献情报中寻找有研究价值和潜力、苗头较好的课题进行深入研究。

5. 学术会议、指南中提及的尚没有确凿证据的问题 这是提出临床问题的一种有效的方法，可以发现新的研究领域和挑战。可以通过以下几种方法入手：①积极参加和自身专业和工作相关的学术会议，关注最新的研究进展和讨论，了解当前领域中尚未解决的问题。②仔细阅读相关的临床实践指南和政策文件，注意其中提及的尚无定论或需要进一步研究的问题。③从学术会议和指南中识别出研究需求，这些问题通常是由于现有证据不足或存在争议。④组建一个多学科的研究团队，包括临床医生、研究人员、统计学等专家，共同讨论和确定研究选题。

（二）科研选题的原则

1. 需求性原则 选题必须符合社会需要和科学理论发展的需要，这是所有研究课题的基本要点。对社区医学工作者来说，选择社区目前最需要解决的卫生问题进行研究。传统的"供给方为导向"方式已经不能满足社区居民的需求，要逐渐转变为"以需求方为中心"的模式。中医全科医学科研选题必须从防治疾病的需要、社会经济发展的需要，以及中医全科医学学术发展的需要出发，选择具有实用价值和应用前景包括经济效益和社会效益良好的课题。其次，需求性原则还要考虑到一旦得出研究成果，该项成果必须具有实施、推广的可能性，利用现有的资源、经济技术力量即可实施或推广。

2. 创新性原则 选题必须具有先进性、独创性和新颖性。作为应用性研究的课题，就必须有所发明、有所创造，或把基础理论研究的成果转化为新的技术原理；作为开发性研究的课题，就必须开发出新技术、新材料、新工艺、新产品、新方法，或把原有的技术应用推广到新领域；作为理论性研究课题就必须建立新概念，提出新见解，得出新结论。创新性课题包括独创和修改或拓延前人研究成果的课题，并尽量选用先进的研究方法、手段和技术指标。

3. 科学性原则　指选题必须以客观事实和科学理论为依据，按照客观事物发展的规律办事。中医全科医学科研选题的科学性是指其选题要有充分的中医药理论基础和客观依据。另外，选题要具体，不能含糊其辞、太笼统，如"针灸对胃下垂的治疗作用"与"针灸足三里穴对胃下垂的治疗作用"这两个题目虽都研究针灸对胃下垂的治疗作用，但后者更具体、更明确。

4. 可行性原则　选题必须与主客观条件相适应。即根据已经具备或经过努力可以创造的条件进行选题，以保证课题能按计划完成并取得预期成果。影响可行性的主观因素包括科研工作者的知识水平、知识结构及科研思维能力，大型研究还包括研究队伍的结构及管理人员的管理协调能力。影响可行性的客观因素有实验场地、实验仪器设备、经费来源等。缺乏可行性的选题实际上是无法实现的选题，也就等于幻想。

（三）科研选题的一般程序

科研选题的程序就是选题的思维过程。选题之前首先要明确本研究的目的和意义，了解中医全科医学科研的主要目标，比如提高社区中医医疗的服务质量、预防和管理慢性疾病、改善居民健康水平等。中医全科医学科研选题和其他科研选题一样，一般要经过提出问题、查阅文献与建立科学假说、确定题目、研究设计、选题评估和论证、形成课题申请书6个步骤。

1. 提出问题　任何科研都是从发现和提出问题开始的，"问题"即是科研活动的起点。在科研活动中，初始意念的形成和提出问题是研究工作和解决问题的起点，但科学研究意义上的提出问题却不同于一般性的提出问题。科学研究提出的问题是经过选择、比较、确定其真实性，并对问题的本质有了初步的认识、对解决问题也有了初步的想法而提出的。初始意念的形成不是凭空想象，而是来自临床实践和扎实的中医药理论知识。要学会提出问题，并把临床问题转化为科学问题。

2. 查阅文献与建立科学假说　查阅文献的目的是尽可能地充分了解以往在这个问题上是否已有人做过类似的工作，努力寻找支持的证据和反常的材料。通过查阅文献，总能给我们以启发，帮助我们历史地、客观地评价和论证选题的科学性、实用性和可行性，帮助我们完善假说。以往的失败，作为反面资料，尽管不能证实假说，却能给假说以限定，从而可以更深刻地揭示初始概念的内涵和外延。应当注意的是，在对传统医学的研究中，对初始概念或假说的证明尽可能不要采用或不要仅仅满足于采用已有的直接经验作循环论证。这是因为，由于传统医学基本概念多属自然哲学概念，内涵不够明确，往往通过某一例证（如某个脉证或治法）的引导，就将新的初始概念纳入并消化在已有的自然哲学概念之中，从而走向"引证—验证—引证"的老路。

3. 确定题目　确定研究题目，即立题。立题应有明确的目的性、充分的科学性和可行性。确定题目的基本要求是题目要简明、具体、新颖、醒目、不要太长。题目能够具体概括研究选题的处理因素、受试对象和效应变化。如针刺足三里对痢疾患者免疫功能的影响，其中针刺足三里是处理因素，痢疾患者是受试对象，免疫功能的影响属效应变化。

4. 研究设计　从某种意义上讲，一切方法都是为了证实或证伪某种理论和假说，而设计则是实施方法的具体步骤。一个非常"高明"的假设，假若提不出任何方法来加以证明，则这种假说往往流于"荒诞"。选择证明假说的方法及相应的手段要从实际出发，适用为度。力求简便可靠，不要盲目追求高精尖设备。

科研设计中，最重要的在于如何抓住并能够解决本课题研究的技术关键，也是对本课题研究的可行性分析。以临床医学研究为例，传统医学的临床观察中，比较难以解决的问题有诊断与疗效标准问题，即观察指标和评价指标的选择与确定；对照组的设置及盲法的实施；药物等防治手段作为处理因素的剂量效应关系问题。这些问题本身就是一些有重要价值的研究课题。

5. 选题评估和论证　选题的评估和论证是对选题进行一次全面的说明，也是对研究课题的第一次全面检验。向同行陈述自己的课题，既是对自己的构思是否成熟的一次检验，又是一种高水平的科研构思交流。交流科研的构思有时胜于交流成果。现代科研管理要求，课题在正式进入研究实施阶段之前，应邀请同行评议。对选题的科学性、创新性、实用性、可行性进行综合评估，对完善选题、保证中后期科研工作顺利进行有十分重要的作用。选题应考虑到研究条件和资源，确保所选课题从研究内容到方法都具有先进性，同时考虑完成课题所具备的各项条件和因素，确保选题的可行性和实用性。选题必须符合客观规律，有理论根据和实践依据。同时，研究应遵守科学伦理学，确保研究过程和结果的科学性和伦理性。医学科研选题多属于基础医学和临床医学方面的研究。在设计实验时，应考虑实验条件和手段是否完善，最好先进行预实验。

6. 形成课题申请书　课题申请书因各类招标指南的要求提供相应的模板，一般包括以下几个方面：①封面和摘要：准备课题申请书的封面，包括课题名称、申请人信息等。撰写摘要，简要介绍研究的背景、目的、方法和预期成果。②研究背景和意义：详细阐述研究的背景，说明研究的必要性和紧迫性，以及其对科学和社会发展的贡献。③研究目的和目标：明确研究的具体目的和目标，阐述研究的科学问题和预期解决的问题。④研究内容和方法：详细描述研究的主要内容、研究方法、技术路线和研究步骤。⑤研究设计和方案：详细说明研究设计，包括研究类型、样本选择、数据收集和分析方法等。⑥预期成果和应用：描述研究的预期成果和可能的应用前景，说明研究的实际意义和价值。⑦研究团队和分工：介绍研究团队的组成和成员的专业背景，明确各成员的职责和分工。⑧时间安排和进度计划：制订详细的研究时间表和进度计划，确保研究的顺利进行。⑨预算和资金使用：列出研究所需的预算和资金使用计划，确保资金的合理使用。⑩风险评估和管理：评估研究可能遇到的风险和不确定性，制订相应的风险管理计划。⑪伦理审查和合规性：提供伦理审查的相关信息，说明研究符合伦理规范和相关法规。⑫附件和支持材料：提供相关的支持材料，如研究团队成员的简历、相关研究成果等。通过以上步骤，可以确保课题申请书的完整性和科学性，提高课题申请的成功率。

二、研究方案设计与实施

（一）科研设计概述

1. 科研设计要素　研究因素、研究对象和研究效应是科研设计的三个基本要素，简称"三要素"。一项科研工作是否取得成功，要看"三要素"在整个试验设计中的安排与处理是否科学、合理、完善。同样，在科研论文的材料和方法中，必须充分阐明科研三要素，这是决定论文质量的重要标志之一。

（1）研究因素　在实验性研究中，研究因素就是干预措施，是研究者根据研究目的施加给研究对象的人为处理因素。而在观察性研究中，研究因素是指自然存在的、根据研究目的作为主要观察因素进行研究的因素，如生物本身的某些特征，包括性别、年龄、民族、遗传特性、心理因素等。是否对研究对象人为施加干预措施，是实验性研究和观察性研究的根本区别。另外，干预措施的施加，一定要遵循医学伦理学的原则。

除了确定的研究因素以外，其他可能影响研究结果的因素都属于非研究因素。如果非研究因素所产生的效应影响研究因素产生的效应，这些非研究因素又称为混杂因素。对于混杂因素的处理，可以在研究设计阶段采用匹配的方法进行处理，如果在设计阶段未能进行控制，也可以在资料分析阶段，采用分层分析的方法，以减少和消除混杂因素对研究结果的干扰作用。

（2）研究对象　在中医全科医学研究中，研究对象可以是人或动物，也可以是组织、器官、细胞、分子、采集的血液、尿液或粪便标本等，药用植物常被作为中药种植研究的研究对象。按照研究目的所确定的目标人群为总体，根据具体研究设计的纳入和排除标准所选择的研究对象为样本，通过对样本的研究将结果推论到总体。在研究设计中选择研究对象样本时，应按照随机原则选取样本，使其具有代表性。另外，需注意保证足够的样本量，例数太少将影响代表性，但样本量过大，则试验条件不易控制，易产生误差。根据研究设计类型的不同，所需研究对象的数量也会不同，应根据样本量估算公式估算所需样本量。

（3）研究效应　研究效应包括研究指标的选择和观察方法两个部分。研究指标的选择主要取决于研究假设（研究预期目的），需要结合相关专业知识和统计学要求。研究指标是希望通过研究实现的预期目标的体现，应能反映研究因素的效应，如治疗性的研究，一般选择希望达到的治疗目标作为研究指标。

研究指标按照结局事件的性质，可以分为反映积极结局的指标（如缓解或消除症状、改善功能、改进诊断、将负性事件的概率降低等）和消极结局的指标（如药物或治疗的不良反应发生率等）；根据反映研究效应的重要性程度，可以分为主要结局指标和次要结局指标。主要结局指标一般是最重要的、有临床意义的终点指标，包括死亡、残疾、严重不良事件等；次要结局指标则一般采用一些实验室或影像学等中间指标或替代指标。研究指标的定义应该力求准确，而不是追求"最好的结果"，即尽量选用客观指标，如有关的计量指标，但对于很多可能很难测量、非常"软性"的指标，如患者的满意度、依从性等应该进行详细的定义描述。

对于研究指标的观测方法也应该明确定义，如检测指标的方法、仪器、试剂与试验条件等都需要详细说明，以保证不同观测者得到的指标值一致，即研究指标的精确性（可靠性、信度或可重复性），指在相同条件下，用某测量工具重复测量同一受试者时，获得相同结果的稳定程度。

2. 科研设计的原则

科研设计是对科研课题研究内容、研究方法、实施过程、预期结果等的具体考虑与计划安排。为了保证科研工作的顺利进行，在进行中医全科医学科研设计时，同样需遵循伦理学原则、对照组设定原则、随机化原则、重复原则以及均衡性的五大原则。

（1）伦理学原则　医学科研设计应遵循的伦理学原则主要包括尊重、有利、不伤害、公正。主要体现在以下几个方面：①尊重原则：要求医务人员尊重患者及其做出的理性决定，这意味着在医学科研设计中，必须尊重受试者的意愿和选择，确保受试者在充分了解研究内容和可能的风险后，自愿参与研究。同时，受试者的隐私和尊严也必须得到维护。②有利原则：强调医务人员的诊治行为应以保护患者的利益、促进患者健康、增进其幸福为目的。在医学科研设计中，研究人员应确保研究带来的益处超过可能的风险，且研究结果能够为患者带来实质性的益处。③不伤害原则：要求在诊治过程中不使患者的身心受到损伤。医学科研设计应避免实施对患者无益、不必要的或禁忌的治疗手段，确保研究过程不会对受试者造成伤害。④公正原则：公正意味着在医学研究中，不应因性别、种族等因素排斥研究对象，而应公平选择研究对象，确保每个研究对象的权利得到保护。此外，研究对象的隐私必须得到保护，研究结果不会泄露研究对象的个人信息，以保障研究对象的隐私权和信息安全。综上所述，医学科研设计必须遵循伦理学原则，确保研究的伦理性、合法性和安全性，以保护受试者的权益和安全，同时促进医学科学的进步。

（2）对照原则 对照（control）是指在研究的过程中，为了说明处理因素的效应而确立的可供比较的组别。在研究处理因素（研究因素）效应时，直接观察到的往往是多种因素交织在一起的综合效应，要想回答处理因素是否有效，效果如何，只有通过合理的对比鉴别才能确定，而对照则是比较的基础，也是控制混杂因素和偏倚不可缺少的重要手段。合理的对照可以将处理因素的真实效应客观地、充分地暴露或识别出来，以使研究者做出正确的评价。如临床上有许多疾病是可以自愈的，当你给予某（些）人药物治疗时，如何能说明是治疗的效果而不是其自愈，因此就必须设立对照。

在中医全科医学科研中，尤其是以人为研究对象时，人不仅具有生物属性，还具有一定的社会属性，当某（个）些因素作用于机体时，其产生的效应可能更具复杂性，常受到下列因素的影响。如：①不能预知的结局：由于个体生物学差异的客观存在，往往导致同一种疾病在不同个体中的表现不同，不同证型的患者对治疗的反应也不同。②霍桑效应：是指人们因为成了研究中受关注的对象而改变了其行为的一种倾向，与处理因素的作用无关，是患者的一种心理、生理效应。③安慰剂效应：是指某些患者由于过度依赖医药而表现出的一种正向心理效应。

鉴于上述情况，为了避免偏倚，必须设立对照，对照的目的在于显示处理的效应。常用的对照方法有实验对照、标准对照、自身对照、相互对照、安慰剂对照。同时，要求对照组除了与实验组接受的处理因素不同外，其他方面应尽可能相同。

（3）随机化原则 没有随机化就没有统计。随机化原则指的是按照机遇的原则进行抽样或分组，确保各受试对象被分配到各组的机会均等，以减少抽样误差并使实验条件尽可能一致，从而提高实验结果的客观性。随机化的方法包括抽签法、抛硬币法、随机数字表等。随机化应贯穿于研究设计和实施的全过程，常用的随机化方法有完全随机化、分层随机化、整群随机化、阶段随机化。

随机化的意义在于使被抽取的观察对象能更好地代表其所来源的总体，并使各比较组间具有最大限度的可比性，从而避免由于主观因素或其他非处理因素造成的偏倚，使结果的真实性受到影响。在中医全科医学科研中，一方面要求样本要有很好的代表性；另一方面要求对照组与实验组除研究因素（如服用某种药物）不同外，其他非研究因素（如年龄、性别、病情轻重、疾病分期等）应尽量一致，这是比较的前提。随机化是达到上述目的的主要手段之一。随机化抽样可以提高样本的代表性，更好地代表样本来源的总体，减少抽样误差，但不能消除抽样误差；随机分组可以均衡实验组与对照组已知和未知的非处理因素，使两组更具可比性，减少由此引起的混杂偏倚，但不能完全排除。

（4）均衡原则 没有均衡就没有统计。均衡是针对重要的、可控制的非处理因素（如研究病例的性别、年龄等）所采取的应对措施，旨在消除混杂因素的干扰，使处理因素的实验效应能够准确地显示出来。均衡（balance）是要求对照组除了与实验组接受的处理因素不同外，其他方面（如年龄、性别、病情类型、动物的体重、窝别等）应尽可能与实验组相同。随机化分组的目的在于达到"组间均衡"，因而，随机化的成功与否也应以"组间均衡"为主要衡量标准。对照的选择是以均衡为前提的，也是比较基础的，以避免由于主观因素或其他非处理因素造成的偏倚，使结果的真实性受到影响。

均衡与随机和对照原则有着密切的关系。没有对照难以比较、鉴别，无法说明处理因素的真实效应，而有了对照，但不均衡，则对照失去了价值，甚至起反作用。随机是为了均衡，若研究中没采用随机，则结果难以保证。

（5）重复原则 一般情况下，贯彻了随机化原则，各组的非处理因素基本上是均衡的，但由于受样本例数的限制，有时也难以完全保证，故需要在研究中进行均衡性检验，并根据具体情况进行适当调整，满足实验要求。常用的均衡化方法有交叉均衡和分层均衡。

重复（replication）是指在相同条件下进行多次研究或多次观察，以提高实验结果的可靠性和科学性。重复包括三种情况：①整个实验的重复。②用多个受试对象进行重复。③同一受试对象的重复观察与测量。重复的主要作用一方面是估计误差，因误差是客观存在的，只有在同一实验条件下对同一观测指标进行多次重复测定，才能估计出误差的大小；另一方面是控制误差，只有在实验单位足够多时才能获得较小的误差。

一般整个实验的重复可以由不同的学者在不同的地方采用同样的方法来验证，当然，也可自行验证，以说明该实验的可靠性；而后两种重复，则要求我们在从事研究时，必须选择足够数量的样本进行研究，以提高可靠性与说服性。因为，当处理因素作用于受试对象时，由于其个体差异的不同，即对同一受试对象进行反复多次的测量，或对不同受试对象接受同一处理因素的观察结果依然有变化，但我们可以通过选择样本含量来估计甚至控制其误差的大小。由此可见，样本含量的估计是重复原则应用的基础。重复原则强调在医学科研设计中，需要通过重复试验来验证研究的可靠性和可重复性，以确保研究结论的有效性和推广性。

以上这些原则共同构成了医学科研设计的基础，确保研究的质量和可靠性，为临床实践提供可靠的依据。

（二）研究方案的实施

1. 课题研究的实施方法　科研课题立项后，就要根据研究方案开展各项研究工作，是把研究计划付诸行动的实施阶段，是运用科学的方法获取研究资料的阶段。课题研究的实施主要采取观察法、实验法与横断面调查等研究方法。

（1）观察法　观察是医学科研的基本方法，观察必须坚持全面、客观、实事求是的原则和一丝不苟的科学态度，要做好详细、准确无误的观察记录，不能带有主观倾向，更不能凭空捏造。在观察过程中，不但要做好常规资料的收集记录，同时也要注意意外或反常现象的观察记录。

（2）实验法　实验流行病学方法是医学科研的重要手段，是根据科学研究的需要，在某种特定的研究环境中，获取相应的研究资料。实验的基本过程包括制订实验方案，先做预实验，再做正式实验，规范实验操作，做好实验记录，控制实验误差，而重复实验结果是衡量实验是否成功的标准。

（3）调查法　调查是认识疾病的人群现象、流行规律，以及评价一个国家、一个地区居民健康水平的重要方法。如居民健康状况调查、流行病学调查、地方病调查、病因学调查、职业病调查等。调查有现场调查、前瞻性调查、回顾性调查、追踪调查等类型。调查的基本要求是必须坚持客观性原则，实事求是，尊重客观事实；必须制订详细的调查方案和调查表格；系统收集，全面记录。

2. 研究资料的整理分析　在课题研究过程中，获得一系列研究资料，如数据、图形、实物（如切片、照片）等。下一步的研究工作就是对所获取的研究资料进行整理和分析，特别是通过对研究数据的统计学分析，以揭示各因素之间的相互关系，这是提出研究结论的前提和条件。这一过程是排除偶然，发现必然，透过现象，发现规律的重要步骤。

3. 给出研究结论　在对研究资料进行整理分析获得研究结果以后，需要运用科学的思维方法和专业理论知识，通过总结分析、归纳推理、抽象概括等把客观的研究结果，上升为理性认识，提出课题研究的科学结论，达到课题研究的目的。也是对课题的科学假说进行分析验证、修改补充或者否定的过程。

4. 撰写研究报告 研究报告是各类研究课题最基本的、标志着课题完成的通用表现形式。无论是基础研究、应用研究还是开发研究，无论是动物实验还是临床试验，课题完成后，都必须写出研究报告，以完成课题研究的主要技术资料。研究报告主要包括两个大部分，一是工作报告，二是技术报告。前者是工作总结性质的报告，主要是介绍课题的立项情况，研究背景，计划执行情况，研究结果情况和存在的问题，下一步的打算等；后者是成果的核心材料，反映的是课题研究的全部技术内容。

第四节　中医全科医学研究常用方法

不管是中医还是西医，科研方法都是通用的，即采用流行病学的研究方法。流行病学研究采用观察法、实验法和数理法，又以观察法和实验法为主。观察法按事先是否有设立的对照组，又可进一步分为描述性研究和分析性研究。因此，流行病学研究按设计类型可分为描述流行病学、分析流行病学、实验流行病学和理论流行病学四类，每种类型又包括多种研究设计（图7-1）。下面我们重点对常用的描述流行病学、分析流行病学、实验流行病学逐一介绍。

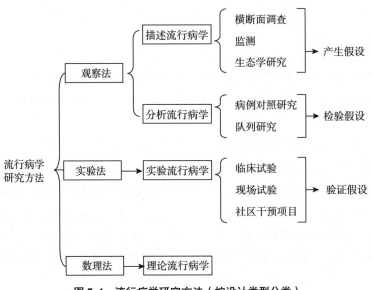

图 7-1　流行病学研究方法（按设计类型分类）

一、观察性研究

观察性研究是指研究者对研究对象不施加任何人为主观干预，直接观察和调查人群中有关疾病或健康问题的资料。根据研究有无对照组，分为描述性研究和分析性研究。

（一）描述性研究

描述性研究是指研究者直接观察和调查自然条件下疾病，或健康状况在人群中的数量和分布特征等，不施加任何干预，将收集到的资料描述出来，发现问题并提出假说。具体来讲，就是通过描述疾病或健康状况的三间分布情况，找出某些因素与健康状况间的关系，提供病因线索，这是流行病学调查的第一步，也是分析流行病学的基础。由于这种研究所得到的疾病率，一般为在特定时点或时期和范围内该群体的患病频率，故也称之为患病率研究（prevalence study）。描述性研究中，除现况研究外，还包括筛检、生态学研究、爆发与流行调查、纵向研究等方法，下面主要介绍现况研究。

1. 现况研究的概念　现况研究又称为横断面研究（cross-sectional study），是指在特定的时点或时期内，描述疾病或健康状态在某一特定范围的人群中的分布，探索某些因素与疾病或健康状态的关系。现况调查不能确定暴露与疾病的时间顺序，只能为因果联系提供线索。

2. 现况调查的目的　①掌握目标群体中疾病或健康状态的分布（测量指标以患病率为主）。②提供疾病的致病因素的线索。③为防治措施及其效果的评价提供有价值的信息。④确定高危人群（通过普查、筛检的方法）。

3. 现况调查的特点　①一般不设对照组。②特定时点或期间。③确定因果联系受限。④对不可改变的暴露因素，可作因果推论。⑤定期重复进行可获得发病率资料。

4. 现况调查的种类　主要方式有普查和抽样调查。

普查是在特定时间内对特定范围内的人群中的每一个成员（总体）进行全面的调查。特定时间一般是时点。1～2天，1～2周，不超过3月；以了解人群中某病的患病率或健康状况为目的。普查的优点是可以同时调查几种疾病，可以发现全部病例；能够提供疾病分布情况和流行因素线索，普及医学知识。普查适用于对所调查疾病有比较简易而准确的检验手段，有可靠的治疗方法。普查的缺点是难免有漏查，费用往往较大，要有足够的人力、物力和设备条件。普查只能获得患病率资料，不能获得发病率资料。

抽样调查是按照一定的概率或特定的方法，抽取某研究人群中有代表性的一部分人进行调查，以所得的结果估计该人群某病的患病率或某些特征情况。为保证样本能很好地代表总体，抽样过程中应遵循随机化和样本量适当的原则。抽样调查的优点：相对于普查能节省物力、财力和时间，能够增加准确度，适用于调查发生率较高的疾病。其缺点是调查设计、实施和资料的分析较为复杂，不适用于变异较大的变量调查，当发病率很低时，小样本不足以提供足够的信息，但样本扩大到总体的75%时，直接进行普查更有意义。

5. 抽样方法　抽样方法主要有非随机抽样和随机抽样两种。

非随机抽样：选择样本时，加入人的主观因素，使总体中每个个体被抽取的机会是不均等的。如典型抽样，试验者根据试验调查的目的、要求和被调查对象的总体情况，有意识地选择那些具有代表性的对象进行试验。

随机抽样：遵循随机化原则，即保证总体中每一个对象都有同等机会被选入作为研究对象，以保证样本的代表性。常见的随机抽样方法有单纯随机抽样、系统抽样、分层抽样、整群抽样和多级抽样。

（1）单纯随机抽样　也称简单随机抽样，是最简单、最基本的抽样方法。从总体 N 个对象中，利用抽签或其他随机方法（如随机数字）抽取 n 个，构成一个样本。它的重要原则是总体中每个对象被抽到的概率相等。

（2）系统抽样　又称机械抽样，按照一定顺序，机械地每隔若干单位抽取一个单位。

（3）分层抽样　将总体单位按某种特征（年龄、性别、文化水平、经济水平、疾病程度等）分为若干次级总体（层），从每一层内单纯随机抽样。

（4）整群抽样　将总体分成若干群组，抽取其中部分群组作为观察单位组成样本，被抽到的群组中的全部个体均作为调查对象。例如，按地理区域、行政区域、组织单位等划分群组。

（5）多级抽样　综合上述抽样方法运用于大型流行病学调查，比如先从总体中抽取范围较大的单元（一级抽样），从一级单元中抽取范围较小的单元（二级抽样）。

6. 现况调查确定收集资料的方法　在现况研究中，收集科研资料的方法一经确定，就不应变更，在整个科研过程中必须先后一致，以避免研究资料的不同性质。以下是一些常用的方法：

（1）问卷调查　设计问卷来收集参与者的基本信息、健康状况、行为习惯等。问卷可以是纸质的或电子的，并且可以通过面对面、电话、邮件或在线方式进行。

（2）面对面访谈　训练调查员进行面对面访谈，以获取详细的个人健康信息和生活行为数据。

（3）电话访谈　使用电话访谈作为一种成本效益较高的数据收集方式，尤其适用于覆盖较广的地理区域。

（4）在线调查　利用互联网进行在线调查，可以快速收集大量数据，适用于年轻和互联网使用频繁的群体。

（5）医学检查　组织医学团队对参与者进行身体检查，收集生理指标数据，如血压、血糖、体重等。

（6）生物样本收集　收集血液、尿液、唾液等生物样本进行实验室分析，以获取更详细的健康状况信息。

（7）医学记录审查　通过审查参与者的医疗记录来收集健康信息，这可以提供详细的病史和诊断信息。

（8）观察法　直接观察参与者的行为或活动，以收集有关生活习惯和行为模式的数据。

（9）焦点小组　组织小组讨论，通过参与者之间的互动来深入了解他们的观点和经验。

（10）电子健康记录　从医院和诊所的电子健康记录系统中提取数据，这是一种快速且系统的数据收集方法。

（11）健康应用和设备　利用健康监测应用和可穿戴设备收集参与者的健康数据，如活动量、睡眠质量等。

（12）非概率抽样　在某些情况下，如果随机抽样不可行，可以使用方便抽样、雪球抽样等非概率抽样方法。

在确定收集资料的方法时，应考虑研究目的、目标人群、资源可用性、数据质量要求和伦理问题。此外，多种数据收集方法的组合使用可以提供更全面和可靠的数据。

7. 现况研究中常见的偏倚与质量控制　现况研究常见的偏倚类型：①选择偏倚（selection bias）：发生在研究对象选择不随机或不代表性时，导致研究结果无法推广到总体。②信息偏倚（information bias）：由于数据收集方法的不准确或不一致导致，如问卷设计不当或数据记录错误。③回忆偏倚（recall bias）：参与者对过去事件的记忆不准确，通常在依赖自我报告的研究会中出现。④报告偏倚（reporting bias）：参与者可能因为社会期望或个人利益而有意无意地提供误导性信息。⑤测量偏倚（measurement bias）：由于测量工具或方法的不准确导致数据收集的系统误差。⑥混杂偏倚（confounding bias）：一个或多个未测量或未充分控制的变量与研究结果相关，导致对因果关系的误解。

现况研究的质量控制措施：①严格遵照抽样方法的要求，确保抽样过程的随机化原则的完全实施。②提高研究对象的依从性和受检率。调查前通过组织、宣传、发动说明调查工作的意义以取得群众的配合，调查受检率应在90%以上。③正确选择测量工具和检测方法，包括调查表的编制等。④组织好研究工作，调查员一定要经过培训，统一标准和认识。⑤做好资料的复查和复核工作。⑥选择正确的统计分析方法，注意辨析混杂因素及其影响。

（二）分析性研究

分析性研究是一种观察性研究设计，主要用于研究两个或多个变量之间的关系，尤其是用来探索某些因素（如暴露、治疗或生活方式）与特定结果（如疾病、健康状况或生理效应）之间的因果关系。分析性研究最常见的两种类型是病例对照研究和队列研究。

1. 病例对照研究（case-control study）　病例对照研究追溯已发疾病的假定病因因素，分析暴露与疾病之间的因果关系，是一种由果及因的研究方法。该类研究属回顾性研究，常用于临床病因研究。

病例对照研究的基本原理：在目标人群中选择一组已经确诊为某种疾病的患者为病例组，再在未患该病的人群中选择一组与病例组具有可比性的个体为对照组。根据回顾调查两组过去各种可能的危险因素的暴露史，比较两组间各个危险因素的暴露比例。病例对照研究的特点：①属观察法。②有对照组。③"由果及因"的回顾性研究。④不能确定暴露与疾病的因果关系。

病例对照研究的衍生类型：①巢式病例对照研究（nested case-control study）。②病例—队列研究（case-cohort study）。③单纯病例研究（case only study）。④病例交叉研究（case-crossover design）。⑤病例—时间—对照设计（case-time-control design）。

病例对照研究的优点：特别适用于罕见病的研究；省时间、省人力、省经费，易于组织实施；一次可调查多个因素。缺点：不能判断因果联系；不能计算发病率、相对危险度；易产生偏倚：回忆偏倚、选择偏倚等。

病例对照研究常见的偏倚包括选择偏倚、信息偏倚和混杂偏倚。选择偏倚（selection bias）主要由于选入的研究对象与未选入的对象在某些特征上存在差异，导致研究结果存在误差。具体包括：①入院率偏倚（admission rate bias）：当使用医院患者作为病例和对照时，如果对照只是医院的某一部分患者，而病例来自特定医院或某些医院，由于患者对医院及医院对患者的选择性，导致病例组与对照组在某些特征上存在系统差异。②现患病例—新发病例偏倚（prevalence-incidence bias）：如果研究对象选取的是现患病例，可能会高估某些暴露因素的病因作用，因为现患病例的信息可能仅与存活有关，而未必与发病有关。③检出症候偏倚（detection signal bias）：某些与致病无关的症状可能导致患者就医，从而提高早期病例的检出率，致使过高地估计暴露程度。④时间效应偏倚（time effect bias）：对于慢性疾病，从开始暴露于危险因素到出现病变经历较长的时间过程，可能导致研究结果反映的是暴露与是否存活的关系，而非发病关系。信息偏倚（information bias），又称观察偏倚（observation bias）或测量偏倚（measurement bias），是在收集整理信息的过程中由于测量暴露于结局的方法有缺陷造成的系统误差。主要有：①回忆偏倚（recall bias），即被调查者记忆失真或不完整，导致病例组和对照组的回忆误差可能不一样。这种偏倚是病例对照研究的主要弱点，难以完全避免。②调查偏倚（investigation bias），可能来源于调查对象及调查者双方，病例与对象的调查环境与条件不同，调查质量不高或差错及仪器设备的问题等均可以产生调查偏倚。③混杂偏倚（confounding bias），是由于研究中存在多个因素影响研究结果，可能掩盖或夸大研究因素与疾病之间的联系，使两者之间的真实联系被错误估计，该外来因素叫混杂因素（confounding factor）。

为了控制这些偏倚，可以采取以下策略：在选择研究对象时，应尽可能从社区人群中选择病例与对照，避免从单一医院或特定群体中选择；对于信息偏倚，可以通过培训调查员、使用客观指标、标准化操作等方法来减少回忆误差；对于混杂偏倚，在设计时可以利用限制和匹配的方法，在资料分析阶段采用分层分析、多因素分析、倾向性评分、工具变量等方法，可以适当控制混杂偏倚。

2. 队列研究（cohort study）　队列研究是观察性流行病学研究的主要方法，在循证医学的证据等级中仅次于随机对照试验。队列研究是将人群按是否暴露于某可疑因素及其暴露程度分为不同的组，追踪各自的结局，比较不同组之间结局频率的差异，从而判定暴露因素与结局之间有无因果关联及关联度的一种分析性研究方法。它是一种"由因及果"的研究方法，能够明确地确定时间顺序，即先有暴露后有结果，所以说队列研究可以验证病因假设，检验病因假设方面要优于病例对照研究。

队列研究的基本原理：各组除了暴露有无或程度不同之外，其他可能影响患病或死亡的重要因素应具有可比性（均衡性）。但并不要求除暴露状况外一切方面都可比，这在观察性研究中实际上是做不到的。有些因素可在数据分析中得到控制。

队列研究的基本思路：如果某因素是某病的危险因素，那么暴露于该因素的人群经过一定时间后，其发病的比例一定高于未暴露人群，且暴露于该因素的机会越多则发病风险越高。反之，如果该因素不是危险因素，那么暴露与非暴露人群的发病率无差异或差异无统计意义。

队列研究的基本特征包括：属于观察法；设立对照组；"由因及果"的研究；一"因"多"果"的研究；能证明暴露与结局的因果联系。

队列研究的设计类型（图7-2）：

（1）前瞻性队列研究 开始观察的时间是当前，此时暴露组与非暴露组均未出现病例，追踪观察一定时间后，才能得出结果。有关暴露和结局资料是通过调查直接获得的，是队列研究的基本形式。

（2）回顾性队列研究 以过去某个时点的人群为基础建立队列。根据过去的记录资料、调查研究对象的暴露史，将他们分别列入暴露组和非暴露组，开始模拟随访到现在。研究方法主要依靠历史记录或档案信息，如医院病历、个人医疗档案等。虽然回顾性队列研究是回顾性收集信息，但其本质仍然是前瞻性研究。

（3）双向性队列研究 双向性队列研究是将历史性与前瞻性队列研究结合，即在回顾性队列研究后，从现在开始继续进行一段时间的前瞻性队列研究。

适于研究对人体兼有短期与长期效应的因素，可用回顾性队列法研究短期效应因素，而用前瞻性队列法研究长期效应因素，此类研究同时具有两种研究的特点，主要用于具备开展历史性队列研究，但观察时间还不能满足研究的情况下，需要继续前瞻性观察。

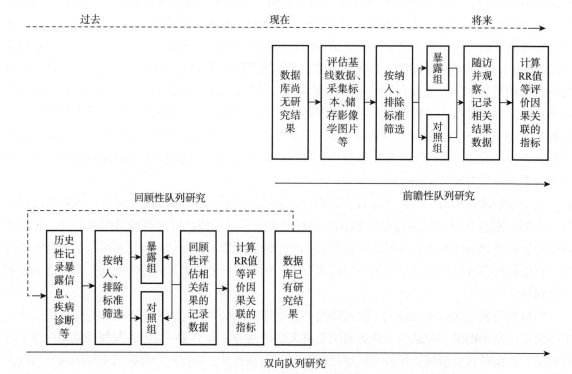

图7-2 队列研究的三种类型

队列研究的优点：可获得暴露组与非暴露组的死亡率、发病率，因而直接估计相对危险度 RR；检验病因假说的能力强，结论有说服力；可了解疾病自然史；可研究一种因素与多种结局的关系；样本量大结果稳定；了解基线率，为制订预防规划提供资料；资料完整可靠，无回忆偏倚；可以发现需要干预、治疗和控制的新病例的资料。缺点：不适于发病率很低的疾病的病因研究；由于长期的研究与随访，因为死亡、退出、搬迁等造成的失访难以避免；研究费时间、费人力、花费高；随着时间推移，未知的变量引入人群可能导致结局受影响；研究的设计要求高，实施难度大。

队列研究的常见偏倚包括选择偏倚、信息偏倚、混杂偏倚和失访偏倚，其控制措施如下：①选择偏倚：这包括因选择对象的方法不当、部分人拒绝参加、档案丢失或记录不全等原因导致的偏倚。控制措施包括采用正确的抽样方法，严格按规定标准选择对象，预防为主，确保研究开始时能发现早期患者。②信息偏倚：由于疾病、暴露标准不明确，检验仪器不精确，检验技术不熟练，询问技巧不佳，记录错误或造假等原因造成的偏倚。控制措施包括提高临床诊断技术，明确各项标准，选择精确稳定的测量方法，事前调准仪器，严格实验操作规程，培训调查员，提高技巧，统一标准。③混杂偏倚：当与所研究因素和结果均有联系的第三因素在暴露组与对照组的分布不均衡时，会混淆研究因素和结果间的真实联系。控制措施包括在研究设计阶段限制研究对象，进行匹配；分析阶段采用分层分析、标准化或多因素分析。④失访偏倚：由于研究对象因迁移、外出、死于非终点疾病或拒绝继续参加观察而退出队列所引起的偏倚。本质上属于选择偏倚。控制措施包括设计时选择便于随访的人群，在计算的研究样本的基础上扩大10%，加强对随访员的管理，制订随访计划和监测措施期中分析，整理资料时对有缺项或漏项的对象进行补查。一项研究的失访率最好不要超过10%，否则应慎重考虑结果的解释和推论。

治疗性队列研究是一种观察性研究方法，主要用于评估某种治疗措施对特定疾病患者的疗效。这种研究类型通常是将患者根据是否接受某种治疗或不同的治疗方法分为不同的组别，然后对这些组进行一段时间的追踪随访，以比较各组间的结局事件（如病死率、恢复情况等）。

治疗性队列研究在中医药疗效评价领域开始受到重视，尤其是在国家的一些重大中医药临床研究课题中，已经采用队列研究的方法。由于中医药临床实践的特点是辨证论治和强调综合疗法对人体的整体调节，治疗性队列研究能够更客观、充分地反映中医药复杂干预的真实临床疗效。队列研究可以把辨证本身/使用中药治疗作为暴露因素分组，因此，当治疗作为一种暴露时，前瞻性队列研究完全可用于治疗性研究，并可以了解暴露因素对疾病的发展、转归、预后的影响。

注意：和非随机对照试验的区别；在队列研究中的治疗被视为暴露而非干预，该研究还是观察性研究。

二、实验性研究

实验性研究是通过比较给予干预措施后的实验组人群与对照组人群的结局，从而判断干预措施效果的一种前瞻性研究方法，又称干预研究（intervention study）、流行病学实验（epidemiological experiment）。实验性研究是指将研究对象随机分为实验组和对照组，研究者向试验对象施加某种干预措施，随访观察一段时间，比较两组人群之间效应的差别，判断该干预措施的效果，用于假设的验证，以随机对照试验（RCT）最具有代表性。

与观察性研究不同，实验性研究可以对研究人群施加人为干预措施，人群的分组采用随机化方法，并且实验是在严格控制或基本控制的条件下进行的，即具有前瞻、干预、随机和对照等基本特点。因此，随机对照试验设计是目前实验性临床研究评估医学干预措施效果的最严谨、最可靠的方法。

1. 实验流行病学研究的基本原则　实验流行病学应遵循四大原则：对照的原则、随机的原则、盲法的原则和重复的原则。

（1）对照的原则　实验流行病学研究必须设立对照，设立对照的目的是排除非研究因素的干扰。通过设立对照组，可以比较两组研究对象之间的差异，从而更准确地评估干预措施的效果。

（2）随机的原则　参加实验研究的对象必须随机地分配到实验组或对照组，确保每个研究对象进入实验组或对照组的机会均等。随机化包括随机抽样和随机分组，以保证样本具有一定的代表性。

（3）盲法的原则　为避免研究者和研究对象的主观心理因素影响，可采用盲法，即研究者或研究对象预先不知道干预措施的分配。这样可以减少信息偏倚，使研究结果更加可靠、真实。

（4）重复的原则　为了保证试验结果的真实性和可靠性，需要在相同的条件下重复试验的过程。重复是指在相同的条件下重复试验的过程，要求试验必须有一定的样本含量，并且符合统计学要求，以保证试验结果的代表性和可信度。

2. 实验流行病学研究的分类

（1）实验性研究按设计类型分为两种类型，即真实验和类实验。

真实验（true experiment）具备的四个条件：随机抽样和随机分配、干预、随访和平行试验，四个条件缺一不可。

如果一项实验研究缺少上述的四个条件其中一个，这种实验就被称为类实验（quasi-experiment）。包括非随机对照试验、整群随机对照试验、历史对照、自身对照和单组试验目标值法。

①非随机对照试验：其特点是有对照、有干预、有随访观察结局，但不是随机分配入组。非随机入组可以是研究者的随意分配，根据患者意愿入组等；另外还有配比入组，包括个体配比、成组配比及正群配比等，配比入组的组间可比性较好。

②整群随机对照试验：其特点是研究的基本单位是群体，而不是个体，如以社区为单位；群体被随机分配到干预组或对照组；适用于群体干预：公共卫生项目、社区干预等；注意事项：组间沾染、统计功效、数据的复杂性。

③历史对照：其特点是使用过去的数据作为对照组，与当前研究中的干预组进行比较。在随机对照试验不可行或不道德时非常有用。多应用于新药疗效评估、手术技术改进、公共卫生干预、医疗新设备评估、新疫苗效果研究；对照多选择历史标准化治疗方案、过去传统手术方法、公共卫生干预前、旧型号设备、接种其他疫苗或未接种疫苗的历史数据。注意事项：时间变化、环境变化、诊断标准的变化、患者选择的差异等。

④自身对照：其特点是每个参与者都作为自己的对照，能够控制个体间的差异，特别适用于评估短期干预或快速变化的情况。多应用于药物疗效评估（偏头痛）、疫苗接种效果、手术效果评估（视力矫正）、皮肤治疗（痤疮）、运动干预（心肺耐力指标测量）、饮食干预（健康指标测量）、心理干预（心理健康评估）等；注意事项：无法控制时间效应和其他外部因素的影响，因此在解释结果时需要谨慎。此外，自身对照试验通常不适用于长期干预或慢性疾病的研究。

⑤单组试验目标值法：其特点是它只有一个干预组，而不设立对照组。根据前期研究或行业公认的诊治某类疾病所能获得的最好效应指标值，制订本研究的试验效应所预期取得的效应指标值，作为本次研究在不设立对照组情况下，试验组所在至少应取得的试验效应的目标。其统计学推断原理是样本与总体的比较。其适用于以下几种情况：已有明确标准，当存在已知的治疗标准或目标值时，新的干预可以直接与这个标准进行比较；难以设立对照组，在某些情况下，设立对

照组可能不可行或违反伦理学原则，例如，当新的治疗方法明显优于现有治疗方法时；对于罕见疾病，可能难以招募足够数量的患者来设立对照组；医疗器械临床试验。在中医临床研究中的应用，源于研究对象是在西医治疗效果不理想的情况下，或出于对中医治疗的信任/偏好来寻求中医治疗，如果被纳入对照组，该研究对象会不配合，依从性差或退出试验。单组目标值法疗效评价指标的选择，需满足代表性、客观性和可参考性3个特征。在目标值的设定上，可以参考多个研究的 Meta 分析，如果没有，需要在研究设计前期做一个系统评价，将系统评价的结果作为目标值的依据。靶值要求优于目标值，是具有临床意义的优效界值，需要由专业内的专家集体决定。

（2）实验性研究按实施场所分为两种类型，即临床试验和现场试验。

临床试验的实施场所为医疗机构，以个体为单位，研究对象是患者，包括住院和未住院的患者。常用于对某种药物或治疗方法在消除疾病症状、恢复健康或提高生存率等方面的效果进行检验和评价。

临床试验是用来判定新药或新疗法是否安全和有效的医学研究，严格设计并认真实施的临床试验，是发现有效疗法的最快和最安全的途径。随机化临床试验（randomized clinical trial，RCT）即临床随机对照试验，是此类试验中应用最广的一种。它是在患者中进行的，通过比较治疗组与对照组的结果，而确定某项治疗或预防措施的效果与价值的一种前瞻性研究。

临床随机对照试验的原理：选定患有某种疾病的患者，可以是住院患者，也可以是非住院患者，将他们随机分为试验组和对照组，对试验组患者施加某种预防或治疗的干预措施后，随访并观察一段时间，比较两组患者的发病结局，从而判断干预措施的预防或治疗效果。临床随机对照试验的基本特征：①是一种特殊的前瞻性研究。②临床试验包括实施某项预先设计好的治疗或预防措施。③必须设立可与试验组比较的对照组。④临床随机对照试验是在人体上进行的，因此不能强迫患者。

临床随机对照试验的基本原则：对照、随机化分组和盲法。在临床试验中尝试用标准疗法对照，是以常规或现行的最好防治疾病的方法作对照。

临床随机对照试验又分为解释性 RCT 和实用性 RCT 两种（表 7-1）。解释性 RCT（explanatory RCT）特点：①严格的纳入和排除标准。②高度标准化的干预措施。③较小的样本量。④理想条件下的研究。⑤观察主要结果指标。实用性 RCT（pragmatic RCT）广泛应用于中医药领域的随机对照试验中，它属于 RCT，必须随机分组，做到随机分配的隐藏；常用于评价干预措施的效果；属于1级质量证据类型；没有安慰剂对照，没有受试者的盲法，但是建议对结局信息采集者、结局评价者和统计分析人员设盲。其特点：①广泛的纳入标准。②灵活的干预措施。③较大的样本量。④模拟真实世界的实践。⑤观察多种结果指标。

表 7-1　解释性 RCT 与实用性 RCT 的特点比较

解释性 RCT	实用性 RCT
实验性环境	常规医疗环境
评价特异性疗效	评价总体效果
更加适用于急性病情	更加适用于慢性病情
安慰剂对照	非安慰剂对照
对患者施盲使偏倚最小化	不对患者施盲使协同作用最大化

续表

解释性 RCT	实用性 RCT
目的在于鉴别特异与非特异性效应	目的在于最大限度提高总体疗效
标准化治疗，简单干预	常规治疗，复杂性干预
干预实施者熟练掌握标准化方案	干预实施者熟练掌握常规治疗
通常随访期较短	通常随访期较长
内部真实性高，外部真实性低	外部真实性高，内部真实性低
与临床实践相关性 / 影响度低	与临床实践相关性 / 影响度高
要求同质性好的受试人群	要求有差异的代表性受试人群
要求的样本量相对较小	要求的样本量相对较大
应用较多	应用较少

现场试验的实施场所是社区 / 现场，也叫人群预防试验，多为公共卫生项目和社区干预项目。是以尚未患病的个人作为研究对象，以群体为单位随机分为两组，分别接受或不接受预防措施，追踪观察比较两组的结局，评价某种预防措施（预防制剂或方法）的效果。根据现场试验接受干预的基本单位不同，可以分为以下两种类型：

个体试验（indiviual trial）：接受处理或某种预测措施的基本单位是个人，而不是人群或亚人群，是未患所研究疾病的个体。为了提高试验效率，通常在高危人群中进行研究。个体分组试验常用于在健康人群中推行预防接种、药物预防等措施的效果评价。

社区试验（community trial）：也称其为社区干预项目（community intervention program，CIP）、生活方式干预试验（lifestyle intervention trial）、以社区为基础的公共卫生试验（community–based public health trial）。是以尚未患病的人群作为研究对象，以群体为单位随机分为两组，一组接受预防措施而另一组不接受，追踪观察比较两组的结局，多用于对某种预防措施或方法进行考核或评价。社区试验的主要作用是评价预防措施效果、评估病因或危险因素、评价卫生服务措施质量及公共卫生策略。

三、真实世界研究

RCT 一般被认为是评价药物安全性和有效性的金标准，但其研究结论外推于临床实际应用时可能会面临挑战，或者存在传统的药物临床试验可能难以实施或需高昂的时间成本等问题。近年来，如何利用真实世界证据评价药物的有效性和安全性，成为国内外药物研发和监管决策中日益关注的热点问题。

真实世界研究（real world study，RWS）基于大样本根据患者的实际病情和意愿选择治疗措施，开展长期评价并收集结局治疗。美国国会将 RWD 定义为来自传统临床试验以外来源的药物的使用或潜在利益或风险的数据。美国食药局定义真实世界证据（RWE）是关于医疗产品的使用和潜在利益或风险的临床证据，这些证据来自对 RWD 的分析。真实世界证据（RWE）可以通过不同的研究设计或分析产生，包括但不限于随机试验，包括大型简单试验、语用试验和观察性研究（前瞻性和 / 或回顾性）。真实世界研究类型包括观察性研究和有计划的干预性研究、观察性疗效比较研究、无对照的单臂试验及病例报告与病例系列报告。试验性研究的设计方法，即真实世界的临床试验，最广泛使用的是实用性随机对照临床试验（PRCT），其理论假设和试验设计均基于日常临床实践，所设置的结局指标也是从临床实际出发，侧重于分析真实世界的实际效果。RWS可采用随机分组加计划性干预的设计，不能将干预性真实世界研究与传统的随机对照试验完全对立起来。

真实世界研究特点：相比于随机对照研究，真实世界研究纳入的人群均为临床实际的患者群体，对患者的病情限定较宽泛，覆盖人群广，样本量通常较大；基于患者意愿或临床的实际选择进行分组，不一定要随机化；真实世界研究评价结果基于临床真实环境，外部真实性好；真实世界研究强调综合利用多种数据，包括电子医疗记录、医疗保险理赔数据、药品相关数据、疾控机构数据等，这些数据的随访时间长，涵盖患者人群广，可以收集大量患者的长期随访信息；与传统的前瞻性试验相比，规模更大，证据资源更丰富。

中医辨证论治、综合疗法的优势特色，只有在真实世界的条件下，才能充分地得到实施和发挥。真实世界的临床科研对于中医药的发展来说，它有着更加特殊的意义："从临床中来，到临床中去"是真实世界中医发展的基本模式；临床科研一体化是真实世界中医继承创新的主要形式，也是中医临床科研范式的核心；"以人为中心"是真实世界中医临床科研范式的根本特点；"以数据为导向"是真实世界中医临床科研范式的前提与技术关键；以问题为驱动是真实世界中医临床科研范式的有效途径；医疗实践和科学计算交替是真实世界中医临床科研范式的主要形式，是当代中医"从临床中来，到临床中去"的主要途径。

2022年年初，中华中医药学会发布了《中医药真实世界研究技术系列规范》团体标准。其引言中指出：真实世界数据来源于真实的诊疗过程而非特定研究背景。真实世界研究是指针对预设的临床问题，在真实世界环境下收集与研究对象健康有关的数据或基于这些数据衍生的汇总数据，通过分析，获得药物的使用情况及潜在获益—风险的临床证据的研究过程。在中医药方面，通过利用真实世界数据开展中医药真实世界研究，为药物有效性和安全性评价提供真实世界证据。2020年1月，国家药品监督管理局发布《真实世界证据支持药物研发与审评的指导原则（试行）》，明确真实世界证据可用于支持药物研发与审评。这也对真实世界研究质量提出了要求。

由于中医药真实世界数据具有增速快、来源广、容量大和复杂性的特点，在数据规范化程度、多源信息整合和安全隐私保护方面存在不足，阻碍了中医药领域真实世界数据转换为真实世界证据。因此，亟需对数据采集、提取、合并、预处理等方面建立技术规范，提高数据质量，更好规范中医药真实世界研究的开展。由此产生了《中医药真实世界研究技术规范1——数据库构建和数据预处理》。

应用真实世界的数据进行药物的临床评价，较之严谨设计的随机对照临床试验面临的数据处理和统计分析更复杂，需要对研究的相关因素做出合理、有效的安排，最大限度地控制混杂与偏倚，减少误差，并对研究结果进行科学的分析和合理的解释，形成严谨完整的证据链，达到与传统临床试验证据互为补充的目的。应用真实世界数据科学评价中医药的有效性与安全性，必须事先对统计学分析原则制订详细的计划书，以保证统计分析结论正确。完善的统计分析计划对统计分析工作的指导和统计分析报告的撰写也至关重要，通过统计分析报告，为真实世界证据支持药物研发的报告内容和研究结论提供主要依据。由此产生了《中医药真实世界研究技术规范2——统计分析计划制订》。

真实世界证据的质量直接影响着证据的科学性、真实性、适用性等，对临床决策具有重要意义。然而目前真实世界研究质量评价方面尚缺乏统一标准。由此产生了《中医药真实世界研究技术规范 3——证据质量评价与报告》。

伦理审查对于所有涉及人的生物医学研究都具有普适性，但在真实世界数据用于临床研究时，又面临着独特的挑战：数据产生的前提、数据提取所涉及的伦理问题、数据转移和存贮应注意的伦理问题、数据的反馈、数据共享及发表时所涉及的伦理问题。由此产生了《中医药真实世界研究技术规范 4——伦理审查》。

真实世界临床研究的有效性及安全性评价，是遵照循证医学的理念、基于系列真实世界研究的证据，探索干预措施在实际临床诊疗状况下，临床症状、实验室指标、终点事件、生活质量等指标的变化，是临床评价领域重要组成。2019 年发布的《中共中央 国务院关于促进中医药传承创新发展的意见》提出要加快构建中医药理论、人用经验和临床试验相结合的中药注册审评证据体系，采用中医学理论、人用经验和临床证据相结合的证据体系，综合评价中药的临床有效性、安全性。由此产生了《中医药真实世界研究技术规范 5——基于证据的中药有效性及安全性评价》。本规范旨在建立利用真实世界证据对药物的有效性及安全性进行评价的技术规范，指导对拟研究品种的人用经验产生的研究证据进行有效性评价、安全性评价，用于指导中药新药和院内制剂的研发。

在真实世界研究中，可以采用循序渐进的研究步骤：①文献古籍的挖掘：首先考虑该病种是否有中医药治疗的优势？核心方药/技术是什么？②人用经验的总结：要善于学习总结名老中医经验方。③医院既往数据库的回顾性分析：收集本院日常诊疗数据进行分析，并与外部证据比较。④建立专科门诊，做专病队列的前瞻性研究观察，建设临床科研一体化病历系统，为后期开展 RCT、新药开发打好基础。

四、循证医学研究

循证医学（evidence-based medicine，EBM）是一种将最佳科学证据、临床专业知识和患者偏好结合起来，以指导临床决策的医学实践方法。以下是循证医学的几个关键方面：①最佳证据：循证医学强调使用来自高质量研究的证据作为临床决策的基础。这包括系统评价、随机对照试验（RCT）、队列研究、病例对照研究等。②临床专业知识：医生的专业判断在应用证据时至关重要。这包括对证据的评估、患者状况的理解，以及如何将证据应用于特定患者的能力。③患者偏好。④患者的个人偏好、价值观和期望在临床决策中占有重要地位。医生需要与患者沟通，了解他们的需求和选择。⑤临床问题的形成：循证医学从明确定义的临床问题开始，通常使用 PICOS 原则（患者、干预、对照、结果、研究类型）来构建问题。⑥文献检索：医生或研究者使用电子数据库和其他信息资源来检索与临床问题相关的科学文献。⑦证据评价：对检索到的文献进行批判性评价，以确定其有效性、适用性和可靠性。⑧数据综合：将高质量的证据综合起来，形成对临床问题的回答。⑨应用证据：将综合的证据应用于临床实践，指导诊断、治疗和预防策略。⑩评估和反馈：评估证据应用的效果，并对实践进行调整，以优化患者结果。

医学知识不断进步，循证医学要求医生持续学习最新的研究成果，并更新他们的实践。循证医学鼓励不同专业背景的医疗人员合作，以提供最佳的患者护理。循证医学的原则也被用于制定临床实践指南和卫生政策，以确保广泛的医疗实践基于最佳证据。

循证医学的目标是提高对患者的护理质量，确保医疗干预的有效性和安全性，并促进资源的合理分配。通过这种方法，医生能够为患者提供基于当前最佳科学证据的医疗服务。

（一）循证中医药的发展

循证中医药（evidence-based traditional chinese medicine，EB-TCM）是将循证医学的原则应用于中医药领域，以提高中医药临床实践的科学性、安全性和有效性。以下是循证中医药发展的几个关键方面：①基础理论的科学化，通过现代科学研究方法，对中医基础理论进行验证和解释，如阴阳五行、脏腑经络等。②临床实践的标准化，制订和推广一系列中医药临床实践指南，确保治疗方法和流程的标准化和规范化。③研究设计的严谨性：在中医药研究中采用RCT、队列研究、病例对照研究等科学方法，提高研究的质量和可靠性。④证据的系统评价：通过系统评价和元分析，综合多项研究的结果，为中医药的临床应用提供更高级别的证据。⑤数据库和信息资源的建设：建立中医药领域的专业数据库，收集和整理中医药相关的文献、临床试验和病例报告。⑥临床决策支持系统：开发中医药临床决策支持系统，帮助医生快速获取和应用最佳证据。⑦教育和培训：在中医药教育和培训中加入循证医学的内容，提高中医药从业者的循证意识和能力。⑧国际合作与交流：与国际医学界进行合作和交流，推广中医药的循证实践，提高中医药在全球医学领域的影响力。⑨政策和法规的支持：制定支持循证中医药发展的政策和法规，鼓励和规范中医药的科学研究和临床应用。⑩患者参与和偏好的考虑：在临床实践中考虑患者的偏好和需求，提高患者对中医药治疗的满意度和依从性。此外，对中医药的安全性和有效性进行系统评估，以确保治疗的安全性和有效性；将中医药的传统知识和现代科技相结合，创新中医药的治疗方法和药物研发。

循证中医药的发展有助于提高中医药服务的质量和效率，促进中医药与西医学的融合，增强中医药在国内外的竞争力和影响力。通过循证医学的方法，中医药可以更好地为全球健康事业作出贡献。

（二）循证医学临床研究证据等级体系

循证医学中的临床研究证据等级体系是用来评估医学研究证据质量和可靠性的一套标准。这些等级通常按照研究设计的严谨性来划分，以确定证据的强度。不同的组织和机构可能有不同的证据等级分类方法，目前被广泛接受和使用的证据等级体系主要来自几个权威机构：①美国预防服务工作组（USPSTF）的证据等级：USPSTF将证据分为四个等级：A（高）、B（中）、C（低）和D（非常低）。②牛津中心循证医学中心（CEBM）的证据等级：CEBM的证据等级体系将证据分为五个等级，从最高到最低依次为：1a、1b、1c、2a、2b、2c、3a、3b、4和5。③加拿大安大略省注册护士协会（RNAO）的证据等级：RNAO使用A、B、C和D等级来分类证据，其中A代表最高等级。④澳大利亚国家健康与医学研究委员会（NHMRC）的证据等级：NHMRC的证据等级体系包括Ⅰ、Ⅱ、Ⅲ、Ⅳ和Ⅴ等级。⑤美国医学研究所（IOM）的证据等级：IOM的证据等级体系将证据分为四个等级：Ⅰ（来自系统评价或元分析的证据）、Ⅱ（来自至少一个随机对照试验的证据）、Ⅲ（来自非随机对照研究的证据）和Ⅳ（来自病例系列、病例报告或专家意见的证据）。

大多数体系都会遵循一些共同的原则。以下是一个广泛接受的证据等级体系示例（图7-3）。

Ⅰ.系统评价和元分析（systematic reviews and meta-analyses）：包括对多个随机对照试验的系统评价和元分析。

Ⅱ.随机对照试验（randomized controlled trials，RCTs）：包括单个的随机对照试验，尤其是那些具有足够大样本量的试验。

Ⅲ. 队列研究（cohort Studies）：包括前瞻性队列研究和回顾性队列研究。

Ⅳ. 病例对照研究（case-control studies）：研究开始于选择患有特定疾病的病例和对照组，然后回溯其暴露情况。

Ⅴ. 病例系列和病例报告（case series and case reports）：包括对少数病例的详细描述，通常用于罕见疾病或新发现疾病的初步报告。

Ⅵ. 专家意见（expert opinion）：包括专家的共识、意见或经验，通常在缺乏直接证据的情况下使用。

Ⅶ. 基础研究（basic science research）：包括实验室研究、动物实验等，用于理解疾病机制和测试新的治疗方法。

注意事项：证据等级越高，证据的质量和可靠性越高，如系统评价和元分析通常被认为是最高级别的证据，因为它们综合了多个研究的结果。证据等级越低，证据的可靠性越低，如专家意见和基础研究可以提供有用的见解，但它们不能直接转化为临床实践。证据等级体系有助于医生和研究人员评估研究结果的可信度，并做出基于证据的决策。临床决策应考虑证据等级，但也要考虑患者的具体情况和偏好。

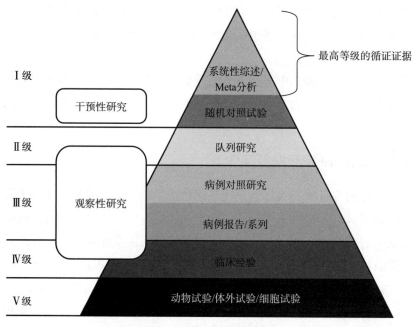

图 7-3　循证医学证据等级

（三）临床研究证据的严格评价及报告标准

在临床医学由传统经验医学向遵循证据的循证医学转变的今天，如何寻找最佳的临床证据，采用什么样的标准来评价最佳临床证据，是实践循证医学的重要内容之一，此即临床证据的严格评价，以确保研究结果的可靠性和科学性。下面将对干预性研究和观察性研究逐一介绍。

1. 随机对照试验的方法学质量评价方法及报告规范　随机对照试验的方法质量评价主要使用 Cochrane 偏倚风险工具来评估研究中的偏倚风险。Cochrane 风险偏倚评估工具可以帮助研究者和读者判断研究结果的可靠性。该工具主要关注几个关键领域，用以识别可能影响研究结论有效性的偏倚风险。

（1）随机序列生成（selection bias-random sequence generation）　评估研究是否使用了适当的随机化方法来生成参与者的分配序列。

（2）分配隐藏（selection bias-allocation concealment）　评估研究在参与者被随机分配前，分配序列是否被适当隐藏，以防止预测分组结果。

（3）盲法（performance bias and detection bias-blinding of participants and personnel）　评估研究是否对参与者、研究人员和医疗人员实施了盲法，以减少性能偏倚。

（4）结果数据的盲法（detection bias-blinding of outcome assessment）　评估结果评估者是否被盲法，以减少检测偏倚。

（5）不完整的结果数据（attrition bias-incomplete outcome data）　评估研究是否报告了所有预期收集的结果数据，以及如何处理缺失数据。

（6）选择性报告（reporting biases-selective reporting）　评估研究报告的结果是否与试验注册或方案中预先指定的结果一致，是否有选择性报告的嫌疑。

（7）其他偏倚（other biases）　评估研究是否存在其他可能影响结果的问题，如不平衡的基线特征、不适当的统计分析方法等。

使用 Cochrane 偏倚风险工具的步骤：①识别偏倚风险：在每个关键领域中，判断研究是否存在高、中或低的偏倚风险。②评估证据质量：基于偏倚风险的评估结果，确定证据的整体质量。③报告结果：在研究报告中，清晰地记录每个领域的偏倚风险评估结果。

偏倚风险的判断标准：①高风险：存在明显的方法学问题，可能会严重影响研究结果。②低风险：研究方法得当，不太可能影响研究结果。③不清楚：缺乏信息，无法判断偏倚风险。

Cochrane 偏倚风险工具不仅用于评估单个研究的质量，也用于系统评价和元分析中，以评估纳入研究的整体质量。使用 Cochrane 偏倚风险工具有助于提高研究的透明度，使读者能够更好地理解研究结果的可靠性和适用性。这对于临床决策和健康政策制定具有重要意义。

随机对照试验的报告规范主要包括 CONSORT 声明和双盲技术的应用。CONSORT（consolidated standards of reporting trials）声明是一个用于报告随机对照试验的详细指南，它提供了一套标准化的报告规范，确保研究结果的透明度和可重复性。由 RCT 必备的基本项目清单和描述整个试验过程中受试者流程的流程图组成，主要针对的是两组平行设计的 RCT，评价试验的整个过程及真实性。CONSORT 声明包括 25 项条目的检查表，覆盖了从文题和摘要、背景和目的、方法、结果、讨论和其他信息等 6 个部分，详细阐述了 RCT 报告撰写时需要遵从的规范，包括对研究原理、试验设计、数据分析、结果陈述和结果解释等关键说明（表 7-2）。此外，CONSORT 推荐使用流程图来展示受试者参与 RCT 的经过，包括纳入、干预、随机分配、随访和分析信息等不同阶段（图 7-4）。

双盲技术是提高随机对照试验质量的重要手段之一。通过使用双盲技术，可以避免受试者和研究者对试验组的偏见，从而提高试验结果的客观性。如在中药戒烟贴的研究中，通过使用双模拟安慰剂（即"中药戒烟贴＋尼古丁贴模拟剂"与"中药戒烟贴模拟剂＋尼古丁贴"）的方法，成功实现了双盲，这表明中药制剂通过制备外观、气味一致的安慰剂，也能有效降低破盲风险。

此外，在 CONSORT 声明的基础上，针对中医药随机对照试验的中医药复方 CONCORT 扩展版和针刺临床试验干预措施报告标准修订版，CONSORT 声明的扩展版也已经发布。其他也有中医个案报告规范 Case Report：CARC，中医临床试验注册报告规范：WHO TRDS for TCM 2020 等。

表 7-2 CONSORT 2010 清单

条目（共 22 条）	定义及说明
标题和摘要（1）	以结构式摘要报告目的、对象和方法、治疗、主要结果和结论
前言（2）	简要介绍研究的背景、科学意义和立论依据
方法	
对象（3）	纳入标准、诊断标准、研究场所、资料收集的来源
治疗措施（4）	试验治疗和对照治疗的详细用药方案、疗程及依从性
试验目的（5）	特定的目的和假设
评价的结局（6）	主要及次要结局的名称，测量方法和时段
样本量（7）	说明样本量估算的依据
随机化	
随机分配的方法（8）	具体说明用什么方法进行随机分配
分配方案的隐藏（9）	说明随机分配方案的执行过程，有无做到治疗方案的隐藏
实施（10）	说明随机分配方案的制作者、试验对象的纳入和分组执行者
盲法（11）	说明受试对象、治疗实施者、结局评估者是否对其设盲
统计学方法（12）	用于结局资料组间比较的分析方法（包括亚组和校正分析）
结果	
受试对象流程图（13）	以示意图表示受试对象纳入试验各阶段的数目和流失情况
对象纳入的期间（14）	说明从纳入第一例到最后一例的时间段及随访情况
基线资料（15）	各组纳入病例的基线人口学和临床特征（通常列表比较）
纳入分析的例数（16）	说明各组纳入分析的例数和退出 / 失访例数，意向性治疗分析
结局和效应大小（17）	报告每一主要及次要结局，给出原始数据及分析结果
亚组或校正分析（18）	对事先说明的亚组和校正因素进行附加的资料分析
不良事件（19）	报告各组的不良事件、副作用或药物不良反应
讨论	
对结果的解释（20）	结合研究的目的或假设、可能存在的偏倚，对结果进行解释
结果的推广应用性（21）	试验结果对实际应用的意义和价值
概括证据（22）	根据当前其他研究所获得的证据，对该试验结果进行概括

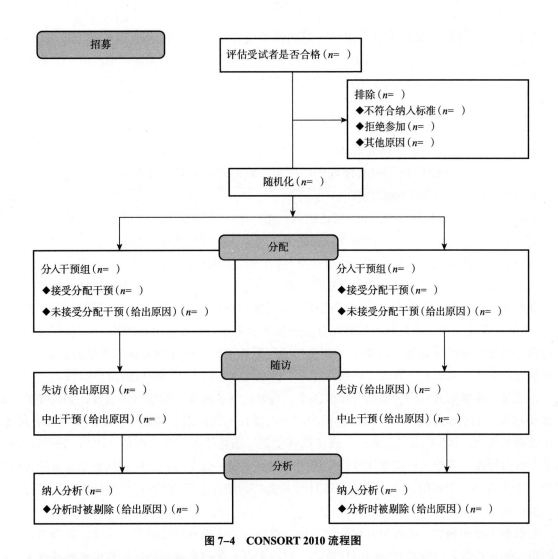

图 7-4　CONSORT 2010 流程图

2. 观察性研究的方法学质量评价方法及报告规范　观察性研究报告规范 STROBE（STrengthening the reporting of OBservational studies in epidemiology）是一套用于加强观察性研究报告的指南。这些指南旨在提高研究报告的透明度、完整性和科学性，从而提高研究的可读性和可复制性。STROBE 声明由一份包含 22 个条目的清单组成，该清单包含了在三种主要观察性流行病学研究类型（即队列研究、病例对照研究和横断面研究）中应报告的项目。

STROBE 声明包括："题目与摘要（条目 1）""引言（条目 2-3）""方法部分（条目 4-12）""结果部分（条目 13-17）""讨论部分（条目 18-21）"和"其他信息（条目 22 关于研究基金）"六大部分。

题目与摘要：

1. 题目或摘要用常用术语表明研究所采用的设计。在摘要中对所做工作和获得的结果做一个简要的总结。

引言部分：

2. 背景 / 原理：解释研究的科学背景。

3. 目的：阐明具体研究的目的，包括任何预先设定的假设。

方法部分：

4. 研究设计：尽早陈述研究设计的关键内容。

　　在方法学的前期（或者在前言末尾）写明研究设计要素，使读者能理解整个研究的基础。①报告队列研究时，应用专门的术语"队列研究"说明研究的性质，描述组成队列的人群和他们的暴露状况。②病例对照研究，应描述病例和对照及其源人群。③横断面调查，应描述人群和重要时间点。

　　5. 研究设置：描述研究机构即研究地点及相关资料，包括招募患者的时间范围（起止时间）、暴露、随访和数据收集等。①研究现场：研究对象征集地或来源（如选民名册、门诊登记、癌症登记，或三级医疗中心）。②研究具体场所：国家、城镇及医院等调查发生地。③时间范围：写明具体时间，而不仅仅描述持续时期。

　　6. 研究对象：第一，队列设计：描述纳入标准，参与者的来源和选择方法、随访方法；病例—对照设计：描述纳入标准，病例和对照的来源及确认病例和选择对照的方法，病例和对照选择原理；横断面研究设计：描述纳入标准，参与者的来源和选择方法。第二，队列设计：对于配对设计，应说明配对标准及暴露和非暴露的人数；病例—对照设计：对于配对设计，应说明配对标准和每个病例配对的对照数。①描述选择研究对象的合格标准（即纳入和排除标准）、源人群（如一个国家或地区的一般人群）和研究对象征集方法（如志愿者）。②如果使用了匹配设计，应描述选择匹配变量的原理和方法细节（如队列研究需描述配对标准和暴露与非暴露数目）；病例对照研究需描述配对标准、方式（频数匹配或个体匹配）和每个病例对应的对照数目。

　　7. 变量：明确定义结局、暴露、预测因子、可能的混杂因素及效应修饰因素，如果相关，给出诊断标准。①明确定义结局、暴露、预测因子、潜在的混杂因子和效应修正因子（如有可能，给出诊断标准）。②不要用"自变量"或"原因变量"描述暴露和混杂变量，因为它不能从混杂因子中区分暴露。③如果在探索性分析中使用了很多变量，要在附录、附表或独立发表的文章中对每一个变量列一个详细清单。④阐明统计分析的"备选变量"，而不是仅选择地报告包含在最终模型里的变量。

　　8. 数据来源和测量：对每个有意义的变量，给出数据来源和详细的测量方法，如果有一个以上的组，描述各组之间测量方法的可比性。①对每个有关系的变量，描述其数据来源和详细的测量方法，如果有多组，还应描述各组之间测量方法的可比性。②暴露、混杂因素和结局的测量方法可影响研究的效度和信度。如暴露或结局的错误分类可能产生虚假联系。因此，建议报告研究的信度或效度的评价或测量结果，包括参考标准的细节问题，这可用来校正测量误差或对测量误差进行敏感度分析。③比较组间数据收集方法是否有差别也很重要。

　　9. 偏倚：描述解决潜在偏倚的方法。①在设计阶段，思考偏倚的可能来源，在报告阶段，估计相关偏倚的可能性。讨论偏倚的方向和大小，可能的话计算偏倚值。②提供更多处理偏倚的细节，描述质量控制计划（如数据收集质量控制计划，调查员的培训等），保证变量变异最小。

　　10. 样本大小：描述样本量确定的方法。①样本量的计算依赖于研究背景。②研究必须有足够的样本量以得到一个精度较高的置信区间（充分狭窄）估计参数。③应指明样本量的确定方法。

　　11. 定量变量：解释定量变量是如何分析的，如果相关，描述分组的方法和原因。

　　12. 统计方法：①描述所用的所有统计方法，包括减少混杂因素的方法。②描述所有分析亚组和交互作用的方法。③解释如何解决数据缺失。④队列设计：如果相关，描述解决失访问题的方法；病例对照设计：如果相关，描述如何对病例和对照进行配对；横断面设计：如果相关，描述考虑到抽样策略的分析方法。⑤描述所有的敏感性分析方法，检验主要结果是否与其他分析策略或假设条件下的结果一致；队列研究中报告失访数和对待截尾数据的策略；病例—对照研究的分层分析和 logistic 回归；横断面研究根据抽样策略确定的统计学方法等。

结果部分：

13. 参与者：①报告研究各阶段参与者的人数，如可能合格的人数，参与合格性检查的人数，证实合格的人数，纳入研究的人数，完成随访的人数及完成分析的人数。②解释在各阶段参与者退出研究的原因。③建议使用流程图。

14. 描述性数据：①描述参与者的特征（人口学特征，临床与社会特征），以及暴露和潜在混杂因素的相关信息。②描述每一个待测变量而言，缺失的数据的参与者人数。③队列设计：总结随访时间（如平均随访时间和全部随访时间）。

15. 结局数据：队列设计：报告随时间变化的结局事件数或综合指标；病例对照设计：报告各种暴露类别的人数或暴露综合指标；横断面设计：报告结局时间数或综合指标。

16. 主要结果：①报告未校正的估计值。如果相关，给出混杂因素校正后的估计值及其精确度（如 95% CI），指明按照哪些混杂因素进行了校正以及选择这些因素进行校正的原因。②如对连续变量进行分组，要报告每组观察值的范围。③对有意义的危险因素，最好把相对危险转化为针对有意义的时间范围的绝对危险度。

17. 其他分析：进行过的其他分析，如亚组分析，交互作用分析和灵敏性分析。

讨论部分：

18. 关键结果：根据研究目标概括关键结果。

19. 局限性：讨论研究的局限性，包括潜在的偏倚或不准确的来源、讨论任何潜在的偏倚的方向和大小。

20. 解释：结合研究目标，研究局限性，多重分析，相似研究的结果和其他相关证据，谨慎给出一个总体的结果解释。

21. 可推广性：讨论研究结果的普适性（外推有效性）。

其他信息：

22. 资金来源：提供研究资金的来源和资助机构在研究中的作用，如果相关，提供资助机构在本文基于的初始研究中的作用。

（四）系统评价和 Meta 分析

系统评价（系统综述）和 Meta 分析是对具有相同目的且互相独立的多个研究结果进行系统的评价和定量分析的一种研究方法，具体来说，就是针对某一临床具体问题，搜集目前尽可能多的研究结果，采用临床流行病学评价文献的方法，筛选出符合质量标准的文献进行合成分析，从而得出更客观、全面的结论。

系统评价结论的可靠性和有效性取决于选用的原始研究和报告的质量。荟萃分析的过程包括：提出研究问题、制订纳入和排除标准、检索相关研究、汇总基本信息、综合分析，并形成结果报告。

1. 具体系统评价统计步骤

（1）异质性检验，荟萃分析的统计学要求只有同质的资料才能进行统计量的合并，因此，需要对不同原始研究之间结果的变异程度进行检验，常用的检验方法是 Q 检验。

（2）模型选择，根据异质性检验结果选择合并效应值的模型，若存在异质性，可选用随机效应模型合并效应量，反之则选择固定效应模型合并效应量。

（3）亚组分析和荟萃回归，使用亚组分析和荟萃回归找出异质性来源，若异质性过于明显且无法用亚组分析、荟萃回归来解决，则放弃做荟萃分析。

（4）发表偏倚检验，采用漏斗图法和 Egger 线性回归法对文献进行定性和定量的发表偏倚的检验，若存在发表偏倚，采用剪补法进行校正，重新合并效应值，最后计算失安全系数来保证荟萃分析结果的稳定性。

2. 系统综述和 Meta 分析的规范：PRISMA 声明　PRISMA（preferred reporting items for systematic reviews and meta-analyses）声明是一种国际公认的标准，用于指导如何报告系统综述和元分析。PRISMA 旨在提高这类研究报告的透明度、完整性和科学性。以下是 PRISMA 声明的关键条目清单：

（1）标题（title）　标题应清晰地描述系统综述和元分析的主题。

（2）摘要（abstract）　摘要应提供研究目的、纳入和排除标准、主要结果和结论的简明概述。

（3）引言（introduction）　引言应包括研究背景、研究问题和目的。

（4）方法（methods）　详细描述系统综述和元分析的方法，包括文献检索、纳入和排除标准、数据提取和统计分析方法。

（5）文献检索（literature search）　描述用于检索相关文献的数据库、关键词和搜索策略。

（6）纳入和排除标准（eligibility criteria）　明确说明纳入和排除研究的标准。

（7）研究选择（study selection）　描述研究选择的过程，包括筛选和评估文献的方法。

（8）数据提取（data collection process）　描述数据提取的过程，包括提取哪些数据以及如何提取。

（9）风险评估（risk of bias assessment）　描述评估纳入研究偏倚风险的方法。

（10）处理和分析数据（data items）　描述如何处理和分析数据，包括统计方法和模型选择。

（11）主要结果（results）　报告主要结果，包括文献筛选结果、风险评估结果和主要的统计分析结果。

（12）讨论（discussion）　解释结果的意义，讨论可能的解释、研究的局限性和对未来研究的影响。

（13）结论（conclusions）　根据研究结果得出结论。

（14）资助（funding）　声明研究的资金来源。

（15）利益冲突（conflict of interest）　声明作者的利益冲突。

（16）作者贡献（authors'contributions）　描述每位作者的具体贡献。

（17）致谢（acknowledgements）　对参与研究但未被列为作者的个人或机构表示感谢。

（18）附录（appendix）　如有必要，提供额外的补充材料或数据。

（19）参考文献（references）　列出所有引用的文献。

（20）补充材料（supplementary material）　如果适用，提供额外的技术细节或补充分析。

（21）流程图（flow diagram）　提供一个流程图，展示从文献检索到最终纳入研究的过程。

（22）证据等级评估　如果适用，评估证据的质量和推荐强度。

遵循 PRISMA 声明有助于确保系统综述和元分析报告的完整性和透明度，使其他研究者和读者能够充分理解研究的设计、执行和结论。这对于科学知识的积累和临床实践的改进具有重要意义。

思考题

请设计一个中医全科医学研究课题。

第一节　慢性疾病的中医全科医学实践

一、高血压

高血压即原发性高血压，是指病因不清，与遗传关系密切，以体循环动脉压升高为主要临床表现，最终导致心、脑、肾及动脉并发症的心血管综合征，占高血压的 95% 以上。高血压是我国脑血管病、冠心病、慢性肾脏病的重要危险因素。高血压在我国具有发病率高、致残率高、死亡率高、知晓率低、治疗率低及控制率低的特点，患者的远期预后与医生的随访和指导、慢性病管理的质量有密切的关系。高血压是社区慢性病防治管理的重点疾病。

本病属于中医学"眩晕""头痛"的范畴，社区慢病管理过程中，结合中医药的综合诊治、调护具有重要的临床意义。

（一）诊断要点

1. 临床特点

（1）病因　高血压是由遗传因素与环境因素交互作用的结果，除遗传因素外，发病主要与某些环境因素有关，包括：①饮食因素：主要是高钠、低钾膳食。②超重和肥胖。③饮酒：高血压患病率随饮酒量增加而升高。④长期精神紧张：长期从事高度精神紧张工作的人群高血压患病率增加。⑤其他：缺乏体力活动，服用避孕药、非甾体抗炎药、含有麻黄碱或甘草等的药物，睡眠呼吸暂停低通气综合征等。

问诊多能获得患者高血压的家族史，多数患者因缺乏特异性症状于健康查体或其他原因就诊时发现并确诊高血压，或因高血压并发症如冠心病、急性脑血管病等病就诊时而确诊。

（2）临床表现　高血压早期一般无特异性临床表现，多数患者可无明显症状，部分患者出现烦躁易怒、头昏头痛、心悸乏力等症状。部分患者还可出现靶器官损害的临床表现，如心绞痛发作、短暂性脑缺血发作等，甚至出现脑出血等严重并发症表现。

（3）特殊类型高血压　①老年高血压：是指年龄 ≥ 60 岁的高血压患者，其特点是多数患者为单纯收缩期高血压，脉压增大，血压波动性明显，并发症及伴发病较多，治疗强调收缩压的达标。②儿童青少年高血压：一般为轻、中度血压升高，多数无明显自觉症状，伴有超重的患者较多，进展为成人高血压时，多伴有左心室肥厚甚至高血压心脏病。③难治性高血压：是指经三种以上的降压药物治疗，血压仍不能达标的患者，或使用四种及四种以上降压药血压才能达标的患者。常见原因：白大衣现象；生活方式干预不足；降压治疗方案不合理；应用其他药物干扰降压治疗效果；钠盐摄入过多，容量超负荷；存在胰岛素抵抗；继发性高血压未予准确诊断等。

（4）辅助检查　①尿液检查：合并肾脏损害时，出现少量蛋白、红细胞，偶有透明管型和颗粒管型。②肾功能检测：晚期肾实质损害可有血肌酐、尿素氮和尿酸升高，内生肌酐清除率降低，浓缩及稀释功能减退。③血脂测定：高血压与血脂异常互相影响，而且合并高血压的血脂异常患者有独立的低密度脂蛋白胆固醇的控制目标，因此，血脂检测是必查且需定期随访的实验室检查项目。部分患者有血清总胆固醇、甘油三酯及低密度脂蛋白胆固醇增高，高密度脂蛋白胆固醇降低。④血糖、葡萄糖耐量试验及血浆胰岛素测定：部分患者有空腹和（或）餐后 2 小时血糖及血胰岛素水平增高。⑤眼底检查：眼底血管病变及视网膜病变属于高血压的主要病理改变。长期持续血压升高出现眼底动脉变细、反光增强、交叉压迫及动静脉比例降低，视网膜病变有出血、渗出、视盘水肿等。⑥胸部 X 线检查：协助观察大血管病理改变。可见主动脉迂曲延长，局部可见动脉粥样硬化病变钙化等改变。⑦心电图检查：有助于高血压心脏病及并发冠心病的诊断。出现左室肥厚的相应改变可诊断高血压心脏病，并发冠心病时出现相应的 ST-T 等改变。⑧超声心动图检查：协助明确心脏各房室腔大小、心脏功能及瓣膜情况。长期血压控制不达标的患者可见主动脉内径增大、左房扩大、左室肥厚等高血压心脏病的改变。⑨动态血压监测：连续监测 24 小时的家庭血压，对客观诊断及评估高血压、随访降压治疗效果具有重要的意义。可测定白昼与夜间各时间段血压的平均值和离散度。

2. 诊断依据　在未使用降压药物的情况下，非同日 3 次测量血压，收缩压 ≥ 140mmHg 和（或）舒张压 ≥ 90mmHg，即可诊断为高血压。收缩压 ≥ 140mmHg 和舒张压 < 90mmHg 为单纯收缩期高血压。患者既往有高血压病史，目前正在使用降压药物，血压虽然低于 140/90mmHg，也诊断为高血压。排除继发性高血压，可诊断为高血压，即原发性高血压。见表 8-1。

表 8-1　血压水平分类和定义

分类	收缩压（mmHg）		舒张压（mmHg）
正常血压	< 120	和	< 80
正常高值血压	120 ～ 139	和（或）	80 ～ 89
高血压	≥ 140	和（或）	≥ 90
1 级高血压（轻度）	140 ～ 159	和（或）	90 ～ 99
2 级高血压（中度）	160 ～ 179	和（或）	100 ～ 109
3 级高血压（重度）	≥ 180	和（或）	≥ 110
单纯收缩期高血压	≥ 140	和	< 90

3. 危险分层　目前将高血压的心血管危险分为低危、中危、高危和很高危四类，指患者在随后的 10 年中发生主要心血管事件的危险分别为低于 15%、15% ～ 20%、20% ～ 30% 和高于30%。见表 8-2。

表 8-2 高血压心血管危险性分层

其他危险因素和病史	1 级高血压	2 级高血压	3 级高血压
无	低危	中危	高危
1～2 个其他危险因素	中危	中危	很高危
≥3 个其他危险因素或靶器官损害	高危	高危	很高危
临床并发症或合并糖尿病	很高危	很高危	很高危

4.并发症诊断

（1）靶器官损害并发症　①心血管并发症。出现左心室肥大称为高血压心脏病，晚期常发生心力衰竭，是慢性左心衰竭的常见病因。并发冠心病时可出现心绞痛、心肌梗死甚至猝死。视网膜动脉硬化：眼底改变与病情的严重程度和预后相关，根据眼底镜检查结果，Keith-Wagener 眼底分级法分为 4 级：Ⅰ级，视网膜小动脉轻度狭窄、硬化、痉挛和变细；Ⅱ级，小动脉中度硬化和狭窄，出现动脉交叉压迫征，视网膜静脉阻塞；Ⅲ级，动脉中度以上狭窄伴局部收缩，视网膜有棉絮状渗出、出血和水肿；Ⅳ级，视神经乳头水肿。主动脉夹层：一旦发生破裂引发大血管急症，预后凶险。②脑血管并发症。脑血管并发症是我国高血压最常见的并发症。早期可有短暂性脑缺血发作（TIA），长期血压增高可并发腔隙性脑梗死、动脉硬化性脑梗死、脑出血等，短时间内血压显著升高可出现高血压脑病等，也可诱发蛛网膜下腔出血。③慢性肾脏病。肾脏受累时可有蛋白尿，早期出现夜尿增多等肾小管功能异常的表现，晚期多并发慢性肾衰竭。

（2）高血压急症　高血压急症是指高血压患者在某些诱因作用下血压突然和显著升高，常超过 180/120mmHg，同时伴有进行性心、脑、肾等重要靶器官功能不全的表现，包括高血压脑病、高血压危象、急性心力衰竭、急性冠状动脉综合征、主动脉夹层、子痫等。①高血压脑病。以舒张压增高为主，舒张压常超过 120mmHg。因血压过高导致脑组织灌注过多，引起脑水肿等病理改变，出现头痛、烦躁不安、恶心、呕吐、视物模糊、精神错乱，严重者可出现神志恍惚、谵妄甚至昏迷，或出现暂时性偏瘫、失语等脑功能缺失的表现，伴有局灶或全身性抽搐等。②高血压危象。以收缩压急剧升高为主，血压可高达 200/110mmHg 以上，常因紧张、寒冷、突然停服降压药物等原因诱发，伴有交感神经亢进的表现如心悸、汗出、烦躁、手抖等，常伴发急性脏器功能障碍如急性心力衰竭、心绞痛、脑出血、主动脉夹层动脉瘤破裂等。③高血压亚急症。高血压亚急症是指血压显著升高但尚未出现严重临床症状及进行性靶器官损害，与高血压急症的主要区别是有无新近发生的急性进行性靶器官损害。

（二）鉴别诊断

主要与继发性高血压鉴别。

1.肾实质性疾病　急慢性肾小球肾炎、慢性肾盂肾炎、肾病综合征及糖尿病肾病均可出现高血压，根据病史，尿常规、肾功能等检查不难鉴别。

2.肾血管性疾病　肾血管性高血压患者常起病急，血压显著增高，上腹部或肾区可闻及血管性杂音。静脉肾盂造影、肾动脉多普勒、肾动脉造影、放射性核素肾图等可明确诊断。

3.嗜铬细胞瘤　可有剧烈头痛、出汗、恶心、呕吐、心悸、面色苍白、乏力等，持续数分钟至数天不等，发作间歇血压正常。血和尿儿茶酚胺及其代谢产物测定、酚妥拉明试验、胰高血糖素激发试验等有助于诊断。

4. 原发性醛固酮增多症 表现为血压升高，多尿、夜尿增多和尿比重下降，口渴，发作性肌无力、手足搐搦，血钾降低伴血钠升高。实验室检查可见血和尿醛固酮升高。

（三）西医治疗要点

1. 治疗策略 高血压是可以在社区进行诊治的慢性疾病。首先对确诊的患者进行危险分层，根据危险分层结果选择治疗方案。对于大多数高血压患者，应在数周到数月内将血压控制到目标水平。年轻患者、病史较短的患者可缩短达标时间；老年高血压患者或伴发病复杂、已有显著并发症的患者，可适当延长达标时间。

（1）高危和很高危患者 一旦确诊，应立即开始生活方式干预和药物治疗。

（2）中危患者 在生活方式干预的同时，继续监测血压和其他危险因素1个月，多次测量血压或进行动态血压监测。若收缩压＜140mmHg及舒张压＜90mmHg，继续监测；收缩压≥140mmHg或舒张压≥90mmHg，开始药物治疗。

（3）低危患者 在生活方式干预的同时，继续监测血压和其他危险因素3个月，多次测量血压或动态血压监测。若收缩压＜140mmHg及舒张压＜90mmHg，继续监测；收缩压≥140mmHg或舒张压≥90mmHg，开始药物治疗。

2. 降压目标 一般患者，应将血压降至140/90mmHg以下；65岁及以上的老年人收缩压应控制在150mmHg以下，如能耐受还可进一步降低；伴有慢性肾脏疾病、糖尿病，或病情稳定的冠心病、脑血管病的高血压患者，治疗应个体化，一般可以将血压降至130/80mmHg以下。

3. 治疗措施

（1）非药物治疗 适用于所有高血压患者，包括减少钠盐摄入、增加钾盐摄入、控制体重、戒烟限酒、合理有氧运动、减轻精神压力、保持心理平衡等。

（2）药物治疗

1）降压药治疗原则 ①小剂量：小剂量开始，根据需要逐步增加剂量。②尽量应用长效制剂：使用每日1次给药，且有持续24小时降压作用的长效药物，以有效控制夜间血压与晨峰血压。③联合用药：增加降压效果而不增加不良反应。④个体化：根据患者具体情况、耐受性及个人意愿或长期承受能力，选择适合患者的降压药物。

2）常用降压药物分类 ①利尿剂：常用噻嗪类如氢氯噻嗪和氯噻酮、吲达帕胺等。②β受体阻滞剂：用于轻、中度高血压，尤其是静息心率较快（＞80次/分）或合并心绞痛及心肌梗死后患者。常用药物有美托洛尔、比索洛尔等。③钙通道阻滞剂（CCB）：常用氨氯地平、非洛地平、硝苯地平等，可用于各种程度高血压，尤其老年高血压或合并稳定型心绞痛时。④血管紧张素转换酶抑制剂（ACEI）：特别适用于伴有心力衰竭、心肌梗死、糖耐量异常或糖尿病肾病的高血压患者。常用卡托普利、依那普利、贝那普利、福辛普利等。妊娠、肾动脉狭窄、肾功能衰竭（血肌酐＞265μmol/L）者禁用。⑤血管紧张素Ⅱ受体阻滞剂（ARB）：降压作用起效缓慢，但持久而平稳。常用的有氯沙坦、缬沙坦、厄贝沙坦、替米沙坦、奥美沙坦等。⑥α₁受体阻滞剂：一般不作为高血压治疗的首选药，适用于伴高脂血症或前列腺肥大的患者，也可用于难治性高血压患者的治疗。常用哌唑嗪、特拉唑嗪等。

3）降压治疗方案 ①无并发症患者可以单独或联合使用噻嗪类利尿剂、β受体阻滞剂、钙通道阻滞剂、血管紧张素转换酶抑制剂和血管紧张素Ⅱ受体阻滞剂，治疗应从小剂量开始，逐步递增剂量。②2级高血压（＞160/100mmHg）在治疗开始时就应采用两种降压药物联合治疗，有利于血压在相对较短的时间内达到目标值，减少不良反应。合理的降压药联合治疗方案：利尿剂与血管紧张素转换酶抑制剂或血管紧张素Ⅱ受体阻滞剂；二氢吡啶类钙通道阻滞剂与β受体阻滞剂；钙通道阻滞剂与血管紧张素转换酶抑制剂或血管紧张素Ⅱ受体阻滞剂等。③三种降压药合理的联合治疗方案除有禁忌证外，必须包含利尿剂。

（3）干预相关危险因素　降压治疗的同时应积极控制心血管相关危险因素，包括调脂、控制血糖、抗血小板聚集、降低血同型半胱氨酸等。

（4）高血压急症的处置　一旦确定患者出现高血压急症，应边降压边做好转诊准备。

①血压控制策略。控制性降压，初始阶段（数分钟至1小时内），平均动脉压降低不超过治疗前的25%或保持血压在（160～170）/（100～110）mmHg水平；随后的2～6小时，将血压降至安全水平，即160/100mmHg以内；24～48小时逐步降至达标范围。②降压药物选择。静脉使用短效降压药物。常用硝普钠以0.25～10μg/（kg·min）的速度静脉滴注，连续使用不超过48～72小时，作为高血压急症的首选药物，急性肾功能不全者慎用；或硝酸甘油以5～100μg/min的速度静脉滴注，根据血压调整速度，适用于合并冠心病、心肌缺血事件和心功能不全者。暂时没有条件静脉用药时，可采用舌下含服降压药物。常用硝酸甘油0.5～1.0mg舌下含服，极少数患者可出现血压过度下降。无禁忌证的情况下，可含服卡托普利12.5～25mg或硝苯地平10～20mg。经紧急处理后若血压有明显下降的趋势，而且无其他并发症出现，可继续观察治疗，若降压治疗作用不明显，或出现心绞痛发作、意识障碍等神经系统症状，应尽早转院治疗。

（5）高血压亚急症的治疗　选用不同降压机制的药物联合使用，24～48小时将血压缓慢降至160/100mmHg以下。用药后观察5～6小时，血压达标后调整口服药物继续治疗，并建议患者按医嘱服药和测量血压。

（四）社区中医防治

总的预防措施，应遵循《证治汇补》所说的："不时眩晕，乃中风先兆，须预防之，宜慎起居，节饮食，远房帏，调情志。"具体分为以下阶段。

1. 未病先防

（1）调情志　《类证治裁》指出："或由身心过动，或由情志郁勃……以致目昏耳鸣，震眩不定。"说明高血压与情志因素密不可分，因此，首要的预防之道在于调整情志，安神定志，心情愉悦，遇事乐观，避免忧怒，即所谓的"心理预防"。

（2）避外邪　《诸病源候论》认为："风头眩者，由血气虚，风邪入脑，而引目系故也。"说明高血压可由外邪引动，因此，患者要慎起居，提高卫外功能，避免外邪，特别是风邪的入侵。

（3）适劳作　《医家四要》有云："眩晕……实由房劳过度，精气走泄，脑髓空虚所致，或经劳动则火气上炎，或肾水虚则木摇风动，所以卒然头昏目暗，身将倒仆之状。"说明房劳、操劳乃血压升高之因，因此要生活规律，劳逸适度，房事有节，作息有序，起居有度。

（4）慎膳食　预防高血压，膳食上主要控制钠盐与高脂类食物的摄入。

2. 既病防变

（1）心理平衡　消除忧虑、恐惧，特别是恼怒情绪，保持心情舒畅，是防变的要法。

（2）起居适宜　保持生活环境的宁静舒适，避免噪声和强光刺激，不熬夜，不做急剧的低头弯腰旋转动作，均可有效防止心脑血管危重症和并发症的发生。

（3）膳食合理　注意饮食清淡，定时定量，切勿暴饮暴食，尤其晚餐不能过饱，以防痰浊内生，阻遏心阳。采用低钠盐烹饪，保持低钠饮食习惯。

（4）辨证用药 肝阳动风者治以天麻钩藤饮、镇肝熄风汤；痰浊蒙窍者治以半夏天麻白术汤、温胆汤；肝肾阴亏者选用六味地黄丸、左归饮；气血不足者选用十全大补汤、黄芪补血汤。还可选用具有降压药理作用的中药，如钩藤、天麻、莱菔子、泽泻、海藻、夏枯草、葛根、决明子、生石决明、珍珠母、白菊花、生杜仲、桑寄生、川牛膝、淫羊藿、黄柏、知母等根据辨证加减。

（5）适宜技术 可选用曲池、合谷、足三里、三阴交、风池、血海、丰隆等腧穴针灸。灸百会、神阙、中脘、关元等，也可结合穴位贴敷等方法辅助治疗。

3. 病后防复

（1）心理疏导 树立信心，避免刺激，保持乐观，可防"意复"。

（2）膳食调养 有些功能食品可以预防血压反复升高。

（3）药物康复 按虚实分类搭配，滋肾阴用杞菊地黄丸，补气血用人参归脾丸，疏气血用血府逐瘀汤、逍遥丸等。还可用菊花、丹皮、白芷、川芎、决明子、茶叶等药物制成药枕使用。

（4）针灸推拿 三阴交、足三里、合谷、神门、太阳、曲池都有防复效应，实者针，虚者灸，隔天1次。洗面、揉按头皮、擦鼻、搓眼、鼓耳、抚枕后、摩腰眼、揉胸腹和搓脚心均可疏导气血，防止复发。

4. 预防 高血压的预防分为三级：一级预防针对高危人群和整个人群。措施：避免长期精神紧张、工作量超负荷；适当锻炼，放松身心；控制体重，合理膳食，减肥调脂；严格少盐食谱；戒烟酒，劳逸结合等。二级预防是针对已确诊高血压的患者，目的是控制其发展，防止并发症，特别是心、脑、肾等靶器官的损害，务必按医嘱定时定量服用西药，不可随意停服、自行增减。中医药治疗需辨证：虚者调补肾之阴阳，以杞菊地黄丸为主方"阳中求阴"，配加蛇床子、生杜仲、桑寄生、淫羊藿等；实者痰瘀同治，以温胆汤为主方，加牡丹皮、川芎、生山楂、水蛭、三七等。尤其要发挥中医药的综合优势，配合针灸、推拿、气功等。三级预防是针对高血压急症及严重并发症的救治及预防，预防其引起的并发症和死亡，也是脑卒中、冠心病的一级预防措施。

（五）社区管理

1. 规范化筛查与诊断 高血压在社区开展全科医疗，应对有高血压家族史而本人血压增高者定期随访观察，以利于对本病的早期发现和及早治疗。每个全科医生都应该在诊疗时将测量血压列为常规检查，以便发现无症状的高血压患者，实现早发现早治疗早控制达标的目的。

一般成年人应每年规范评估血压至少一次，超过35岁的首诊患者必须检测血压。发现血压异常者，严格按照我国高血压防治指南的诊断流程及标准明确诊断，并进行危险分层诊断。

2. 规范化健康教育 强调高血压生活方式干预的重要性，实现通过宣教使患者及高危人群低钠饮食、戒烟限酒、控制体重、适当运动和心理平衡的健康教育目标。

3. 规范化治疗 个体化制订药物治疗方案，根据血压监测随访结果及时调整药物治疗，强调用药的个体化和动态调整。

4. 规范化随访 评估治疗反应，了解患者对药物的耐受情况，分析血压是否稳定达标和其他危险因素的状况，建立医患相互信任的良好关系。正常高值或高血压1级，危险分层属低危、中危或仅服一种药物治疗者，每1～3个月随诊一次；新发现的高危及较复杂病例随诊的间隔应较短，高危患者血压未达标或临床有症状者，可考虑缩短随诊时间（2～4周）；血压达标且稳定者，每月一次或者延长随访时间。对使用了至少三种降压药，血压仍未达标，应考虑将患者转至高血压专科诊治。

5. 干预危险因素　主要强调同步有效干预心脑血管疾病的危险因素，包括血脂异常、糖耐量异常或糖尿病等。

6. 转出与转回　高血压患者一旦出现高血压急症或亚急症，血压升高调整药物治疗后仍不能控制，或共患病出现病情加重，应及时转院诊治；经综合性医院诊治后转回的患者，应详细了解在院期间的诊治过程及治疗效果，密切随访病情，待病情平稳后会逐渐恢复原有的随访方案。

二、糖尿病

糖尿病是一组多种病因引起，胰岛素分泌和（或）作用缺陷，以慢性高血糖为特征的内分泌代谢性疾病。典型临床表现为多饮、多食、多尿及消瘦。长期碳水化合物及脂肪、蛋白质代谢紊乱可引起多系统损害，导致眼、肾、神经、心脏、血管等组织器官的慢性进行性病变、功能减退及衰竭。病情严重或应激时可发生急性代谢紊乱，如酮症酸中毒、高渗高血糖综合征，且易并发各种感染。糖尿病为常见病、多发病，由中华医学会内分泌学分会组织的糖尿病大型流行病学调查（简称 TIDE 项目）显示，在 2015～2017 年间中国 18 岁及以上人群中，根据 ADA 标准诊断的糖尿病患病率为 12.8%，根据世界卫生组织标准诊断的糖尿病患病率为 11.2%，糖尿病前期的患病率为 35.2%。糖尿病的治疗率为 48.9%，控制率为 49.4%。据糖尿病和糖尿病前期患病率，近一半成人血糖异常。中国糖尿病患者总人数估计为 1.298 亿（男性 7040 万，女性 5940 万）。糖尿病的慢性血管并发症对患者的生命和生活质量威胁极大，给患者个人及家庭带来沉重的经济负担，成为严重威胁人类健康的世界性公共卫生问题。目前国际上通用世界卫生组织糖尿病专家委员会提出的病因学分型标准（1999）：1 型糖尿病（T1DM）、2 型糖尿病（T2DM）、其他特殊类型糖尿病、妊娠期糖尿病（GDM）。

糖尿病多属于中医学"消渴病"范畴，出现慢性并发症则归属于中医学"虚劳""胸痹""中风""雀目""脱疽"等范畴。

（一）诊断要点

1. 临床特点

（1）病因　不同类型糖尿病的病因不尽相同，即使在同一类型中也存在着异质性。总的来说，遗传因素及环境因素共同参与其发病过程。T2DM 是由多个基因及环境因素综合引起的复杂疾病。环境因素包括人口老龄化、生活方式不良、营养过剩、体力活动不足以及应激、化学毒物等。在遗传因素和上述环境因素共同作用下所引起的肥胖，特别是向心性肥胖，与胰岛素抵抗和 T2DM 的发生有密切关系。

（2）临床表现　1 型糖尿病患者常因典型的"三多一少"症状就诊，2 型糖尿病患者常于监测血糖时发现并确诊，或因并发症就诊而确诊。①无症状期：多数 2 型糖尿病患者先有肥胖、高血压、动脉硬化、血脂异常或心血管病，出现症状前数年已存在高胰岛素血症、胰岛素抵抗。糖耐量减低（IGT）和空腹血糖受损（IFG）被认为是糖尿病的前期状态。②典型症状：为"三多一少"。血糖升高后因渗透性利尿引起多尿，继而因口渴而多饮。患者体内葡萄糖不能利用，脂肪分解增多，蛋白质代谢负平衡，肌肉渐见消瘦，疲乏无力，体重减轻，儿童生长发育受阻。为了补偿损失的糖分，维持机体活动，患者常易饥、多食，故糖尿病的表现常被描述为"三多一少"，即多尿、多饮、多食和体重减轻。1型患者大多起病较快，病情较重，症状明显且严重。2型患者多数起病缓慢，病情相对较轻，肥胖患者起病后也会体重减轻。③其他：反应性低血糖可为首发表现；可有皮肤瘙痒，尤其是外阴瘙痒；视力模糊；女性月经失调，男性阳痿等。

（3）并发症　①急性并发症。酮症酸中毒、高渗高血糖综合征、乳酸性酸中毒、感染等。②慢性并发症。大血管病变：动脉粥样硬化的患病率较高，引起冠心病、缺血性或出血性脑血管病、肾动脉硬化、肢体动脉硬化等。微血管病变：如糖尿病肾病、糖尿病性视网膜病变、糖尿病心肌病，可诱发心力衰竭、心律失常、心源性休克和猝死。神经系统并发症：伴随严重糖尿病酮症酸中毒、高渗高血糖状态或低血糖症出现的神志改变；缺血性脑卒中；脑老化加速及阿尔茨海默病等。周围神经病变最常见。自主神经病变较常见，并可较早出现，影响胃肠、心血管、泌尿生殖系统功能。糖尿病足：出现足部溃疡、感染和（或）深层组织破坏。其他：视网膜黄斑病、白内障、青光眼、屈光改变、虹膜睫状体病变等其他眼部并发症。皮肤病变也常见。

（4）辅助检查　①尿糖。为诊断的重要线索，但非诊断依据。②血糖。是诊断的主要依据，也是长期监控病情和判断疗效的主要指标。③口服葡萄糖耐量试验（OGTT）。当血糖高于正常范围而又未达到糖尿病诊断标准时，可做此试验。须在清晨空腹做OGTT。④糖化血红蛋白A1（GHbA1）测定。GHbA1可反映采血前8～12周的平均血糖状况，是监测糖尿病病情的重要指标。GHbA1 ≥ 6.5%有助于糖尿病的诊断，尤其是对于血糖波动较大的患者有诊断意义。⑤C肽释放试验。反映基础和葡萄糖介导的胰岛素释放功能。基础值不小于400pmol/L，高峰时间为30～60分钟，峰值为基础值5～6倍。C肽测定不受血清中的胰岛素抗体和外源性胰岛素影响。⑥并发症相关检查。根据病情需要选用。如血脂四项、肝肾功能等检查；急性严重代谢紊乱时的酮体、电解质、酸碱平衡检查；心、肝、肾、脑、眼科以及神经系统的各项检查，如腹部超声、眼底血管荧光造影、肌电图、运动神经传导速度及尿白蛋白排泄率等。

2. 诊断依据　目前国际上通用世界卫生组织糖尿病专家委员会提出的诊断标准（1999）（见表8-3）。糖尿病诊断是基于空腹（指8～10小时内无任何热量摄入）血糖（FPG）、任意时间（指1日内任何时间，无论上一次进餐时间及食物摄入量）或OGTT（采用75g无水葡萄糖）负荷中2小时血糖值（2hPG）。糖尿病症状指多尿、烦渴多饮和难以解释的体重减轻。

表8-3　DM、IFG和IGT的诊断标准（1999年，世界卫生组织）

诊断类型	血糖［mmol/L（mg/dL）］
糖尿病（DM）	FPG ≥ 7.0（126），或者OGTT2hPG或随机血糖≥ 11.1（200）
空腹血糖受损（IFG）	FPG ≥ 6.1～7.0（110～126），且2hPG < 7.8（140）
糖耐量减低（IGT）	FPG < 7.0（126），且OGTT2hPG ≥ 7.8～11.1（140～200）

注：FPG为空腹血糖，PG为随机血糖，随机指餐后任何时间，注意随机血糖不能用于诊断IFG和IGT。

诊断注意事项：对于无糖尿病症状、仅一次血糖值达到糖尿病诊断标准者，必须在另一天复查核实而确定诊断。如复查结果未达到糖尿病诊断标准，应定期复查。IFG或IGT的诊断应根据3个月内的两次OGTT结果，用其平均值来判断。在急性感染、创伤或各种应激情况下可出现血糖暂时升高，不能以此诊断为糖尿病，应追踪随访。儿童糖尿病诊断标准与成人相同。推荐采用葡萄糖氧化酶法测定静脉血浆葡萄糖，不主张测定血清葡萄糖。

3. 分型诊断　最重要的是区分 T1DM 和 T2DM，见表 8-4。

表 8-4　1 型糖尿病与 2 型糖尿病的区分要点

区分项	1 型糖尿病	2 型糖尿病
年龄	多见于儿童和青少年	多见于中老年人
起病	急	多数缓慢
症状（三多一少）	明显	较轻或缺如
酮症酸中毒	易发生	少见
自身免疫性抗体	阳性率高	阴性
血浆胰岛素和 C 肽	低于正常	正常、高于正常或轻度降低
治疗原则	必须补充胰岛素	基础治疗，口服降糖药，必要时应用胰岛素

4. 识别高危人群　糖尿病的高危人群是指年龄超过 18 岁，存在一个及以上高危因素的个体。高危因素包括：①年龄 ≥ 40 岁。②有糖尿病前期病史。③ BMI ≥ 24kg/m² 或中心性肥胖（腰围男性 ≥ 90cm，女性 ≥ 85cm）。④缺乏体力活动。⑤一级亲属中有 T2DM 患者。⑥有巨大胎儿生产史或 GDM 病史。⑦有高血压或正在降压治疗。⑧有血脂异常或正在进行调脂治疗。⑨有动脉粥样硬化性心脑血管病史。⑩有一过性类固醇糖尿病史。⑪多囊卵巢综合征病史。⑫长期使用抗精神病或抗抑郁药治疗。

（二）鉴别诊断

1. 肾性糖尿　因肾糖阈降低所致，虽尿糖阳性，但血糖及 OGTT 正常。

2. 继发性糖尿病　肢端肥大症、库欣综合征、嗜铬细胞瘤等表现有血糖高、糖耐量异常，有相应的临床表现、血中相应激素水平增多和影像学改变。

（三）西医治疗要点

1. 治疗目标　纠正代谢紊乱，使血糖、血脂、血压降至正常或接近正常，消除症状，防止或延缓并发症，提高生活质量，延长寿命。具体目标见表 8-5。

表 8-5　中国 2 型糖尿病的控制目标

项目	目标值
血糖（mmol/L）*	空腹 3.9 ～ 7.2mmol/L（70 ～ 130mg/dL）；非空腹 < 10.0mmol/L（180mg/dL）
HbA1c	< 7%
血压（mmHg）	< 130/80
HDL-C（mmol/L）	男性 > 1.0（40mg/dL）；女性 > 1.3（50mg/dL）
TG（mmol/L）	< 1.7（150mg/dL）
LDL-C（mmol/L）	未合并冠心病 < 2.6（100mg/dL）；合并冠心病 < 1.8（70mg/dL）
体重指数（BMI，kg/m²）	< 24
尿白蛋白 / 肌酐比值（mg/mmol）	男性 < 2.5（22mg/g）；女性 < 3.5（31mg/g）
尿白蛋白排泄率	< 20μg/min（30mg/d）
主动有氧活动（分钟 / 周）	≥ 150

* 毛细血管血糖。

2. 治疗措施 国际糖尿病联盟（IDF）提出糖尿病治疗的五个要点，即医学营养治疗、运动疗法、血糖监测、药物治疗和糖尿病教育。糖尿病的社区慢病管理非常重要，经确诊并确定个体化治疗方案的患者，应进行随访和健康教育、医学营养治疗指导，一旦出现病情变化，尤其是出现急性并发症，应尽早转院诊治。

（1）糖尿病健康教育 是重要的基础治疗措施之一，被公认是治疗成败的关键。健康教育包括糖尿病防治专业人员的培训、医务人员的继续医学教育、患者及其家属和公众的卫生保健教育。

（2）医学营养治疗 对 T1DM 患者，在合适的总热量、食物成分、规则的餐次安排等措施基础上，配合胰岛素治疗，有利于控制高血糖和防止低血糖。对 T2DM 患者，尤其是肥胖或超重者，医学营养治疗有利于减轻体重，改善糖、脂肪代谢紊乱和高血压，减少降糖药物剂量。医学营养治疗方案包括：计算总热量，确定营养物质含量，合理分配食物摄取。

（3）体育锻炼 应进行有规律的合适运动。根据年龄、性别、体力活动、病情及有无并发症等不同条件，循序渐进，长期坚持。

（4）病情监测 定期监测血糖，每 3～6 个月定期复查糖化血红蛋白，了解血糖总体控制情况，及时调整治疗方案。每年 1～2 次全面复查，了解血脂以及心、肾、神经和眼底情况，尽早发现有关并发症，给予相应治疗。

（5）口服降糖药物 目前口服降糖药物有胰岛素促分泌剂（磺脲类、格列奈类、DPP-4 抑制剂）和通过其他机制降血糖药物（双胍类、α-葡萄糖苷酶抑制剂、噻唑烷二酮类、$SGLT_2$ 抑制剂）。2 型糖尿病是一种进展性的疾病。在 2 型糖尿病的自然病程中，对外源性的血糖控制手段的依赖会逐渐增大。临床上常需要口服药物之间及口服药与注射降糖药之间（胰岛素、GLP-1 受体激动剂）的联合治疗。

①促胰岛素分泌剂。a 磺脲类（SUs）：作为单药治疗主要用于新诊断的 T2DM 非肥胖患者、经饮食和运动治疗血糖控制不理想时。常用格列吡嗪和格列齐特控释片，早餐前半小时服用。b 格列奈类：主要用于控制餐后高血糖。较适合 T2DM 早期餐后高血糖阶段或以餐后高血糖为主的老年患者。可单独或与二甲双胍、胰岛素增敏剂等联合使用。禁忌证与磺脲类相同。常用瑞格列奈或那格列奈。②双胍类。是 2 型糖尿病患者的一线治疗用药，如无禁忌且能耐受药物者，二甲双胍应贯穿全程治疗。适应证：a.T2DM 尤其是无明显消瘦的患者以及伴血脂异常、高血压或高胰岛素血症的患者，作为一线用药。b.T1DM 与胰岛素联合应用有可能减少胰岛素用量和血糖波动。③噻唑烷二酮类（格列酮类）。可单独或与其他降糖药物合用治疗 T2DM 患者，尤其是肥胖、胰岛素抵抗明显者；不宜用于 T1DM、孕妇、哺乳期妇女和儿童。常用罗格列酮或吡格列酮口服。④α 葡萄糖苷酶抑制剂。降低餐后高血糖，尤其适用于空腹血糖正常而餐后血糖明显升高者，可单独用药或与其他降糖药物合用。应在进食第一口食物后服用。常用阿卡波糖、伏格列波糖等。⑤二肽基肽酶-4（DPP-4）抑制剂。可单独使用，也可与其他降糖药等联合应用治疗 2 型糖尿病。常用沙格列汀、维格列汀、利格列汀。在有肝、肾功能不全的患者中使用利格列汀时不需要调整剂量。⑥钠-葡萄糖共转运蛋白 2（SGLT-2）抑制剂。SGLT-2i 可单独使用，也可与其他降糖药等联合应用治疗 2 型糖尿病。尤其适合 2 型糖尿病合并动脉粥样硬化性心血管疾病、心力衰竭、慢性肾脏病及肥胖患者。常用达格列净、卡格列净或恩格列净等。

（6）胰高血糖素样肽-1 受体激动剂（GLP-1RA） 可单独使用，也可与其他降糖药等联合应用治疗 2 型糖尿病。尤其适合 2 型糖尿病合并动脉粥样硬化性心血管疾病、心力衰竭、慢性肾脏疾病及肥胖患者。常用艾塞那肽注射液、长效艾塞那肽缓释剂、利拉鲁肽注射液等。

（7）胰岛素治疗适应证　①1型糖尿病。②2型糖尿病经饮食、运动和口服降糖药治疗未获得良好控制。③糖尿病酮症酸中毒、高渗高血糖综合征和乳酸性酸中毒伴高血糖。④各种严重的糖尿病急性或慢性并发症。⑤手术、妊娠和分娩。⑥2型糖尿病胰岛β细胞功能明显减退者。⑦某些特殊类型糖尿病。目前主张2型糖尿病患者早期使用胰岛素，以保护胰岛β细胞功能。应在综合治疗基础上进行。根据血糖水平、胰岛β细胞功能缺陷程度、胰岛素抵抗程度、饮食和运动状况等，决定胰岛素剂量。一般从小剂量开始，用量、用法必须个体化，及时稳步调整剂量。胰岛素的不良反应主要有低血糖反应、过敏反应、局部反应（注射局部红肿、皮下脂肪萎缩或增生）、胰岛素水肿、视物模糊等。

（8）手术治疗　主要是通过腹腔镜操作的减肥手术，并发症少。胰腺移植和胰岛细胞移植仅限于伴终末期肾病的1型糖尿病患者。

（9）并发症治疗　①糖尿病肾病应用血管紧张素转换酶抑制剂或血管紧张素Ⅱ受体阻滞剂，除可降低血压外，还可降低尿微量白蛋白，延缓肾衰竭的发生和发展。②糖尿病视网膜病变可使用羟基苯磺酸钙、血管紧张素转换酶抑制剂、血管紧张素Ⅱ受体阻滞剂、蛋白质激酶C-β抑制剂等，必要时尽早应用激光光凝治疗，争取保存视力。③糖尿病周围神经病变，可用甲基维生素B_{12}、肌醇、α-硫辛酸及对症治疗等。④对于糖尿病足，强调注意预防，防止外伤、感染，积极治疗血管病变和末梢神经病变。

（四）社区中医防治

未病先防和已病防变，是糖尿病防治前移和旁扩的关键。所谓"前移"是指疾病全过程中重视预防，包括提倡饮食文明、健康生活方式、预防肥胖等，即潜证与可预见证的提前干预；所谓"旁扩"是指针对糖尿病特点的全方位的评估，比如对于微血管并发症，需定期观察眼底，一旦发现有相关改变，应检查肾脏、神经、肌肉、心脏等同质并发症的存在与否及病情评估；有超重与肥胖，应想到血压、血脂、血糖是否控制达标；一旦确诊糖尿病，应注意共患病高血压、血脂异常的诊断与评估等。糖尿病的预防，隋代巢元方在《诸病源候论》中提出糖尿病患者应"先行一百二十步，多者千步，然后食"。适度的活动对防治糖尿病具有积极作用，在运动形式上采用太极拳、太极剑、保健气功等传统健身法，这是根据中医的阴阳、五行和经络脏腑学说，以及导引、行气、存思、内丹术等"动中求静，静中求动"来协调身心的方法。正如王焘在《外台秘要》中所说："养性之道不欲饱食便卧，亦不宜终日久坐，皆损寿也。人欲小劳，但莫久劳疲极也，亦不可强所不能堪耳。"与强化生活方式干预相比，中医运动养生法简单易行。根据糖尿病患者的不同体质，如痰湿体质、痰浊体质、湿热体质、瘀血体质等，辨证施治，改善患者体质，从根本上消除糖尿病及其并发症发生的土壤。具体方法如下：

1. 改变生活方式　调节饮食、少食多餐，合理配比食物种类及热量，根据体重变化设定恰当的运动量和运动方式，保持心理平衡，减少精神应激。

2. 中西医结合防治措施　根据需要，及时、适量口服降糖药。

3. 辨证选方　中医学对糖尿病的认识积累了丰富的经验和理论，如"三消理论""三型辨证""分期辨证"等。根据体质、方证辨证用方，并辨证加入具有调控血糖的中药，如地骨皮、葛根、天花粉、玄参、生地黄、知母、麦冬、黄连、人参、黄芪、黄精、白术、山药、绞股蓝、甘草、白芍、女贞子、枸杞子等。

4. 食疗　适当食用有调节血糖作用的食材，如苦瓜、南瓜、葫芦瓜、冬瓜、玉米须、大蒜、洋葱、山药、芹菜、菠菜等。

5. 避免药物对血糖的影响　尽量避免服用降低糖耐量的药物，如氢氯噻嗪、美托洛尔等。

6. 综合预防　如膳食疗法结合穴位敷贴疗法、针灸、按摩、气功、太极、八段锦、心理疗法等。

（五）社区管理

1. 规范化筛查与诊断　在社区开展全科医疗，应对有糖尿病家族史而本人曾出现空腹血糖异常或糖耐量异常者定期随访观察，以利于对本病的早期发现和及早治疗。每个全科医生都应该在诊病时将检测空腹血糖作为常规检查，以便发现无症状患者，实现早发现早治疗早控制达标的目的。

一般成年人应每年检测空腹血糖至少一次，发现血糖异常者，尤其是有家族史者，应严格按照我国糖尿病防治指南的诊断流程及标准明确诊断，并进行并发症的诊断与评估。

2. 规范化健康教育　强调饮食治疗及运动治疗对于控制糖尿病的重要性，通过宣教，使患者及高危人群做到戒烟限酒、控制体重、适当运动和心理平衡，并积极科学地实施饮食治疗与运动治疗。

3. 规范化治疗　个体化制订药物治疗方案，根据血糖监测随访结果调整药物治疗，强调用药的个体化和动态调整，同时应避免低血糖症的发生。

4. 规范化随访　评估治疗反应，了解患者对药物的耐受情况，分析是否达到我国 2 型糖尿病的综合防治目标，建立医患相互信任的良好关系。

5. 干预危险因素　主要强调同步有效干预心脑血管疾病的危险因素，包括血脂异常、高血压、高尿酸血症等。

6. 转出与转回　糖尿病患者一旦出现急性并发症或低血糖症，或共患病出现病情加重，在实施基础急救措施的前提下，应及时转院救治；经综合性医院诊治后转回的患者，应详细了解在院期间的诊治过程及治疗效果，了解原有治疗方案的调整，密切随访病情，待病情平稳后，会逐渐恢复原有的随访方案。

第二节　常见疾患的中医全科医学实践

一、郁证

郁证是以心情抑郁、情绪不宁、胸部满闷、胁肋胀痛、易怒易哭，或咽中如有异物梗阻等症为主要临床表现的一类病证。广义的郁包括外邪、情志等因素所致之郁。狭义的郁则单指情志不舒之郁。郁证是临床常见病证之一，也常见于心悸、不寐等病证，临床上应注意加以鉴别，以防以症代病。

西医学中的抑郁症、焦虑症、癔症等均属于本病范畴，可参考本病实施辨证论治。

（一）临床诊断

1. 四诊要点

（1）问诊　郁证的发生常与情志因素密切相关，患者大多数有忧愁、焦虑、悲哀、恐惧、愤懑等情志所伤史；常反复发作，时轻时重。本病初起多为实证，病程日久易伤正气，多为虚证。郁证患者常见的伴随症状辨析：①伴胁肋胀痛，痛无定处者，多为肝气郁结。②伴急躁易怒，口干苦者，多为气郁化火。③伴胸部满闷，咽中如有异物梗塞者，多为痰气郁结。④伴心神不宁，多疑易惊，悲忧善哭，喜怒无常者，多为心神失养。⑤伴多思善虑，心悸胆怯，失眠健忘，神疲乏力，纳差者，多为心脾两虚。⑥伴虚烦少寐，惊悸，五心烦热，腰膝酸软，盗汗者，多为心肾阴虚。

（2）望诊　观察神志、情绪、气息、面色，有助于判断患者的病情轻重缓急。精神抑郁，胸胁胀痛，咽中梗塞，时欲太息，多为实证。精神不振，心神不宁，虚烦不寐，悲忧善哭，多为虚证。面红目赤，多为气郁化火；面色不华，多为心脾两虚。舌红苔黄，多为气郁化火；舌淡红，苔白腻，多为痰气郁结；舌红苔少，多为心肾阴虚。

（3）闻诊　患者善太息多为肝气郁结；悲忧善哭为心神失养。

（4）切诊　脉弦多为肝气郁结；脉弦数多为气郁化火；脉弦滑多为痰气郁结；脉细弱多为心脾两虚；脉细数多为心肾阴虚。

2. 诊断要点

（1）表现为忧郁不畅，精神不振，胸闷胁胀，善太息，或不思饮食，失眠多梦，急躁易怒，善哭等。

（2）有愤怒、多虑、悲哀、忧愁、焦虑等情志所伤史。

（3）经各系统检查和实验室检查排除由器质性疾病引起的上述诸症。

3. 辨证思路

（1）辨脏腑　发病主要机制为肝失疏泄，但病变影响的脏腑有所侧重，应依据临床症状，结合六郁，辨明受病主脏及相关脏腑。一般来说，气郁、血郁、火郁病位主要在肝，食郁、湿郁、痰郁主要与脾有关，而虚证则与心的关系最为密切。

（2）辨虚实　实证多起病急，病程较短，表现为精神抑郁，胸胁胀痛，咽中梗塞，善太息，脉弦或弦滑；虚证则病已久延，多症见精神不振，心神不宁，虚烦不寐，悲忧善哭；或表现为气血不足，或表现为阴精亏虚，同时又伴有气滞、血瘀、痰结、火郁等病变，则成为虚实夹杂之证。

4. 类病鉴别

（1）与梅核气鉴别　梅核气为自觉咽中有物梗塞，咽之不下，咯之不出，但无咽痛，进食无阻塞，不影响吞咽，咽中梗塞的感觉与情绪波动有关，当心情抑郁或注意力集中于咽部时，则梗塞感觉加重。

（2）与噎膈鉴别　噎膈以吞咽困难症状为主，吞咽困难的程度日渐加重，且梗塞的感觉主要在胸骨后而不在咽部。

（3）与癫证鉴别　癫证主要表现为表情淡漠，沉默痴呆，出言无序，或喃喃自语，静而多喜，缺乏自知自控能力，心神失常的症状极少自行缓解。

5. 危急状态辨识　郁证病程日久，痰气互结，或化火上扰，或内蒙心神，可以发展成癫狂，应注意识别。

（二）辨证论治

郁证多因郁怒、忧思、恐惧等七情内伤，使气机不畅，出现湿、痰、热、食、瘀等病理产物，进而伤及心、脾、肾，致使脏腑功能失调，加之机体脏气易郁，最终发为本病。病位主要在肝，可涉及心、脾、肾等脏。基本病理因素为气、血、火、痰、食、湿。基本治法是理气开郁，调畅气机，怡情易性。郁证初起多以气滞为主，为肝郁气结证，应首当理气开郁，并应根据是否兼有血瘀、火郁、痰结、湿滞、食积等，而分别采用活血、降火、祛痰、化湿、消食等法。虚证则应根据损及的脏腑及气血阴精亏虚的不同情况而补之，或养心安神，或补益心脾，或滋养肝肾。对于虚实夹杂者，则又当根据虚实的偏重而兼顾。

1. 肝气郁结证　症见精神抑郁，情绪不宁，善太息，胸部满闷，胁肋胀痛，痛无定处，脘闷嗳气，不思饮食，大便不调，女子月事不行，舌质淡红，苔薄腻，脉弦。治以疏肝解郁，理气和中。方选柴胡疏肝散加减。胁肋胀满疼痛较甚者，可加郁金、青皮、佛手；兼有食滞腹胀者，可加神曲、山楂、麦芽、鸡内金；脘闷不舒者，可加旋覆花、代赭石、法半夏；腹胀、腹痛、腹泻者，可加苍术、厚朴、茯苓、乌药；兼有血瘀而见胸胁刺痛，舌有瘀点瘀斑，可加当归、丹参、桃仁、红花、郁金。

2. 气郁化火证　症见急躁易怒，胸闷胁胀，口干苦，或头痛、目赤、耳鸣，或嘈杂吞酸，大便秘结，舌质红，苔黄，脉弦数。治以疏肝解郁，清肝泻火。方选加味逍遥散加减。口苦、便秘者，可加龙胆草、大黄；胁肋疼痛、嘈杂吞酸、嗳气、呕吐者，可加黄连、吴茱萸；头痛、目赤、耳鸣者，可加菊花、钩藤；热盛伤阴，而见舌红少苔，脉细数者，去当归、白术、生姜之温燥，酌加生地黄、麦冬、山药滋阴健脾。

3. 痰气郁结证　症见精神抑郁，胸部满闷，胁肋胀满，咽中如有异物梗塞，吞之不下，咯之不出，舌淡，苔白腻，脉弦滑。治以行气开郁，化痰散结。方选半夏厚朴汤加减。湿郁气滞而兼胸脘痞闷、嗳气、苔腻者，可加香附、佛手、苍术；兼有瘀血，而见胸胁刺痛、舌质紫暗或有瘀点瘀斑、脉涩者，可加丹参、郁金、降香、片姜黄；痰郁化热而见烦躁、口苦、呕恶、舌红、苔黄腻者，可去生姜，加竹茹、瓜蒌仁、黄连。

4. 心神失养证　症见精神恍惚，心神不宁，多疑易惊，悲忧善哭，喜怒无常，时时欠伸，舌质淡，苔薄白，脉弦。治以甘润缓急，养心安神。方选甘麦大枣汤加减。躁扰失眠者，可加酸枣仁、柏子仁、茯神、远志；血虚生风，而见手足蠕动或抽搐者，可加当归、生地黄、珍珠母、钩藤；兼有喘促气逆者，可合五磨饮子开郁散结，理气降逆。

5. 心脾两虚证　症见多思善虑，心悸胆怯，失眠健忘，头晕神疲，面色无华，纳差，舌质淡，苔薄白，脉细弱。治以健脾养心，益气补血。方选归脾汤加减。心胸郁闷、情志不舒者，可加郁金、香附、佛手；头晕头痛者，可加川芎、白芷、天麻。

6. 心肾阴虚证　症见虚烦少寐，惊悸，健忘，多梦，头晕耳鸣，五心烦热，腰膝酸软，盗汗，口干咽燥，男子遗精，女子月经不调，舌红，少苔或无苔，脉细数。治以滋养心肾。方选天王补心丹合六味地黄丸加减。心肾不交而见心烦失眠、多梦遗精者，可合交泰丸；烦渴者，可加天花粉、知母；遗精较频者，可加芡实、莲须、金樱子。

（三）社区随诊与调护

1. 问诊　重点询问方药治疗后症状的变化，包括主症变化，有无新的症状出现等；问明服药后对饮食、二便、睡眠等一般情况的影响；问清患者经治后的自我感受及对下一步治疗的想法。

2. 舌、脉诊　重点检查舌象、脉象变化，以及以往存在的异常体征的变化。

3. 治疗　根据随访获取的临床资料提示病情好转者，可维持原有治疗或原方化裁加减续用，根据需要结合中医适宜技术开展综合治疗，改善体质。病情改善不明显或有新症状出现者，综合评估病情，以决定继续辨证治疗，或是否需要转诊。患者出现下列情况时，应考虑转诊：①经治疗病情无明显改善者。②有基础器质性疾病且与郁证发病有因果关系者。

4. 调护

（1）人文关怀　取得患者信任，深入了解患者的病史、发病诱因，针对诱因进行有效的预防，做到"未病先防"。既病者与患者沟通后及早治疗，防止病情进一步加重，做到"既病防变"。诊治过程中用心帮助患者克服精神情绪方面的不良因素，使患者能充分配合治疗，树立战胜疾病的信心。

（2）饮食指导　宜清淡，应以蔬菜和营养丰富的鱼、瘦肉、乳类、水果为宜，忌生冷、辛辣、油腻食物，戒除烟酒，饮食起居规律，养成良好的生活作息习惯。

二、不寐

不寐是指脏腑功能紊乱，阴阳失调，导致不能获得正常睡眠为主要临床表现的一种病证，是临床常见病证，亦常为多种病证的兼症，因此，临床上应注意把握主次，以防以症代病，贻误了对原发病的治疗。同时，不寐又是各科疾病的常见症状，与其关系最密切的基础原发病有神经症、围绝经期综合征、功能性肠病、贫血、脑动脉粥样硬化等。

（一）临床诊断

1. 四诊要点

（1）问诊　问清与起病相关的内伤因素，可因情志不畅、饮食不节而发，或因劳累而诱发。因劳累、惊吓而发多为正虚，因情志、饮食而发多为邪实。饮食除暴饮暴食外，浓茶、咖啡、酒类等饮料也可造成不寐。问诊时应根据起病特点，全面而有重点地询问，并问清诱因与发病及病情加重的关系。详细询问患者除不寐外的其他症状，必要时进行相关检查，排除作为基本病因的器质性病变如肿瘤、呼吸衰竭、心功能不全、高血压等。

不寐有入睡困难，或寐而不酣，时寐时醒，或醒后不能再寐，甚则彻夜不寐等多种表现。有诱因偶发，可自行缓解者多病轻，邪实为多；病程久长，持续日久不解，或诸证杂参，病有宿疾，虚实夹杂之证为多；若出现神志恍惚，烦躁不安，情绪激动，甚则精神错乱，诱发或加重心脑血管疾病者，则当及时救治。伴随症状辨析：①伴急躁易怒，头晕头胀，目赤耳鸣者，多属肝火扰心。②伴胸脘痞闷，泛恶嗳气，头重目眩者，多为痰热扰心。③伴心悸健忘，食少肢倦者，多属心脾两虚。④伴腰膝酸软，潮热盗汗，五心烦热，男子遗精，女子月经不调者，多属心肾不交。⑤伴胆怯心悸，触事易惊，气短自汗，倦怠乏力者，多属心胆气虚。

（2）望诊　观察患者神情，明察烦躁惊恐或平静淡漠，体位是否自主或倦怠乏力。精神不振，倦怠乏力，少气懒言，多为气血不足；精神萎靡，反应迟钝，目无光泽，多为精亏神衰，见于长期未得睡眠的状态。满面通红多属实热，为肝火扰心；两颧潮红多属阴虚阳亢，为心肾阴虚火旺，扰动心神；面色淡白多属气血不足，心神失养。舌苔薄白，多属气血两虚；舌红苔黄腻，多属实热，为肝火、痰火扰心；舌红少津，苔薄或少苔，多属虚热，为阴虚火旺。

（3）闻诊　患者语声高，烦躁易怒，多为肝火扰心、心神不宁，属实热；语声低微，少言懒语，话语断续不连贯，多为心脾两虚、心胆气虚，属气血亏虚。

（4）切诊　脉弦或数多为肝火扰心，脉滑数多为痰热扰心，弦而细为心胆气虚，脉细无力多为气血亏虚；脉细数多为心肾不交。

2. 诊断要点

（1）轻者入寐困难，或寐而易醒，醒后不寐，重者彻夜难眠。

（2）常伴有头痛、头昏、心悸、健忘、多梦等症。

（3）经各系统检查未见异常。

（4）可采用多导联睡眠图进行确诊：①其平均睡眠潜伏期时间延长超过30分钟。②实际睡眠时间减少，不足6.5小时/晚。③觉醒时间增多，超过30分钟/夜。

3. 辨证思路

（1）辨脏腑　不寐主要病位在心，但肝、胆、脾、胃、肾等脏腑若出现阴阳气血失调，亦可扰动心神而发不寐。兼有急躁易怒者，多为肝火内扰；兼有不思饮食、腹胀便溏、面色少华者，多为脾虚不运；兼有腰膝酸软、心烦心悸、头晕健忘者，多为肾阴虚，心肾不交；兼有嗳腐吞酸者，多为胃气不和。

（2）辨病情　轻者仅有少眠，病程短，舌苔腻，脉多弦滑兼数，以实证为主。重者可彻夜不眠，病程长，易反复发作，时轻时重，舌苔薄，脉沉细无力，多以虚证为主。

4. 类病鉴别　主要与一过性失眠、生理性少寐鉴别。

（1）一过性失眠　多因一时性情志不舒、生活环境改变，或因饮用浓茶、咖啡和服用药物等引起。一般有明显诱因，且病程不长。一过性失眠多不属于病态，不需治疗，可通过身体自然调节而复常自愈。

（2）生理性少寐　多见于老年人，虽少寐早醒，但无明显病痛困扰，属人体衰老的生理现象。

5. 危急状态辨识　不寐病一般不发生急危情况。老年人或身体虚弱者，若长时间严重缺乏睡眠，可出现眩晕、晕厥等；兼有器质性心脑血管疾病者，因长久寐少可致阴阳失调，脏腑衰弱，神明失养，出现神志恍惚，烦躁不安，甚则精神错乱，可诱发或加重心脑血管疾病，出现脑梗死、心绞痛等，需及时识别与救治。

（二）辨证论治

不寐多为情志所伤，饮食不节，劳倦思虑过度，及病后、年迈体虚等因素引起，导致脏腑功能紊乱，气血失和，阴阳失调，阳不入阴而发病。不寐的基础病理变化为阳盛阴衰，阴阳失交。病位主要在心，涉及肝、脾、肾。病理性质有虚有实，且虚多实少或虚实夹杂。实证者多因肝郁化火，痰热内扰，引起心神不安所致，治当清肝泻火，清热化痰，佐以宁心安神；虚证者多由心脾两虚，气血不足，或心胆气虚，或阴虚火旺，心肾不交，水火不济，引起心神失常或心不安宁，治疗以补虚泻实、调整阴阳为原则。安神定志是本证的基本治法，安神的方法有养血、清心、育阴、益气、镇惊安神等。不寐各证型均应佐以茯神、柏子仁、珍珠母、龙骨、夜交藤、远志、合欢皮以安神定志。顽固性不寐，伴心烦，舌质偏暗，属瘀血者，可尝试从瘀论治。若情志失调所致不寐，治疗上应强化心理疏导。

1. 肝火扰心证　症见不寐多梦，甚则彻夜不眠，急躁易怒，伴头晕头胀，目赤耳鸣，口干而苦，不思饮食，便秘溲赤，舌红苔黄，脉弦而数。治以疏肝泻热，镇心安神。方选龙胆泻肝汤加减。气滞甚则见胸闷胁胀，善叹息，加香附、郁金、佛手；肝火上炎之重症则见头痛欲裂，大便秘结，可服当归龙荟丸；心神不安重者，可加朱茯神、生龙骨、生牡蛎镇心安神。

2. 痰热扰心证　症见心烦不寐，胸闷脘痞，泛恶嗳气，伴头重，目眩，舌偏红，苔黄腻，脉滑数。治以清化痰热，和中安神。方选黄连温胆汤加减。心神严重被扰则见心悸动，惊惕不安，加琥珀、珍珠母、朱砂；痰热盛则可见彻夜不眠，大便秘结不通，加大黄；实热顽痰胶结则见经久不寐，或彻夜不眠，大便秘结，或用礞石滚痰丸降火泄热，逐痰安神。

3. 心脾两虚证　症见不易入睡，多梦易醒，心悸健忘，神疲食少，伴头晕目眩，面色少华，四肢倦怠，腹胀便溏，舌淡苔薄，脉细无力。治以补益心脾，养血安神。方选归脾汤加减。心血虚甚者可加熟地黄、白芍、阿胶；气虚湿盛则见脘闷纳呆，苔滑腻，加二陈汤；若有腹泻者，减当归，加苍术、白术之类；不寐较重，加柏子仁、五味子、夜交藤、合欢皮等养心安神之品。

4. 心肾不交证　症见心烦不寐，入睡困难，心悸多梦，伴头晕耳鸣，腰膝酸软，潮热盗汗，五心烦热，咽干少津，男子遗精，女子月经不调，舌红少苔，脉细数。治以滋阴降火，交通心肾。方选六味地黄丸合交泰丸加减。以心阴不足为主者，可用天王补心丹。心烦不寐，彻夜不眠者，加朱砂、磁石、龙骨、龙齿镇静安神。

5. 心胆气虚证　症见虚烦不寐，胆怯心悸，触事易惊，终日惕惕，伴气短自汗，倦怠乏力，舌淡，脉弦细。治以益气镇惊，安神定志。方选安神定志丸合酸枣仁汤加减。兼有心肝血虚者，见惊悸、汗出者，重用人参，加白芍、当归、黄芪；若木不疏土，见胸闷，善太息，纳呆腹胀者，加柴胡、陈皮、山药、白术；若心悸甚，惊惕不安，加生龙骨、生牡蛎、朱砂镇静安神。

（三）社区随诊与调护

1. 问诊　重点询问方药治疗后症状的变化，包括主症变化，有无新的症状出现等；问明服药后对饮食、二便、睡眠等一般情况的影响；问清患者经治后的自我感受及对下一步治疗的想法。

2. 查体　重点检查舌象、脉象变化，以及以往存在的异常体征的变化。精神状态、情绪变化应重点诊察。

3. 治疗　根据随访获取的临床资料提示病情好转者，可维持原有治疗或原方化裁加减续用，根据需要结合中医适宜技术开展综合治疗，改善体质。病情改善不明显或有新症状出现者，综合评估病情，以决定继续辨证治疗，或是否需要转诊。患者出现下列情况时，应考虑转诊：①经门诊治疗病情无明显改善者。②有基础器质性疾病且与不寐发病有因果关系者。③神志恍惚，烦躁不安，情绪激动，甚则发生过精神错乱，或原有心脑血管疾病有明显加重者。

4. 调护

（1）不寐属心神病变，应重视精神调摄及心理疏导。耐心聆听患者的病史陈述，并进行健康宣传教育，心理疏导，帮助患者建立有规律的作息制度。适当从事日常工作，保持一定的体力活动或体育锻炼，增强体质，持之以恒，促进身心健康。

（2）积极进行心理疏导，克服患者过度紧张、兴奋、焦虑、抑郁、惊恐、愤怒等不良情绪，缓解悲观情绪，做到喜怒有节，保持精神舒畅，以放松的心态对待目前的睡眠问题。

（3）养成良好的睡眠习惯。晚餐清淡，不宜过饱，不宜进餐过迟。忌浓茶、咖啡，戒烟。睡前避免从事紧张和兴奋的活动，养成定时就寝的习惯。另外，改善睡眠环境，去除各种可能影响睡眠的环境因素。

第三节　社区急救

随着社会的进步与生活节奏的加快，近半个世纪以来，人类患病的疾病谱发生了很大的变化，心脑血管疾病、意外伤害、急性中毒等以急骤起病为特点的临床情况日益增多。同时，随着生活水平的提高，人们对急救医疗的结果提出了更高的要求，心肺复苏的结果不仅仅是心脏与呼吸功能的恢复，而是最终使患者回归社会，有较好的生活质量。日常生活与工作中，面对突发的急性疾病以及意外伤害，需要采取及时有效的医疗措施，挽救患者的生命，否则将产生严重的后果，甚至危及患者生命。突然发生的急性疾病及意外伤害，统称为急症。针对急症采取的有组织、及时、有效、科学的医疗措施来挽救患者的生命，为患者接受进一步诊治创造条件，即为急救。研究急症与急救的理论与方法的医学学科，即为急救医学。急救医学是急诊医学的主要组成部分，其工作重点在于现场急救与转送救护。随着社会的进步与医学科学的发展，急救医学已成为一门独立的综合性的新兴的边缘学科，它是现代社会与医学发展的必然结果。

全科医疗以社区为范围，以家庭为单位，以患者为中心，为社区居民提供预防、医疗、保健、康复等全方位的连续性、可及性服务，是社区居民健康保险与保健的守门人。因此，当社区居民发生急症时，首先实施救治者为全科医生。全科医生及社区医疗机构担负着社区居民中急症患者的院前急救的重任。

一、社区急救的任务

1. 对平时社区居民中因急性疾病、意外伤害、急性中毒等"呼救"者实施现场急救与转送途中救护，为社区急救的经常性与主要任务。社区急救的重点为现场急救与转送途中的救护。

2. 对灾害或战争时的遇难者实施现场急救与转送途中救护。

3. 对参加大型集会或活动者、来访贵宾等实施救护值班。

4. 担负社区居民自救与互救知识的普及与提高。

二、社区急救的特点

1. 因受客观条件限制，缺乏病因诊断的客观依据。

2. 急救措施多在现场实施，诊疗条件差，常难以按常规进行，因此应灵活、果断，应急性与应变能力强，善于借助非医疗人力、物力实施急救。

3. 急救措施以挽救患者生命、减少转送途中患者的痛苦与并发症的对症性治疗为主，为患者接受进一步治疗争得分分秒秒。

4. 为急救医疗服务体系的首要环节，是急救成功的关键。

三、急救医疗服务体系

急救医学将院前急救、医院急诊室、重症监护病房三部分组成一个完整的体系，即急救医疗服务体系（emergency medical service system，EMSS）。它既可适应平时的急救工作，又适应战争或突发事故的急救。其目的在于用最短的时间把最有效的医疗措施提供给急症患者，从而提高救治成功率，降低死亡与致残率，提高人民的生活质量。

1. 院前急救　院前急救由通信、医疗、运输三大要素组成。

（1）通信　灵敏的通信系统可以提高救护车的周转率，加强救护站与医院之间的联系，使救护力量能迅速到达现场。有线通信进线为"120"电话，出线为相应的救护站、急救中心或相关医院。网络型通信模式为采用全球导航定位系统，通过设置在全球空间固定的卫星全天候为用户提供高精确度定位信息，可以提高救护车的周转率，缩短反应时间，提高救治成功率。

（2）医疗　院前急救的医疗措施包括现场评估与现场救治两个方面。①现场评估：医生接触患者后立即判明患者是否存在生命危险，发生伤病的可能机制，是否需要进一步救助。②现场救治：为院前急救的重要环节，其质量的好坏直接影响急症患者的预后，它是整个急救医疗体系成败的第一关。现场救治包括家庭急救、野外现场急救、灾难现场急救。应依据急症患者的不同情况，采取相应的积极有效的急救措施。其主要内容为：使患者迅速脱离危险环境，并采取恰当的体位；保持呼吸道通畅，及时清除口咽部分泌物，防止发生窒息；实施心肺脑复苏，维持呼吸、循环、中枢神经功能；积极防治休克；严密监测生命体征；外伤者给予止血、包扎、骨折固定、防止创伤污染；对症处理：止痛、止痉、止吐、止喘等；加强护理，患者心理安慰，解除紧张与恐惧情绪，并注意防暑、保暖等；与相关医疗单位取得联系，督促其做好接诊准备。

（3）转送 经现场救治后，抓住时机应用配备的急救运输工具尽快将患者转送至相关医疗单位接受进一步诊治。稳妥而快速的转运是院前急救成败的关键之一。重视搬运技术，安全、轻巧、合理地搬运，可以使患者迅速脱离现场并及时转送，并可减少因搬运不当给患者造成的痛苦与并发症；转送应快速、安全，避免急刹车，防止颠簸，应用担架固定；转送途中严密监测生命体征，保持呼吸道通畅，防止发生窒息，积极防治休克、呼吸与循环衰竭；通知相关医院做好接诊准备。

2. 院内急救

（1）急诊室抢救 患者到达医院急诊室，由预检医生或护士进行分诊，并通知相关专科医生进行救治。快速检查病情，做出病因判断，并根据需要实施心肺复苏、抗休克、外伤处理等治疗，待患者生命体征平稳后，进入急诊观察室，或根据病情需要转入相关病区及进入重症监护病房进一步诊治。

（2）监护室救治 重症监护病房是决定伤病者生死存亡的最后一个环节。对危重患者运用先进的监测技术进行连续、细致的多指标监护，以高度准确的应变能力，采取及时有效的治疗措施，从而有效降低死亡率，提高救治成功率。

四、常见社区急症

（一）创伤

创伤为外力作用于机体造成的机体任何部位的意外伤害，为日常生活中常见急诊原因。创伤依据病因分为刺伤、火器伤、挤压伤、玻片伤、钝挫伤；依据有无体表创面，分为闭合伤与开放伤；还可以据病情轻重、受伤部位进行分类。由单一致伤因素造成机体多部位、多脏器受损，成为多发性创伤，病情多严重，易发生休克而危及生命。

1. 各类创伤的临床表现

（1）闭合性损伤 闭合性损伤是指组织或器官虽然遭到一定程度的破坏，但皮肤黏膜表面完整，并无体表伤口可见，此类伤多由钝性暴力引起。①挫伤。机体遭钝性暴力作用后，皮下组织受损，出现肿胀、疼痛、瘀血或瘀斑，有压痛及短暂的功能障碍，严重时可伤及筋膜造成肌肉或筋膜下血肿以及内脏损伤。②扭伤。外力致关节发生超过正常生理耐受范围的过度伸屈所致的损伤称为扭伤。扭伤可使关节囊、韧带、肌腱产生撕裂、剥脱，常发生在关节部位，如腰扭伤、踝扭伤、腕扭伤及指关节扭伤等，可造成关节周围肿胀、青紫及血肿和功能障碍。③挤压伤。常发生在肌肉丰富的躯干、臀部、背部及大腿。多见于强烈地震、房屋倒塌及工程塌方等长时期的挤压。被解救后数小时内出现肢体进行性肿胀，肌肉因受压而坏死后，肌红蛋白析出，严重患者可引起肾小管堵塞而致急性肾衰竭，同时伴有高钾血症及代谢性酸中毒，称为挤压综合征。④爆震伤。由爆炸产生的高压和变速的冲击波所致，体表多无明显外伤，可导致胸、腹腔内脏组织器官发生广泛的损伤，如肺、胃肠道等空腔脏器和耳鼓膜破裂、出血或水肿。

（2）开放性损伤 损伤部位的皮肤、黏膜的完整性遭到破坏，有伤口及出血，深部组织常与外界相通，因此伤口易感染，伤口内可有异物存在，有时可伤及深部血管、神经、内脏。

①擦伤。外力与皮肤摩擦造成的浅表损伤，可有小出血点和擦痕，一般损伤轻、愈合快，不遗留功能残疾。②刺伤。由细长锐器所致，如刀、剪、锥、钉、针及木刺等，外表伤口不大，但

可伤及深部组织，如大血管、神经及内脏器官，同时可有异物存留，伤后易感染。③切割伤。由锐利的刀器、玻璃片、金属片等造成的损伤，创面边缘整齐，周围组织损伤较小，其下方深度不一，出血较多，易伤及深部组织。④砍伤。由大暴力锐器致伤，如刀斧砍，表现为大块软组织被砍断，甚至伤及骨骼。⑤裂伤。钝性暴力打击后，使局部组织裂开，周围组织损伤较重，裂开的创缘不整齐，易发生感染和周围组织坏死。⑥撕脱伤。人体某部分（常为发辫或衣袖）被卷入转动的机器，使大片头皮或手部皮肤、肌腱从原来组织中撕脱，造成的创缘极不规则，局部出血多，易并发创伤性休克。

（3）颅脑伤　颅脑伤包括头皮伤、颅骨骨折及脑损伤三部分。①头皮伤分为开放性损伤（裂伤、切割伤）及闭合性损伤（挫伤、血肿）。②颅骨骨折分为颅顶骨骨折（常为较大暴力直接打击引起）和颅底骨骨折（常为间接暴力引起，如高处坠下，力传递至颅底引起）。颅顶骨骨折可通过 X 线诊断；颅底骨折常有相应的临床表现如颅前窝骨折，出现眼眶周围瘀斑及脑脊液鼻漏；颅中窝骨折出现乳突周围瘀斑及脑脊液耳漏；颅后窝骨折较少见，可见枕部瘀血斑。③脑损伤表现为脑震荡、脑挫裂伤、脑干伤、颅内血肿等。其主要症状和体征：①头痛。②呕吐。③意识障碍。④瞳孔变化。⑤肢体活动障碍。⑥神经反射异常。⑦生命体征变化。以上症状、体征的严重程度与病情轻重成正比。

（4）胸部伤　胸部伤可有肋骨骨折、损伤性气胸、损伤性血胸等。①肋骨骨折。最易受伤的肋骨为第 4～7 肋，可由直接暴力及间接暴力引起，肋骨骨折突出的临床表现为伤处疼痛，伴有肋骨的间接压痛。多根多处肋骨骨折易造成胸壁软化而出现反常呼吸运动，影响呼吸、循环功能，可危及生命。②损伤性气胸。由外伤造成的胸膜腔积气，称损伤性气胸，可分为闭合性、开放性及张力性气胸。闭合性气胸：肺组织裂口较小，呼吸时空气进入胸膜腔，伤口迅速闭合，之后空气不再进入胸膜腔，称闭合性气胸。若一侧气胸肺组织被压缩不超过 1/3，患者可无明显症状；如超过 1/3，可出现胸痛、气急、呼吸困难等临床表现。开放性气胸：胸壁有较大裂口，与胸膜腔相通。吸气时，大量空气从伤口进入胸膜腔，纵隔移向健侧；呼气时，空气由伤口排出，纵隔推向伤侧。由于纵隔随呼吸而左右摆动，严重影响呼吸、循环，可导致休克及循环衰竭。张力性气胸：多为肺、支气管裂伤与胸膜腔呈活瓣状相通，吸气时活瓣开放空气进入胸膜腔，呼气时，活瓣闭合，空气不能排出，致胸膜腔内压力随呼吸运动不断增高，称为张力性气胸。由于伤侧胸膜腔内空气越积越多，压力越来越大，迅速压迫肺组织，并使纵隔向健侧移位，致对侧肺亦被压缩，造成极严重的呼吸、循环衰竭，患者出现极度呼吸困难，严重缺氧、发绀、烦躁。③损伤性血胸。为锐利刃器或肋骨骨折断端直接刺破血管所致。胸膜腔内有积血时，可出现失血症状，如面色苍白、口渴、脉搏增快、血压下降、头昏、乏力以及肺被压缩的症状，如气急、呼吸困难、缺氧等。伤侧胸廓及肋间隙饱满，叩诊呈浊音。

（5）腹部伤　腹部伤可根据有无体表创口，分为闭合性和开放性两大类；根据受伤程度的轻重和创伤深浅，分为腹壁伤和内脏伤两大类。

①腹壁伤。腹壁闭合性损伤常为钝性损伤，可引起挫伤、血肿，症状轻，除局部疼痛、肿胀、瘀血外，无明显全身症状和消化道症状。腹壁开放性损伤常为利器伤，皮肤、皮下组织、肌层均可裂伤，但腹膜未破。②腹内伤。腹内闭合性损伤又可分为实质性脏器损伤和空腔脏器损伤两类。腹腔内实质性脏器伤：以内出血为主要表现，如肝、脾、胰、肾脏等器官，为血供丰富而质地较脆的器官，伤后极易破裂出血，故表现为内出血的症状，如面色苍白、口渴、出冷汗、四肢末梢湿冷、脉搏快而弱、血压下降，严重时发生休克，腹痛及腹部压痛、反跳痛、肌紧张等较轻，有移动性浊音，腹腔穿刺可抽出血液。空腔脏器破裂：为胃、肠、胆囊、膀胱破裂，以腹

膜炎表现为主，主要表现为伤后剧烈腹痛伴有明显压痛、反跳痛和腹肌紧张，肝浊音界缩小或消失，有移动性浊音，全身中毒症状明显，可出现发热及引起感染性休克。腹内开放性损伤常因腹膜穿破而致内脏脱出，伤口流出大量血性液体或胃肠液，或伴有小肠肠管及大网膜自裂口脱出，易被发现。

2. 诊断要点

（1）开放性创伤临床表现直观、明确，诊断较易做出，诊断的重点在于对患者病因、受伤程度、病情与并发症判断。开放性创伤应明确创口多少、大小、深度、有无骨折、有无残留异物等。

（2）闭合性创伤应密切结合病因特点、临床表现，进行系统而有重点的体格检查，必要时进行一定的辅助检查，综合做出诊断；并应做出患者出血量的评估。

常用的辅助检查主要有 X 线、CT、磁共振等，必要时进行诊断性穿刺或剖腹、开胸探查等。

3. 社区初步急救措施

（1）首先明确患者创伤的类型与严重程度，积极治疗休克。

（2）适当处理创伤。①开放性伤口必须包扎、止血，避免再损伤。②有可疑骨折，应设法局部固定，防止骨折断端损伤周围组织、血管、神经，并便于搬运和止痛。骨折端外露不要复位，仅包扎伤口并固定，待转送到医院后再行进一步处理。③颅脑伤首先应明确患者神志、呼吸、血压、脉搏、瞳孔变化及肢体活动情况，如呕吐频繁应注意颅内高压的出现，必须尽早转送医院救治。颅底骨折脑脊液漏、耳漏患者，忌冲洗耳、鼻，忌用棉花堵塞耳、鼻，以防脑脊液逆流入颅内引起继发性颅内感染。④胸外伤如多根多处肋骨骨折，出现反常呼吸运动时，应于骨折处垫厚敷料，胸带包扎固定。开放性气胸用干净布类 8 ～ 12 层于呼气终末时封闭伤口，并于锁骨中线第二前肋间隙处穿刺抽气。张力性气胸，主要紧急抢救措施为于锁骨中线第二前肋间隙穿刺抽气，以降低胸膜腔内压力，缓解呼吸困难。⑤腹腔内脏器破裂，现场急救须密切观察患者呼吸、脉搏、血压变化，并尽早转院治疗。腹壁开放性损伤内脏脱出时，为防止暴露过久及污染，应用大块湿敷料遮盖，外用搪瓷或塑料碗覆盖，再用腹带包扎，原则上不应将脏器送回腹腔。

4. 转院指征　一般性创伤如挫伤、扭伤、擦伤、刺伤、切割伤、砍伤等，伤口不大、不深，未伤及脏器、骨骼等，患者出血不多，可给予局部处理，不需要转院治疗。挤压伤、爆震伤、裂伤、撕脱伤，以及各种颅脑损伤、胸部损伤、腹部损伤，经现场适当处理，无论有无严重并发症，均应尽早转院治疗。转送途中应继续止血、止痛、抗休克治疗，并密切观察病情变化，及时对症处理。

（二）气道异物

气道异物虽发病率不高，但发病后因气管，尤其是较大的气管阻塞，可致严重的呼吸困难，甚至导致窒息，若抢救不及时，常危及患者生命。气道异物好发生于幼儿，偶见成年人。

1. 常见病因

（1）进食花生、瓜子、豆类等小体积食物，被误吸入气管。幼儿牙齿发育不全，喉反射功能尚未健全，因而易发生气道异物。

（2）进食时嬉笑、吵闹，食物可被吸入气管。

（3）食黏性食物或果冻不当，吸入气道阻塞气管。

（4）口含笔套、铁钉等工作时，因跌倒或大笑，异物可被吸入气管。

（5）全麻未醒或昏迷患者，可将呕吐物及活动性假牙吸入气管。

2. 临床表现

（1）异物进入气管后，立即出现剧烈呛咳，随后出现精神紧张、表情恐惧、面红耳赤或面色青紫、憋气、严重呼吸困难。极小异物进入支气管，可表现为长期咳嗽、低热，X线可见局部肺不张。

（2）异物较大，进入气道阻塞较大的支气管时，多同时伴有广泛气道痉挛，患者发病后因严重缺氧，短时间内可出现意识障碍、呼吸衰竭、休克等严重并发症。可因严重缺氧导致死亡。

（3）金属性异物行X线检查可协助诊断，有条件行气管镜检查，可见异物并可同时将异物取出。

3. 社区初步急救措施　气道异物可引起窒息而危及生命，应快速诊断，积极救治。尽快清除异物，气管镜取出异物为最佳治疗方法，但需要一定的治疗条件。紧急情况下，可将小儿头朝下应用拍背法，促使异物滑出气管；或头低位平卧，应用胸部或腹部手拳冲击法，通过增加胸腔内压，促使异物排出（见"异物卡喉的急救"）。

4. 转院指征　经徒手抢救异物未能排出，现场缺乏进一步治疗的条件时，在维护生命体征的基础上，快速转院治疗。应注意选择有一定治疗条件，尤其是可行急症气管镜诊治的医院，以免再次转院贻误治疗时机。

（三）烧伤

烧伤是指由于火焰、热气、热液、光电、化学物质及放射线等热源作用于人体所引起的局部及全身性损害。大面积烧伤患者若抢救不及时，常可危及患者生命。

1. 病因　烧伤的病因为热源，可以是火焰、热气、热液、光电、化学物质及放射线等。热源作用于人体后，受损伤的程度与热源的温度、受热时间、受热面积及受热部位的皮肤结构特点密切相关。一般50℃以上温度即可引起烧伤的病理反应，同样温度如果作用于小儿及成人血液循环丰富且组织较为疏松的部位，损害则相对较重。

2. 临床表现　小面积皮肤烧伤只引起局部损害，如局部疼痛、红肿或出现水疱等，一般不伴有全身性反应；而烧伤面积大或深度烧伤，可造成大量液体及热量丢失，红细胞丢失而发生负氮平衡、血红蛋白尿及贫血、免疫功能降低等全身性反应，甚至出现休克、急性肾衰竭、脓毒症等严重并发症及多系统脏器功能衰竭而导致死亡。烧伤的临床表现因烧伤的面积、深度不同而有差异。可依据烧伤的面积与深度以及有无并发症，判断烧伤的程度。

（1）计算烧伤面积　常用新九分法或手掌法。新九分法将身体体表面积划分为若干9%的等分来计算烧伤面积；手掌法以受伤者自身手指并拢的一个手掌面积占体表面积1%估计。

（2）判定烧伤深度　①Ⅰ度烧伤：伤及表皮，局部皮肤发红，又称为红斑性烧伤，伴局部疼痛及烧灼感，一般3～5天可自愈，愈后脱屑无瘢痕形成。②Ⅱ度烧伤：深达真皮层，局部出现水疱，称为水疱性烧伤。其又分为浅Ⅱ度烧伤及深Ⅱ度烧伤。浅Ⅱ度烧伤：伤及真皮浅层，局部肿胀明显，渗出较多，水疱饱满，水疱破裂后创面渗液明显，有剧痛及感觉过敏，若无继发感染多于两周内愈合，愈后不留瘢痕，短期内有色素沉着。深Ⅱ度烧伤：伤及真皮深层，皮肤附件尚残留，水疱小而扁平，表面渗液少，底部肿胀严重，无继发感染3～4周可愈合，愈后留有瘢痕，但皮肤功能基本正常。③Ⅲ度烧伤：伤及皮肤全层，甚至达皮下、肌肉、骨骼组织。皮肤坏死、脱水后形成焦痂，称为焦痂性烧伤。皮肤感觉消失，触之如皮革，自然愈合甚慢，焦痂脱落，肉芽组织生长后形成瘢痕，仅边缘存在上皮。皮肤功能丧失并导致畸形。

（3）判定烧伤程度　依据烧伤面积及深度、有无特殊部位烧伤、并发症等判断烧伤程度。

①轻度烧伤：Ⅱ度烧伤面积在9%以下。②中度烧伤：Ⅱ度烧伤面积10%～29%或Ⅲ度烧伤面积小于10%。③重度烧伤：烧伤总面积达30%～49%，或Ⅲ度烧伤面积10%～19%，或Ⅱ度、Ⅲ度烧伤面不足上述百分比，但已发生休克或（和）重要器官功能衰竭等并发症，呼吸道烧伤或有较重的合伤存在。④特重烧伤：烧伤总面积大于50%或Ⅲ度烧伤面积大于20%，或存在严重并发症。

3.诊断要点 有热力或强酸、强碱等热源烧伤史。结合患者具体临床表现，对烧伤面积、烧伤深度、烧伤程度做出明确诊断，以指导治疗，估计预后。

4.社区初步急救措施

（1）**迅速脱离热源** 若衣服、鞋袜着火或被开水浇湿，迅速将衣服剪开褪除，不可强行剥脱，立即用冷水持续淋洗10分钟左右；小面积四肢烧伤可直接将患肢浸泡于冷水中，以减轻疼痛及局部热力损伤；强酸、强碱类烧伤立即应用清水冲洗创面15分钟以上。碳酸烧伤时最好先用70%乙醇或白酒清洗，再用清水冲洗；生石灰烧伤时先除去创面颗粒及粉末，再用清水冲淋。

（2）**保护烧伤面** Ⅰ度烧伤只需保持局部清洁，面积较大时可冷湿敷或涂擦烧伤膏；Ⅱ度以上烧伤应用清洁的被单或衣物等简单包扎，以减少污染，有条件最好用无菌敷料覆盖或包扎。

（3）**防治休克** 重度以上烧伤患者，可出现低血压、休克等表现，应立即补液。一般伤后立即给予胶体溶液（如血浆、代血浆）及晶体溶液（如平衡液、生理盐水等），两者之比为1：1～1：2。伤后第一个24小时按每千克体重、每1%烧伤面积1.5mL补液，其中胶体、晶体溶液各占1/2，另外再加每日生理需要量2500mL。总量的1/2于前8个小时内滴完。伤后无输液条件时，应给予淡盐水或配制烧伤饮料（1000mL水中加入氯化钠3g、碳酸氢钠1.5g、葡萄糖50g）口服，禁止大量饮用纯净水，以免诱发水中毒而并发脑水肿及肺水肿。

（4）**呼吸道烧伤** 患者及时清除口腔、呼吸道内分泌物，保持呼吸道通畅，发生气道梗阻时，及时行气管切开术。

（5）**抗感染** 伤后尽早肌内注射破伤风抗毒素1500～3000U，应用前应先进行皮肤过敏试验。重度烧伤或创面严重污染者，给予抗生素治疗。

（6）**镇静、止痛** 可应用吗啡5～10mg皮下注射或哌替啶50～100mg肌内注射。

5.转院指征 重度烧伤患者应尽早转院治疗。若发生休克，立即抗休克治疗，待生命体征平稳后抓住时机转院治疗。转送途中烧伤处向上，避免挤压，密切观察生命体征，持续抗休克治疗。

（四）电击伤

电击伤是指人体直接接触电流或被雷电击中，引起组织损伤及功能障碍，严重时出现呼吸心脏骤停甚至死亡的意外伤害。电击伤好发于违章操作的电力工人，以及夏季多雷雨季节防护不当。

1.病因 电流对机体的损伤程度受电流种类、电压高低及电流强度等因素的影响。一般交流电对人体的伤害力为直流电的3倍；电压越高，穿透机体的力量越强，对人体的损伤越严重；通过人体的电流强度越大，对人体的损伤亦越大；另外，人体的电阻越大，产生的损伤就越小。触电时，电流通过体内的主要线路不同，对人体的危害程度亦不同，一般通过大脑与心脏的路线，危险性最大，而只经过四肢或腹部则危险性较小。

2.临床表现 有电击伤的局部与全身表现。

（1）**局部表现** 轻者仅有局部麻木感与震颤，脱离电源后可消失，伴肢体无力；严重时与电源接触部位及电流流出部位皮肤出现灼伤，呈黄褐色，局部干燥，甚至出现炭化现象，损伤深度可达肌肉、骨骼及内脏，电击伤后肌肉的强烈收缩可致关节脱位，甚至骨折。

（2）全身表现　轻度电击伤可仅有头晕、恶心、心悸、面色苍白与全身无力等表现，休息后很快恢复；中度电击伤表现为呼吸浅速、心律失常、昏厥及意识丧失等，大多数患者短期内可自行恢复，但多遗留有肌肉疼痛、四肢乏力、头痛等症状；电压高、电流强、电阻小的情况下发生的电击伤，或未能及时脱离电源而触电时间较长者，常快速进入昏迷状态，伴肌肉抽搐、心律失常、血压下降，甚至发生呼吸、心脏骤停而死亡。

3. 诊断要点　有违章用电、接触电源、遭受雷击及发生意外事故病史，存在电击伤的局部与全身表现，即可诊断。

4. 社区初步急救措施

（1）迅速脱离电源，立即切断电源开关，或用木棒、竹竿等非导电物挑开电线，禁止用手直接接触带电人及物体。使触电者脱离触电电源，并将其移至通风处平卧。

（2）立即检查患者神志、呼吸、心跳及瞳孔。若发生呼吸、心跳停止立即实施心肺复苏术。

（3）轻度、中度电击伤患者宜就地平卧休息，松解衣服并抬高下颌以保持呼吸道通畅；惊恐、烦躁患者可应用地西泮 5 ～ 10mg 肌内注射；已发生过神志不清的患者，应给予 20% 甘露醇或 50% 葡萄糖溶液静脉滴注，以防止发生脑水肿。

（4）局部处理电灼伤，皮肤创面清创后应用凡士林纱布或涂擦抗生素软膏，并加以包扎，防止继发感染。

5. 转院指征　重度电击伤患者复苏后应立即转院治疗。转送途中密切观察生命体征，一旦发生呼吸、心跳停止，立即进行心肺复苏；发生室颤时应用利多卡因 100 mg 静脉注射，有条件可立即进行电击除颤。

（五）冻伤

由寒冷引起的人体组织的损伤，称为冻伤。冻伤的程度与气温、风速、湿度及受冻时间及原有健康状况相关。冻伤分为局部冻伤与全身冻伤两种。局部冻伤多见于四肢及面部；全身冻伤又称为冻僵，常因环境温度过低致体温过低，导致心血管及脑组织与其他器官的损伤。

1. 病因　冻伤的主要病因为机体长时间处于寒冷环境中，且防护不当。

2. 临床表现　依据冻伤的分布将冻伤分为局部冻伤与全身冻伤。

（1）局部冻伤　多见于末梢暴露部位如手、脚、耳郭、鼻尖、面颊等处。依据受损伤程度分：①Ⅰ度冻伤：伤及皮肤表层，初起皮肤苍白，随后出现红肿、发痒、刺痛，数日后表皮干燥脱落而愈合，不留瘢痕。②Ⅱ度冻伤：伤及真皮层，局部红肿明显且有水疱形成，伴局部疼痛及感觉迟钝，无继发感染多，于 2 ～ 3 周脱痂愈合，多数不留瘢痕。③Ⅲ度冻伤：伤及全层皮肤及皮下组织，皮肤由苍白转为黑褐色，感觉消失，周围红肿、疼痛，愈合缓慢并留有瘢痕。④Ⅳ度冻伤：伤及肌肉、骨骼组织，伤处呈黑褐色，边缘水肿伴有水疱形成，感觉与运动功能丧失，2 ～ 3 周后坏死组织分界清晰，形成干性或湿性坏疽，愈后多遗留功能障碍或残疾。

（2）全身冻伤（冻僵）　早期以寒战、发绀、疲乏、全身麻木为特点，随后出现肢体僵硬、幻觉；当体温下降低于 33℃时，出现嗜睡，呼吸心跳减缓，脉搏细弱，感觉与反应迟钝；当体温低于 26℃时，出现血压下降、心律失常、血糖降低、高钾血症，进入昏迷状态，可因呼吸、心脏骤停而死亡。

3. 诊断要点　有较长时间处于低温环境中且防护不当病史，有局部或全身冻伤的临床表现，即可做出诊断。局部冻伤应根据表现特点做出程度判断，以指导治疗、估计预后。

4. 社区初步急救措施

（1）脱离低温环境　使患者迅速脱离低温环境，移至温暖处。搬动应轻巧，避免发生骨折。若衣物与身体冻结在一起，不可强行脱下，应用40℃左右温水使冰冻融化后脱下或剪开褪下。

（2）快速复温　立即将患部浸泡于40～44℃温水中，保持水温稳定，浸泡半小时左右，肢体皮肤转为红润、皮肤温度达36℃左右为宜。浸泡时可按摩未损伤的部位，以促进血液循环。同时，静脉滴注5%葡萄糖溶液1000～2000mL以增加热量；意识清醒患者可服用姜汤、热糖水等温热饮料。

（3）对症处理　疼痛较重患者可给予强痛定100mg肌内注射或哌替啶（杜冷丁）50～100mg肌内注射；密切注意血压变化；积极防治休克；吸氧；发生呼吸、心脏骤停时立即进行心肺复苏。

（4）抗感染　Ⅱ度以上冻伤患者，应给予破伤风抗毒素，并应用抗生素防治感染。

（5）局部创面处理　Ⅰ度及Ⅱ度冻伤无继发感染，小水疱待其自然吸收、干燥，大水疱可用无菌注射器低位抽吸积液，并予以包扎。

5. 转院指征　Ⅲ度以上冻伤及冻僵患者，急救复温后注意保暖、保护创面，尽早转院治疗。

（六）中暑

人体长时间暴露于高温或强烈热辐射环境中，引起以体温调节中枢功能障碍、汗腺功能衰竭及水、电解质紊乱等对高温环境适应不全的表现为特点的一组疾病，称为中暑。中暑易发生于产妇、老年人、体弱及慢性病患者。

1. 病因

（1）环境温度过高　大气温度超过35℃且环境湿度超过80%，或工作环境有产热源，长时间工作，无充分降温措施。

（2）机体产热增加　高温环境中从事重体力劳动、发热、甲状腺功能亢进或应用苯丙胺等药物。

（3）机体散热减少　环境湿度过高、过度肥胖、衣物透气性差等致机体散热障碍。

（4）汗腺功能障碍　先天性汗腺缺乏症、硬皮病、广泛皮肤烧伤后疤痕形成等。

2. 临床表现　中暑的病因不同，临床表现不同。临床上将中暑分为四个临床类型。

（1）热痉挛　好发于高温环境中进行强体力劳动和大量出汗后，同时大量饮水而未适当补充电解质。突发肌肉痉挛性疼痛，呈对称性、间歇性抽搐，严重时呈强直性痉挛，以腓肠肌最明显，伴腹痛及呃逆，体温大多正常而低钠血症明显。

（2）热衰竭　好发于未适应高温环境者及年老体弱者。发病急骤，先出现头痛、头晕、恶心，继之出现胸闷、口渴、面色苍白、冷汗淋漓。查体可见脉搏细弱缓慢，血压下降，伴有手足抽搐及晕厥，严重时发生循环衰竭。可伴有低钠血症与低钾血症。

（3）热射病　又称为中暑高热，年老体弱、慢性病患者及长时间于高温环境中工作者好发，多于夏季持续高温天气发生。典型临床特点为高热、无汗、昏迷。早期以乏力、软弱、头痛、头晕、恶心、汗少为特点，继而体温升高至41～43℃，伴嗜睡、谵妄、昏迷，皮肤干热无汗，呈潮红色或苍白色，严重时出现发绀、休克，可伴有心律失常、心力衰竭、肺水肿、脑水肿及肝肾功能衰竭。

（4）日射病　好发于头部未加防护而长时间受阳光直接照射或强烈辐射下。因使颅内温度快速升高，损伤脑组织而出现剧烈头痛、头晕、眼花、耳鸣、恶心等，严重时出现谵妄并进入昏迷状态。头部温度高于体温。日射病与热射病可同时存在。

中暑的临床分型不是绝对的，同一患者可存在两种类型的临床特点。

3. 诊断要点 高温环境中防护不当，或存在导致机体产热增加、散热障碍的诱因，结合中暑的症状与体征，排除急性脑血管病等导致中枢神经功能紊乱的疾病，即可做出诊断。

患者如为职业性中暑，应根据临床表现，做出先兆中暑、轻度中暑、重度中暑的诊断。

4. 初步急救措施

（1）迅速将患者转移至通风阴凉处平卧。

（2）分型治疗。①热痉挛：患者立即口服含盐饮料，严重者静脉滴注生理盐水或5%葡萄糖生理盐水1000～2000mL，并给予地西泮（安定）10mg或苯巴比妥0.1g肌内注射，也可应用10%水合氯醛10～20mL，加入等量生理盐水保留灌肠。②热衰竭：患者立即给予清凉饮料或凉盐水口服，并静脉滴注5%葡萄糖生理盐水溶液1000～2000mL，加入10%氯化钾10～20mL；抬高下肢，按摩腿部；发生休克者立即给予抗休克治疗。③热射病与日射病：患者病情多凶险，预后不良，以降温与对症治疗为主。立即用冰水、深井水或自来水擦洗全身进行物理降温，至皮肤发红后，用电风扇吹风，促进散热；头、颈、腋下、腹股沟处放置冰袋；或将患者除头部以外全身浸泡于4℃冰水中，并按摩四肢。当体温降至38.5℃以下时，可停止物理降温。药物降温应用氯丙嗪25～50mg加入5%葡萄糖溶液500mL中静脉滴注，于1～2小时滴完。密切注意血压变化，当出现血压下降时减缓滴速或停用。对症治疗：保持呼吸道通畅；吸氧；纠正水、电解质及酸碱失衡；发生休克时积极抗休克治疗；有脑水肿表现时及时给予脱水剂治疗。

5. 转院指征 病情危重及出现严重并发症患者，在降温与对症治疗之后，抓住时机尽早转院治疗。

（七）溺水

溺水指人体被淹没于水中，呼吸道与肺泡被水充塞或发生声门关闭，引起窒息而导致的以缺氧为主要表现的一系列病理改变，又称为淹溺。由于发生溺水的水质不同，将溺水分为淡水淹溺与海水淹溺两大类。

1. 病因

（1）淡水淹溺 发生于江、河、湖、水坑等淡水环境的淹溺，水呈低渗状态，进入呼吸道与肺泡后，影响肺脏的通气与换气功能，导致全身严重缺氧，并可进入血液循环稀释血液，发生电解质紊乱及血管内溶血，可引起急性肾衰竭与心脏停搏。

（2）海水淹溺 海水中含有3.5%氯化钠及钙盐与镁盐，对呼吸道有明显的化学性刺激作用，可诱发肺水肿、电解质紊乱，从而导致血压下降与心脏停搏。

（3）污水淹溺 发生于粪坑、沼气发生池等严重污物环境的淹溺，多继发肺部感染及肺水肿等。

2. 临床表现 淹溺的临床表现，主要取决于发生淹溺的时间。依据淹溺的时间与病情轻重，将淹溺分为轻度、中度、重度。

（1）轻度溺水 一般溺水时间短暂，仅吸入或呛入少量水分，患者神志尚清，面色苍白，表情惊慌，伴有心悸，可出现反射性呼吸暂停。查体可见心率加快，血压升高。

（2）中度溺水 多发生于持续淹溺1～2分钟以上，因大量水分经呼吸道、消化道进入体内，患者出现神志恍惚、烦躁不安、呼吸异常。查体可见双肺满布湿啰音，血压下降，心率减慢等体征。

（3）重度溺水　常因持续淹溺 3 ～ 4 分钟以上而发生，患者出现面部肿胀、青紫、四肢厥冷、呼吸心跳微弱或消失，口腔、鼻腔中充满泡沫、污泥、杂草等，腹部膨隆，血压下降甚至测不到，常伴发肺水肿、脑水肿、心律失常及急性溶血、急性肾衰竭等，多数患者伴有肺部感染。

3. 诊断要点　主要诊断依据为患者有溺水史，根据溺水时间与临床表现，做出病情判断。

4. 社区初步急救措施

（1）使溺水者迅速脱离水面，立即清除口腔、鼻腔内污物及杂草等，保持呼吸道通畅。

（2）迅速将患者腹部置于抢救者屈膝的大腿之上，头部向下，按压背部迫使呼吸道及胃内的水倒出。动作应迅速，避免由此而延误复苏。

（3）复苏处理，发生呼吸、心脏骤停时，在呼吸道通畅的前提下，立即行心肺复苏术，进行口对口人工呼吸及胸外心脏按压。

（4）吸氧面罩或气管插管吸入高浓度氧。

（5）复苏后对症治疗，给予肾上腺皮质激素防治脑水肿、肺水肿，减轻急性溶血反应；应用 5% 碳酸氢钠溶液纠正酸中毒；维持水、电解质平衡；应用抗生素防治肺部感染；发生脑水肿患者尽早使用脱水剂治疗，常用 20% 甘露醇 250mL 快速静脉滴注或与呋塞米 40mg 静脉注射交替使用。

5. 转院指征　复苏后出现严重并发症或经上述处理病情仍危重者，快速转院治疗。

（八）动物蜇咬伤

1. 蛇咬伤　一般是指毒蛇咬伤。我国蛇类有 150 余种，其中毒蛇 40 余种，其中剧毒蛇类有 10 种，主要有眼镜蛇、眼镜王蛇、尖吻蛇、蝮蛇、金环蛇、银环蛇、竹叶青、龟壳花蛇、蝰蛇和海蛇。有毒蛇类大部分分布在长江流域至南方沿海和西南各省，北方地区以蝮蛇为主。毒蛇的毒腺中含有蛇毒，咬人后毒液通过一对管状毒牙注入人体而致急性中毒。

（1）临床表现　①毒蛇咬伤时，被咬部可见一对毒牙痕，而无毒蛇无毒牙，被咬后呈锯齿状。②被咬处迅速红肿、疼痛，可有大小不等水疱或血疱并可见两个牙痕。③全身症状明显，出现头晕眼花，胸闷气促，全身软弱，视力模糊，言语不清，吞咽困难，以及全身出血症状，严重时可并发急性肾衰竭及休克而死亡。

（2）社区初步急救措施　急救的目的是阻止毒素吸收及促使毒汁排出。①就地休息，切勿奔跑，以免加快毒素吸收。②缚扎：就地取材，用细带、绳索等在咬伤部位的上段（近心端）5cm 处环行缚扎，每半小时放松 1 ～ 2 分钟，然后再扎紧，防止毒素吸收。③冲洗：用清水反复冲洗伤口，并将伤肢置于低位。④排毒：用尖刀将伤口扩大，以利毒汁排泄，同时用手自上而下挤压，使毒汁排出，也可用口吸吮后吐出。吸吮时，必须保证口腔黏膜无破损、无溃疡、无龋齿，否则不能用口吸，以防毒素经口腔吸收中毒，也可用吸奶器吸出毒汁。⑤解毒：口服或局部敷用解蛇毒药如季德胜蛇药，同时静脉输液，促进毒液排泄。

（3）转院指征　毒蛇咬伤经现场处理后，应尽快转院进一步治疗，防止发生休克及急性肾衰竭。

2. 犬咬伤　动物咬伤中，犬咬伤是外科急诊中常见的外伤，可分为一般犬咬伤和狂犬咬伤两类。一般犬咬伤，咬伤部位多为下肢及手指；狂犬咬伤是由带狂犬病毒的犬咬伤，其病毒存在于神经组织或唾液中，可经伤口传染。

（1）临床表现　狗狂犬病潜伏期 2 ～ 6 周，发病突然，狂躁不安，易怒、乱跑乱叫，咬物，随后发生吞咽困难，不能进水，尾巴下垂，口角流涎，最后全身麻痹而亡。人狂犬病为人类被狂犬病狗咬伤后，潜伏期两周至 6 个月，平均 1 ～ 2 月，病程 3 ～ 5 天。临床上分三期：①前驱期：约数小时至 2 天，出现低热、头痛、乏力、食欲不振、恶心、呕吐，随后出现兴奋表现，对声、光、痛和风敏感，被咬部位有痒感。②激动期：持续 1 ～ 3 天，骚动不安，极度恐慌，流涎，全身痉挛，看到水和听到流水声就发生喉头痉挛，故称恐水病。③麻痹期：持续 6 ～ 18 小时，患者开始进入安静状态，抽搐停止，随后出现全身麻痹、血压下降、肌肉松弛、反射消失、瞳孔散大，发生呼吸、循环衰竭而死亡。

（2）初步急救措施　①伤口处理：浅小伤口用 20% 软肥皂水和温水反复冲洗至少 15 分钟，然后用碘伏或酒精由内向外对伤口及伤口周围进行消毒；深大伤口需早期清创。②预防接种：被动物咬伤后，无论是否是狂犬病动物，均应在被动物咬伤后第一个 24 小时之内注射第一针狂犬病疫苗，随后全程接种狂犬病疫苗。③肌注破伤风抗毒血清及抗感染治疗。

（3）转院指征　被狂犬病狗咬伤后，创口经紧急处理，均应尽快转院治疗。

3. 蜂蜇伤　常见蜂类有蜜蜂、黄蜂、大黄蜂、土蜂、狮蜂等，蜂尾的毒刺（与毒腺相连）刺入皮肤，放出毒汁可引起急性中毒。

（1）临床表现　被蜂类蜇伤后，蜇伤局部迅速出现红肿、灼热、疼痛或刺痒痛，伴有水疱，少数患者伴有头痛、恶心、呕吐、发热、腹泻、烦躁不安等。

群蜂或大黄蜂刺蜇后可发生过敏性休克，如未及时救治，可发生死亡。

（2）初步急救措施　①立即拔除毒刺：用血管钳或小镊子夹出毒刺，并挤压出毒汁，或用口吸吮后吐出毒汁，也可用吸奶器及拔火罐方法吸出毒汁。蜜蜂蜇伤毒汁为酸性，可用肥皂水冲洗或 4% 碳酸氢钠溶液湿敷；黄蜂蜇伤，毒汁为碱性，可用醋酸或食用醋湿敷。②出现过敏性休克，立即应用 1‰ 肾上腺素皮下注射，并进行补液、应用升压药等积极抗休克治疗。③应用 1% ～ 2% 普鲁卡因 4 ～ 8mL 于蜇伤部位周围局部封闭。④抗过敏治疗：1‰ 肾上腺素 1mL 皮下注射，并口服氯苯那敏（扑尔敏）、阿司咪唑（息斯敏），静脉注射地塞米松、维生素 C。

（3）转院指征　一般蜂蜇伤，以局部症状为主，无全身症状或全身症状轻微者，经积极治疗病情稳定，无须转院治疗；黄蜂或群蜂蜇伤，全身症状严重甚至发生休克者，经现场急救后，应尽快转院治疗，转送途中及时对症治疗。

（九）休克

休克是指各种强烈致病因素作用于机体，引起神经 - 体液因子失调及急性微循环障碍，有效循环血量锐减和 / 或循环功能不全，导致重要器官血液灌注不足及广泛细胞缺氧和全身重要脏器功能障碍的急危重症。各种病因引起的休克一旦发生，病情危急，应及早发现和正确救治，以挽救患者生命。

1. 病因与分类　休克依据病因不同，分为低血容量性、创伤性、心源性、感染性、神经源性、过敏性休克等。

（1）低血容量性休克　低血容量性休克包括失血和失液所致的休克，主要因循环血容量严重不足而发生休克。①急性出血：严重损伤后大血管破裂、肝脾破裂出血、异位妊娠破裂出血、上消化道出血、产后大出血等。②急性失液：绞窄性肠梗阻等严重呕吐、腹泻，大量水分、电解质丢失；大面积烧伤、弥漫性腹膜炎所致大量血浆丢失。

（2）感染性休克　感染性休克见于急腹症后期、泌尿系或呼吸道的严重感染、大面积烧伤并发败血症和化脓性感染致脓毒血症等。由于细菌毒素及坏死组织产生的有毒物质刺激，使微循环早期痉挛收缩，后期扩张，血液滞留，血浆外渗，致有效循环血量锐减导致休克。

（3）创伤性休克　各种严重创伤引起的剧烈疼痛、失血、失液、坏死组织的吸收，导致休克。见于严重骨折、烧伤、挤压伤和脑、胸、腹严重创伤等。

（4）心源性休克　急性心肌梗死、严重心律紊乱、心瓣膜病、重症心肌炎及急性心脏压塞等，致心排血量锐减。

（5）过敏性休克　某些药物（如青霉素）或血清制剂（如破伤风抗毒血清）引起过敏反应，使血管骤然扩张，有效循环血量锐减，导致休克。

（6）神经源性休克　严重创伤后剧痛或脊髓麻醉意外等，阻断交感神经对血管的调节作用，使血管扩张，引起休克。

2. 临床表现　休克是一个复杂的病理生理过程，导致休克的病因不同，始动环节不同，但病情发展到一定程度，其病理生理改变基本相同。依据休克的病理生理改变，将休克分为三个临床时期：第一期为休克早期，结合病理生理中的微循环变化，也就是微循环痉挛期，此期机体处于代偿阶段；第二期为休克期，即微循环扩张期，此时机体已处于失代偿阶段；第三期为休克晚期，即微循环衰竭期，此时机体处于弥散性血管内凝血阶段，病情十分危重。

（1）休克早期（微循环痉挛期、代偿期）　①一般表现：面色苍白，皮肤湿冷，中枢神经系统精神兴奋，烦躁不安。②呼吸系统：呼吸急促、变浅，尚平稳。③循环系统：脉搏细、速，血压变化不大，舒张压轻度升高，脉压变小，轻度口渴。④其他：尿量小于 30mL/h，伴有食欲不振、恶心。

（2）休克期（微循环淤血期、失代偿可逆期）　①一般表现：精神由兴奋转为抑制，精神萎靡，反应迟钝，表情淡漠。黏膜由苍白转为发绀，可出现大理石花样纹，四肢厥冷，汗多而黏。②呼吸系统：呼吸浅促，出现呼吸困难，有缺氧表现。③循环系统：脉搏更细速，多在 120～140 次/分，毛细血管充盈时间延长，血压下降，收缩压低于 80mmHg，脉压更小，口渴明显。④其他：尿量更少，低于 20mL/h，伴有恶心、呕吐、腹胀。

（3）休克晚期（微循环衰竭期、弥散性血管性凝血期、失代偿期）　①一般表现：嗜睡或谵妄、意识障碍乃至昏迷。全身广泛出血，出现皮下瘀点、瘀斑，并有鼻腔、牙龈、眼结膜出血，最终发生呕血、便血及内脏出血等。②呼吸系统：极度呼吸困难，呼吸不规则。③循环系统：心音极弱，脉搏触不到，血压测不出，最后发生心力衰竭，严重口渴。④其他：无尿，出现肠麻痹。

3. 诊断要点　休克的尽早发现、及时诊断并实施急救，是抢救成功的关键。休克的早期诊断主要依赖病史采集与体格检查。

（1）早期诊断方法　①一看：观察患者的神志情况、皮肤颜色、呼吸情况。②二问：询问病史，寻找引起休克的可能病因；观察患者的反应能力；了解口渴程度与尿量的多少。③三摸：触诊患者的皮肤，了解皮肤温度与出汗情况；触诊脉搏，了解脉搏频率、强弱。④四听：听诊心脏，了解心率与心音情况；测量血压。

（2）早期识别休克的主要指标　①有诱发休克的病因。②存在神志异常，表现为清醒但异常烦躁，或出现神志恍惚。③脉搏细速超过 100 次/分，甚至不能清楚触及。④四肢湿冷，皮肤苍白、发绀或出现花纹。⑤尿量减少低于 30mL/小时，甚至无尿。⑥收缩压下降低于 80mmHg，脉压缩小低于 20mmHg。⑦原有高血压患者，收缩压下降低于发病前血压的 30%。

（3）休克病情危重的主要指标　①出现弥散性血管性凝血表现：皮肤黏膜出现瘀斑，出现黑便、呕血等消化道出血表现。②出现肾功能衰竭表现：补足血容量的情况下，尿量仍少于 20mL/小时，且尿比重降低。③发生心力衰竭：补足血容量后，血压不升，脉率持续大于 120 次/分。

4. 社区初步急救措施　休克的病因不同，临床表现相似，但急救处理侧重点有所不同，因此应首先明确引起休克的主要病因，针对病因采取综合性急救措施。现场急救时，首先应处理心跳呼吸骤停、窒息、严重开放性气胸、张力性气胸、过敏性休克和心源性休克。

（1）紧急处理　①心肺复苏：发生心跳呼吸骤停的患者应首先实施心肺复苏。②解除窒息：立即清除口鼻部异物、痰液、血液、呕吐物，取出活动性假牙，托起下颌使呼吸道通畅，或置入通气导管，必要时用粗针头在环状软骨与甲状软骨之间穿刺通气，或紧急气管切开。③处理创伤。

（2）一般处理　患者取平卧位，下肢可适当抬高 15 ～ 20°，急性心力衰竭引起的心源性休克，应取半卧位；保持呼吸道通畅；维持正常体温，注意保暖；高流量吸氧 6 ～ 8L/ 分。

（3）积极消除或控制病因　有效止血、止痛、抗过敏、解除窒息；恰当处理创伤；积极控制感染；治疗原发性心脏病，纠正严重心律失常。

（4）积极补充血容量　①选择较大号穿刺针快速开通两条以上静脉通路。②快速补液：应用晶体液可补充血容量，同时补充组织间液；应用胶体液进一步减少组织间液，目前主张应用晶体液进行休克的复苏治疗。根据患者的具体情况晶体液可选用平衡盐液、7.5% 氯化钠溶液等，胶体液可选用新鲜全血、血浆、代血浆等。一般休克早期患者血容量丢失为 15% ～ 25%，休克期为25% ～ 35%，可根据休克的严重程度粗略估计补液量：补液量 = 体重 ×7%× 丢失血容量百分比。补液应注意密切结合患者发生休克的病因、临床特点、病情轻重，个体化选择补液种类与补液量。

（5）应用血管活性药物　①血管解痉药：在充分补液的基础上，适当应用血管扩张剂，可以改善组织灌注。常用药物有小剂量多巴胺、酚妥拉明、硝普钠、氯丙嗪、山莨菪碱等。②血管收缩药：应用血管收缩药通过收缩外周血管，可以维持或升高血压，但应注意在有效循环血容量充分补充之前，应用血管收缩药使血压升高，并不能排除组织灌注未完全改善，因此血管收缩药应小剂量使用。常用血管收缩药有肾上腺素、间羟胺等。

（6）纠正代谢性酸中毒　休克早期可暂时不用，以补充血容量、增强心肌收缩力、保护肾功能为主，休克病情较重时，考虑应用碱性液体纠正酸中毒，常用药物为 5% 碳酸氢钠。应根据患者动脉血气分析结果，计算需要量并分次使用，如暂时无检查条件，应根据患者病情小剂量间断使用。

（7）应用肾上腺皮质激素　肾上腺皮质激素可增强心肌收缩力，保护肺、肾功能，大剂量应用有扩张外周血管、改善微循环、降低细胞膜通透性、中和体内毒素的作用。常用地塞米松0.5 ～ 1mg/kg 体重，或氢化可的松、甲泼尼龙。

（8）应用纳洛酮　纳洛酮为吗啡受体拮抗剂，用于休克患者，可有效逆转低血压，常用0.02 ～ 0.03mg/kg 静脉注射。

5. 休克的分型治疗要点

（1）低血容量性休克　①有效止血。②迅速补充血容量：可应用 7.5% 氯化钠溶液 4mL/kg，也可应用乳酸钠林格液，应用失血量的 2 ～ 4 倍，有持续性失血的患者应输注新鲜全血。晶体液与胶体液一般按照 3 ：1 比例应用，输液应先快后慢。

（2）感染性休克　①有效控制感染：联合、静脉应用广谱抗生素。②补充血容量同时使用血管活性药物：可应用低分子右旋糖酐、平衡盐液补充血容量，并适量应用 5% 碳酸氢钠纠正酸中毒，补充血容量同时应用多巴胺和（或）间羟胺治疗。③应用肾上腺皮质激素：在应用有效抗生素的基础上使用。④应用纳洛酮：0.03mg/kg 体重，有效逆转低血压。

（3）创伤性休克　①适当处理创伤：止血、包扎、固定。②有效止痛：应用吗啡或哌替啶止痛，但应注意对血压的影响。③补充血容量：晶体液与胶体液联合应用。④一般情况下不应用血管活性药物，避免血管扩张剂加重出血。

（4）心源性休克　①病因治疗为主：积极治疗急性心肌梗死、纠正严重心律失常。②绝对卧床，伴有急性心力衰竭者可取半卧位。③高流量吸氧。④减轻心脏负荷：由小剂量开始应用血管扩张剂，常用硝普钠、硝酸甘油。⑤补充血容量：在密切观察心功能的情况下，常用 5% 葡萄糖溶液。⑥增强心肌收缩力：根据病因选用洋地黄类或多巴酚丁胺。

（5）过敏性休克 ①立即停用、清除致过敏药物等。②即刻肌内或皮下注射 1：1000 肾上腺素 0.5～1 mL，必要时重复使用。③应用抗组胺药物及钙剂：异丙嗪 25～50 mg 或扑尔敏 5～10 mg 肌内注射，10% 葡萄糖酸钙 10～20 mL 稀释后静脉注射。④应用肾上腺皮质激素。⑤补充血容量：可应用低分子右旋糖酐，同时应用间羟胺、多巴胺等血管活性药物。

6. 转院指征 休克一旦确诊，应于现场实施有效处理，待生命体征稍平稳后，根据病情需要考虑转院治疗。一般低血容量性休克、感染性休克、心源性休克均应抓住时机尽早转院，过敏性休克呈闪电样发作，应积极就地治疗，诊断困难、过敏原难以确定时，经初步处理立即转院。休克患者转送途中应加强救护，及时对症处理。

（十）中枢神经衰竭

中枢神经衰竭即急性脑功能衰竭，是指由各种病因所致的以意识障碍和颅内压增高为主要临床表现的危急状态，是病死率最高的脏器功能衰竭。中枢神经衰竭是很多严重疾病、意外伤害的临终状态与死亡原因。

1. 病因

（1）颅脑疾病：各种性质的颅脑疾病包括炎症、缺血缺氧、外伤、肿瘤、变性、急性脑血管病等，均可致中枢神经衰竭。见于乙型脑炎、流行性脑膜炎、病毒性脑炎、脑出血、脑梗死、脑肿瘤、外伤性颅内血肿，以及脑脊液循环障碍导致颅内压增高等。

（2）颅外疾病：可见于全身各系统脏器的严重病变、代谢紊乱、严重感染、急性传染病等，如流行性出血热、尿毒症性昏迷、肺性脑病、肝性脑病、甲状腺危象、严重水及电解质紊乱、急性农药中毒、急性药物中毒、各种意外伤害、麻醉意外、严重过敏反应等。

（3）各种原因引起的急、慢性脑水肿。

2. 临床表现 中枢神经衰竭的临床表现，病因不同、病情严重程度不同、疾病发生发展速度不同、表现不同。

（1）意识障碍 反映大脑皮层以及皮质下中枢功能及其病情的轻重，意识障碍程度不同，由轻到重依次表现为嗜睡、意识模糊、昏睡、昏迷。临床上多采用格拉斯哥昏迷计分法（GCS）判断病情和估计预后（表 8-6）。总计分范围为 3～15 分。正常人积分为满分，即 15 分；凡积分小于 8 分，预后不良；积分 5～7 分，预后极差；积分小于 4 分，极难存活。

表 8-6 格拉斯哥昏迷计分法

睁眼反应（分）	分值	言语反应（分）	分值	运动反应（分）	分值
自动睁眼	4	正确回答	5	按吩咐执行动作	6
闻声后睁眼	3	回答错误	4	对痛有保护性反应	5
刺痛后睁眼	2	乱说乱讲	3	刺痛肢体能回缩	4
无反应	1	言语难辨	2	刺痛肢体过屈	3
		无反应	1	刺痛肢体过伸（去皮层）	2
				无反应	1

（2）脑水肿　中枢神经衰竭的主要病理改变为脑水肿。脑水肿导致颅内压增高，出现典型的颅内高压表现。①头痛夜晚和清晨加重，以前额和颞部明显，咳嗽、用力、低头皆可使头痛加剧。②呕吐呈喷射性，为中枢神经受刺激所致，与饮食无关。③视乳头水肿，眼底检查可发现视神经乳头充血、水肿，边缘模糊不清，生理凹陷消失，视网膜静脉曲张等。④其他脑水肿可致脑组织缺血缺氧，但机体尚能调节代偿，如病情进一步恶化，出现意识模糊、昏迷及出现库欣反应，表现为血压升高，脉搏缓慢有力和呼吸加深变慢，为脑组织对急性缺血缺氧的代偿反应，若病情仍不能控制而发生失代偿时，出现血压下降，脉搏细速，呼吸浅而不规则，呈潮式或间停呼吸，病情危重。

（3）脑疝　在脑水肿基础上，随着颅内压不断增高，可有脑疝形成。脑疝的出现是中枢神经衰竭发生发展的严重后果，常见小脑幕裂孔疝和枕骨大孔疝。

①小脑幕裂孔疝。又称颞叶钩回疝，为部分颞叶、钩回和脑中线结构疝入小脑幕裂孔下方，压迫中脑和牵扯同侧动眼神经，出现同侧瞳孔散大，对侧肢体瘫痪，同时伴有颅内高压表现及库欣反应。②枕骨大孔疝。颅后窝或全颅压力增高时，小脑扁桃体下移嵌入枕骨大孔内，故又称小脑扁桃体疝，压迫延髓生命中枢及 9～12 对脑神经，表现为呼吸、循环障碍出现较早而瞳孔和意识障碍出现较晚，常因剧烈呕吐、咳嗽、挣扎而突发呼吸停止死亡。

3.诊断依据　主要依据病史与临床表现，借助于颅脑 CT 或 MRI 可明确病因诊断。患者有引起中枢神经功能障碍的颅内或颅外疾病、意外伤害病史，有中枢神经功能障碍的临床表现如意识障碍、颅内高压症、脑膜刺激征等，确定诊断一般不困难。

中枢神经衰竭的诊断还应包括对患者病情的评估，结合病因、临床表现、格拉斯哥昏迷计分结果，对病情做出综合判断。

4.社区初步急救措施

（1）一般处理　①卧床：侧卧或仰卧头侧向一边，有利于口腔分泌物排出，床头略抬高 15～30°，有利于静脉回流，减轻脑水肿，每 2～4 小时翻身一次，防止发生褥疮。②保持呼吸道通畅：及时清除口腔内分泌物及呕吐物，定时吸痰，防止舌根后坠，可放置口咽通气导管，必要时做气管切开。③氧疗。④昏迷患者应禁食，病情稳定后可鼻饲。⑤保持大小便通畅，留置导尿管，定时冲洗膀胱；发生便秘可用缓泻剂或开塞露通便。

（2）对症处理　①脱水治疗：为抢救脑疝，减轻脑水肿的重要治疗措施。应用 20% 甘露醇，成人 250 mL 静脉推注或于 15～30 分钟内快速静脉滴注，每 6 小时 1 次；50% 葡萄糖液 60～100 mL 静脉滴注，脱水降压作用欠佳，葡萄糖氧化后，可改善脑细胞代谢，有利于中枢功能恢复，在其他脱水剂两次给药间隙配合应用，可巩固疗效，防止反跳现象。糖尿病患者禁用；利尿性脱水剂常用呋塞米每次 20～40 mg，每日 2～3 次静脉推注。②维持水、电解质及酸碱平衡：每日补液 1500～2000 mL，其中葡萄糖氯化钠溶液 500 mL，输液速度宜慢。③镇静止痉：对抽搐、兴奋、躁动等表现可选用地西泮、苯巴比妥、苯妥英钠等对症治疗。④控制感染：如有感染病灶，应根据细菌培养及药敏结果，选择有效抗生素静脉或肌内注射。

（3）低温疗法　降低机体体温与头颅温度，可降低脑细胞代谢和耗氧量，提高脑细胞对缺氧的耐受性，从而减轻脑水肿、缓解中枢性发热，可用冬眠低温疗法。头部降温采用冰帽、冰袋、冰水槽等。体表降温应用物理降温法主要有置冰袋于颈部大血管走行部位、腋下、腹股沟等大动脉处；也可应用乙醇擦浴。体内降温采用冰水灌肠等。药物降温常用冬眠合剂，以氯丙嗪和异丙嗪为主，剂量为 25～50 mg，每 6～8 小时 1 次，肌内注射。降温一般先用药物降温，待患者进入冬眠状态，再进行物理降温，使肛温在 32～34 ℃，持续 3～5 天。降温过程要求平稳，不可忽高忽低有明显波动。升温时先去除物理降温因素，然后停用降温药物，使患者自然复温。

（4）改善脑代谢药物　积极纠正脑代谢紊乱，促进脑细胞代谢与功能恢复，减少后遗症。常用药物：胞磷胆碱、三磷酸腺苷、细胞色素C、辅酶A等，也可应用中药如安宫牛黄丸、牛黄清心丸、至宝丹、紫雪丹等，其他还可用肌苷、吡硫醇等。

（5）应用糖皮质激素　糖皮质激素可稳定血脑屏障，减少脑毛细血管通透性，稳定细胞膜结构，保护脑细胞。此外，还有减轻脑水肿、降低颅内压的作用，清除氧自由基作用。常用地塞米松或氢化可的松。

（6）高压氧治疗　有条件者可进行高压氧治疗，纠正脑缺氧，减轻脑水肿，降低颅内压，促进意识恢复。

（7）病因治疗　根据不同病因，给予有效的病因治疗。

5. 转院指征　中枢神经衰竭为临床危重情况，发病后初步急救处理，根据治疗条件和患者的病因特点，在生命体征较平稳的前提下，可考虑转院治疗。对于不可逆转性病因引起的中枢神经衰竭，患者已处于临终状态，在患者家属强烈要求下，可不予转院治疗。

五、社区常用急救技术

（一）创伤现场急救技术

创伤为日常生活中常见的急症，临床上几乎均发生于意外情况下，常需要在患者转送医院或急救中心之前，于现场实施一定的急救处理，即创伤的现场急救技术。

1. 通气技术　严重颌面外伤，如面部上颌骨骨折，下颌骨于下颌弓处骨折移位，咽后壁脓肿及血肿，颈部气管外伤及其周围血肿压迫，重度昏迷患者的呕吐物、血块、假牙及泥沙等均可堵塞呼吸道。此外，儿童进食误入气管的异物，如花生米、果冻、药片等，全麻未醒患者的舌后坠等均可引起呼吸道阻塞，导致患者严重窒息，甚至死亡。初步急救措施：

（1）清除口、鼻部异物　使患者张开嘴，抢救者用手指直接抠出口腔内异物，也可使患者头低位平卧，抢救者双手掌重叠，置于患者上腹部剑突下，用力向上推压，通过膈肌上移，胸内压剧增，将气管内异物冲出，或应用击背法：患者侧卧，头低位，抢救者连续拍击患者背部两肩胛骨之间5～6下，使异物松动后排出。

（2）调整头部位置　畅通呼吸道应用提颏或抬颈法，使头后仰或将拇指插入患者口中，将下颌上提，开放气道。

（3）插入通气导管　经口插入口咽通气导管或鼻腔插入鼻咽通气导管，以改善通气功能。有条件可行紧急气管内插管开放气道。

（4）环甲膜穿刺术　紧急情况下，可在甲状软骨与环状软骨之间的环甲膜垂直插入粗针头，以利通气。

（5）紧急情况处理　当颈前外伤伤及气管时，或气管发生裂伤，可在裂口处插入气管导管，周围用凡士林纱布及消毒纱布封闭，速送医院。

2. 止血技术　创伤引起的出血，依据出血的性质，分为内出血与外出血；依据受损出血的血管，分为动脉性出血、静脉性出血与毛细血管出血。现场止血，主要是对外出血的临时止血处理。常用现场止血方法：

（1）指压动脉止血法　抢救者用手指将出血部位血管的近心端用力压向血管周围的骨骼上，达到暂时性有效止血的目的。该方法主要用于头面部、四肢的出血。

（2）加压包扎法止血法　毛细血管、静脉和四肢小动脉的出血，用纱布或毛巾做成垫子，垫在伤口上，用绷带加压包扎。

（3）止血带止血法　适用于四肢出血的止血。方法是在扎止血带的部位垫上布类或毛巾，然后将弹性止血带缠绕肢体两周止血。注意事项：①止血带不能直接扎在肢体上，先要在扎止血带部位垫上毛巾、布类，然后扎止血带。②止血带的松紧度，以能制止出血、伤口不再有血流出，同时触摸不到远端脉搏为宜。如扎得过紧，损伤周围组织，尤其是神经组织。③止血带结扎时间不宜过久，一般以不超过 1 小时为宜。如需延长时间，应每隔 1 小时，放松止血带 1～2 分钟，以避免远端肢体发生动脉缺血性坏死。④在患者易见部位标记应用止血带的时间，以提醒接诊医生。

（4）加垫屈肢止血法　用于控制前臂和小腿出血。方法是在肘窝或腘窝内加厚棉垫、毛巾或衣服（叠成卷），然后屈曲肢体，用三角巾缚紧固定。

3. 包扎技术　开放性伤口，在抢救时，应立即妥善包扎，以保护伤口、减少出血、防止污染、避免外界对伤口的刺激，并可做伤处固定。常用包扎方法如下。

（1）绷带包扎法　有环形、螺旋形、螺旋反折形、蛇形、8 字形和回反形等。包扎时，首先应掌握"三点一走行"，即绷带的起点、止点、着力点和走行方向顺序。其次包扎时，应从远端缠向近端，绷带头必须压住，即在原处环绕数周，以后每缠 1 周要覆盖住前 1 周的 1/3～1/2。根据需要采用环形包扎法、螺旋包扎法、8 字形包扎法或回反包扎法。

（2）三角巾包扎法　三角巾制作方便，需要时可应用现场的床单、方巾等代替，包扎操作简捷，用途广泛，适用于各个部位的包扎固定，缺点为欠牢固，不能加压。

4. 固定技术　用于骨折的临时固定。骨折后及时正确的固定，不仅可防止因疼痛而引起的休克，在患者转送途中，可防止骨折端的移位，以及骨折段损伤周围血管、神经。固定材料最好用预先制备的夹板，如无现成夹板时，可利用现场的木板、木棍、树枝、雨伞杆等，也可将骨折的肢体固定于自己的躯干或健侧肢体，起到夹板的作用。注意事项：

（1）发生休克应先行抗休克治疗，病情平稳后再行处理。

（2）伤口有出血，应先止血，后包扎固定。

（3）发现骨折就地固定，固定时应将肢体固定在功能位置。骨折畸形不要整复，如为开放性骨折时，不要把刺出的骨端送回伤口，但应包扎伤口并固定。

（4）夹板的长度应超过骨折部的上下两个关节，宽度应与肢体相仿。

（5）固定要牢，不可过紧或过松。四肢骨固定时，应露出手指或足趾，以便观察血液循环情况。

5. 搬运技术　创伤患者经现场适当处理后，应尽早转送相关医院进行进一步治疗。转送患者的第一步即为搬运。依据现场的条件、患者的病情特点，采取恰当的搬运方式，以快速、安全、减少患者痛苦。搬运方法：依据有无搬运工具，分为徒手搬运与工具搬运。

（1）徒手搬运法　①单人搬运法：用于轻伤员，可用肩掮法、背驮法、抱扶法。②双人搬运法：有椅托式、轿杠式、拉车式等。③多人搬运法：有平抱平抬式等。

（2）工具搬运法　主要是担架搬运法。

（二）异物卡喉窒息的急救

主要用于食物或其他异物卡喉引起窒息的现场急救。发生异物卡喉的急救方法包括患者的自救法与抢救者的急救法。

1. 自救方法　发生异物卡喉时，应保持冷静，首先用手势示意他人以求救援，并立即自行实施：①手拳冲击法，右手握拳置于上腹部中央，左手握住右拳，快速向上冲击压迫腹部，反复进行直至异物排出。②腹部椅背倾压法，稍微弯腰，将上腹部靠在一固定的水平物体上（如桌子边缘、椅背等），反复冲击上腹部，直至异物排出。③用力咳嗽，通过增加气道压力，促使异物排出。

2. 抢救者急救法

（1）成人急救方法　①腹部手拳冲击法，意识尚清的患者，抢救者站于患者背后，两臂环绕患者腰部，右手握拳，将拳的拇指侧置于患者脐上腹部中央，另一手抓住右拳，快速向上冲击压迫患者腹部，反复进行直至异物排出，切勿用双臂用力挤压患者胸廓；意识丧失患者，取仰卧位，抢救者骑坐于患者髋部或位于患者右侧，一手掌根部置患者脐上腹部中央，另一手叠加其上，应用身体的重量冲击患者腹部，反复重复至异物排出。②胸部手拳冲击法，方法同腹部手拳冲击法，冲击部位为患者胸骨中下 1/3 交界处，用于肥胖以及妊娠期女性，不宜应用腹部手拳冲击法的患者。③拍背法，抢救者单腿跪地，使患者俯卧于抢救者的膝盖上，头部向下，用力连续拍击患者背部，促使异物排出。

（2）婴幼儿急救方法　患儿平卧，或抢救者取坐位，使患儿骑坐于抢救者两大腿上，背贴抢救者前胸，用两手示指与中指掌侧面置于患儿脐上腹部正中线两侧，快速向上冲击压迫，动作应轻柔，反复至异物排出。

（三）环甲膜穿刺术

环甲膜穿刺术为上呼吸道梗阻时暂时开放气道的急救措施之一，为进一步抢救赢得时间。环甲膜位于甲状软骨与环状软骨之间。急救时，局部消毒，以左手拇指与示指在两软骨之间做好定位，右手以一粗针头直接穿刺环甲膜，有落空感并有气体排出，提示已插入气管。条件允许时可先做一皮肤切口，在明视下穿刺环甲膜并插入通气导管。导管选用不致损伤喉部的粗套管，一般成人外径为 6 mm，较大龄儿童为 3 mm，婴幼儿时可用 12 号外套管或 16 号金属注射针。环甲膜穿刺在紧急情况下只能起到暂时通气的作用，穿刺后应尽快转院进行病因治疗。

（四）心肺脑复苏术

在心脏停搏的初始阶段，最重要的救治措施是实施有效的心肺脑复苏（Cardiac pulmonary cerebral resuscitation，CPCR）。CPCR 分为三个时期：①基础生命支持期（basic life support，BLS）。②高级生命支持期（advanced life support，ALS）。③进一步生命支持期（prolonged life support，PLS）。BLS 又称为紧急供氧期，包括 A、B、C、D 四个步骤，即通畅气道、人工呼吸、胸外心脏按压及电击除颤；ALS 包括人工气道建立、复苏用药、心电监护和维持呼吸循环稳定；PLS 以恢复神志为重点的脑复苏及重症监护治疗、治疗"心脏停搏后综合征"为主。成功复苏的不仅是指心跳、呼吸的恢复，而应达到智能恢复。

1. 心脏停搏的判断依据　心脏停搏的判断要点包括主要依据与次要依据。院外现场的判断最简单有效的方法是大动脉搏动消失，结合意识丧失、心音消失及次要依据综合判断；院内对患者的判断，心电图具有重要的判断价值。

（1）主要依据　①突然意识丧失。②心音或大动脉（颈动脉、股动脉）搏动消失。③心电图可以有三种表现：心室颤动、室性自主心律即心肌电－机械分离（慢而宽大畸形的室性自搏）、心室停搏（心电完全消失而呈一条直线或偶有 P 波）。尽管心电图表现不一，其临床表现均为心搏停止，只有在心电图检查时方可鉴别。在上述三条主要诊断依据中，以心电图的诊断最为可靠，但临床很难做到。为争取时间，单凭第 2 条就可以决定实施 CPR 抢救技术。至于第①条突然意识丧失，虽然不一定均是由心搏停止造成，如脑出血、脑外伤和脑部炎症等原发性脑部疾病也可以因颅内压突然增高引起，但即使在这种情况下也应立即考虑到有心搏停止的可能，必要时先采取一定的心肺复苏措施，如叩击心前区，然后再寻找第②、③条指标，以便在最大程度和范围内减少对心搏停止的漏诊，赢得时间，为后期复苏的成功奠定基础，并创造相对有利的条件。

（2）次要依据　①双侧瞳孔散大、固定、对光反射消失。②自主呼吸完全消失，或先呈叹息或点头状呼吸，随后自主呼吸消失。③口唇、甲床等末梢部位出现发绀。次要诊断依据可以及时提醒救治人员及早意识到可能发生心搏停止，警惕和考虑是否已发生或即将发生心搏停止。

2. 心肺脑复苏术

（1）基础生命支持　基础生命活动的支持，目的在于迅速建立有效的人工循环，保证脑组织及其他重要脏器的有效灌注压及供氧，主要操作包括：①判断评估心跳、呼吸。②呼叫急救医疗服务体系（EMSS）或传递呼救信息，并准确记录事件发生的时间。③清除口腔异物并开通气道（A），人工呼吸（B）。④胸外按压（C）及 AED 电击除颤（D）建立人工循环。A→B→C→D 的操作顺序可灵活把握，根据施救者专业技能情况、患者发生心脏、呼吸骤停的可能机制及现场条件，可采取 A→C→B→D 或 A→B→C→D 或 A→C→D→B 顺序，但重点强调胸外按压的重要性，必要时以胸外心脏按压为主。对于非专业人员，可实施 CAB 或仅做胸外心脏按压。

（2）呼救与计时　要求在不耽搁 CPR 的前提下尽快呼救，并准确记录事件发生的时间。启动 EMSS，督促协助者尽快取得 AED。

（3）初级心肺复苏　①胸外心脏按压和早期除颤：胸外心脏按压是建立人工循环的主要的有效方法。使患者仰卧于硬板床或平整的地上，施救者跪在患者身旁或站在床旁的椅凳上，一只手的掌根放置在胸骨下半段（男性患者可取两侧乳头连线与前正中线交汇处），另一只手的掌根完全重叠放在该手的手背上，双臂伸直，双肩连线在患者胸骨上方正中，用肩部的力量垂直向下用力按压，按压深度为 5～6cm 或患者胸廓前后径的 1/3。按压后立即放松，使胸廓充分回弹，按压与放松的时间比为 1∶1。按压频率每分钟 100～120 次，按压应规律、均匀、不间断地进行。放松时定位的手掌根不要离开胸骨按压部位，但应避免在按压间隙紧靠在患者胸壁上，以便每次按压后使胸廓充分回弹。操作时尽可能减少胸外按压中断的次数和时间，中断时间限制在 10 秒以内。在整个 CPR 过程中，胸外按压的时间应占 60% 以上。心脏体外电除颤是利用除颤仪在瞬间释放高压电流经胸壁到心脏，使心肌细胞瞬间同时除极，终止导致心律失常的异常折返或异位兴奋灶，从而恢复窦性心律。CPR 早期的关键措施是胸外按压和早期除颤。目前要求院内 3 分钟内实施除颤，院外 5 分钟内实施除颤。②清除口腔异物与开通气道：保持呼吸道通畅是成功复苏的重要环节。打开气道前应快速检查口腔，清除呕吐物、异物及活动性义齿等。施救者一手拇指伸入患者口腔将舌下压，另一手示指弯曲伸入口腔自上而下将口腔异物清除。随后立即打开气道，畅通气道的方法：仰头抬颏法，施救者将一手尺侧置于患者前额用力加压，使头后仰，另一手的示、中两指抬起下颏，使下颏尖、耳垂的连线与地面呈近乎垂直状态，以通畅气道；仰头抬颈法，施救者将一手尺侧置于患者前额用力加压，同时另一手掌伸直置于患者颈后部托起头颈部，使头后仰，以通畅气道，注意该方法禁用于怀疑有颈部损伤的患者。③人工呼吸：气管内插管是建立人工通气的最佳方法。在院内通常以呼吸面罩暂时支持通气，而在院外则采用口对口人工呼吸法或简易气囊装置实施人工呼吸。正确的人工呼吸是增加血氧含量、保护重要器官供氧的重要方法。一般采用口对口人工呼吸，若患者牙关紧闭，则可改为口对鼻呼吸。口对口人工呼吸时，在保持呼吸道畅通和患者口部张开的情况下，用按于前额一手的拇指、示指捏闭患者鼻孔，施救者将自己的口张开包含患者口部，口唇贴紧患者口周围皮肤做深而稍快的用力吹气，并用眼角余光观察患者胸廓，直至患者胸部上抬。每次吹入气量在 700～1000mL，吹气量大于 1200mL 可造成胃充气，不利于复苏。在连续胸部按压 30 次后，吹气两次，按压与吹气的比例为 30∶2。口对口人工呼吸只是临时性紧急措施，应马上争取气管内插管，以人工气囊挤压或人工呼吸机进行辅助呼吸与输氧，快速纠正低氧血症。

（4）再评估　实施 CPR 操作 5 个周期约两分钟后，再一次快速判断患者的大动脉搏动、心音或心电图等，以决定是否继续进行胸外心脏按压，是否进入高级心肺复苏阶段。

（5）高级心肺复苏　高级生命支持是在基础生命支持成功的基础上，应用辅助设备及特殊技术等建立更为有效的通气和血运循环。主要措施包括快速建立静脉通路、气管插管、除颤转复为血流动力学稳定的心律，并应用必要的药物治疗。①通气与供氧：患者自主呼吸没有恢复应尽早行气管插管，使用呼吸机，根据血气分析结果调整参数，纠正低氧血症。②除颤和复律：迅速恢复有效的心律是复苏能否成功的关键。一旦心电监测确定为心室颤动或持续性快速室性心动过速，应立即进行直流电除颤，室颤后每延迟电除颤 1 分钟，死亡率增加 7%～10%。如果有双向波除颤器，可选择 150～200J。如果用单向波除颤器，首次电击用 360J，后续电击都用此能量。3 次除颤失败提示预后不良，应继续进行胸外按压和人工通气。5 个周期的 CPR 后（约两分钟）再次分析心律，必要时再次除颤。③药物治疗：心脏停搏患者在进行心肺复苏时，应尽早开通静脉通道，如果外周静脉通畅，选用肘前静脉或颈外静脉，中心静脉可选用颈内静脉、锁骨下静脉和股静脉。一时静脉通道不能建立而气管插管已成功时，可将复苏药物以静脉用量的 1～2 倍加等渗盐水或蒸馏水稀释至 10mL 左右，经气管插管注入气管支气管树，因肺泡面积很大，肺内有丰富的毛细血管网，吸收力强，药物易到达心脏。最新的国际复苏指南中强调骨髓腔给药的应用。肾上腺素是心脏复苏的首选药物。可以用于电击无效的室颤或无脉室速、心脏停搏或无脉性电生理活动。每隔 3～5 分钟应用 1mg 静脉注射，阿托品 1～2mg 静脉注射。严重低血压可以给予去甲肾上腺素、多巴胺、多巴酚丁胺等。其他复苏药物有碳酸氢钠、胺碘酮等。

（6）复苏后处理　一旦复苏成功，均应连续密切监护 48～72 小时，同时对导致心脏停搏的原发疾病给予及时适当的处理，并尽早实施脑复苏。心脏复苏后处理原则和措施包括维持有效的循环和呼吸功能，预防再次心脏停搏，维持水、电解质和酸碱平衡，防治脑水肿、急性肾衰竭和继发感染等。维持有效循环及呼吸，严密监测病情变化及血流动力学，有效维持循环及呼吸支持治疗措施。

（7）脑复苏　心脏停搏患者复苏后出现的脑缺血缺氧性损害是心肺脑复苏的难点，脑复苏成功与否决定着心肺复苏成功后患者的生存质量，因此心肺复苏和脑复苏是紧密结合的。此期以脑复苏为重点，治疗原则：防治脑缺血缺氧及脑水肿、保护脑细胞、恢复脑功能。综合治疗，越早进行效果越好。

1）浅低温　浅低温可降低脑代谢，减少乳酸堆积，提高脑细胞对缺氧的耐受性，浅低温还可保护血–脑脊液屏障，减轻脑水肿，降低颅内压，抑制反应性高温，稳定细胞膜功能，延迟缺血后的 Ca^{2+} 内流，抑制兴奋性递质（尤其谷氨酸）的释放，以及环氧化酶、脂肪化酶等活性，从而阻滞脂质过氧化"瀑布样"炎症反应和减少一氧化氮和自由基的形成，减轻复苏后症候群，减少神经细胞的损害。一般主张浅低温为 33～34℃（不低于正常体温 5～6℃），可达到最佳的脑保护作用。在心肺复苏同时，立即放置冰帽，实施头部重点低温，也可以头、颈、腋窝及腹股沟放置冰袋。对于有发热的患者，必须施行有效降温，维持浅低温。浅低温持续时间应坚持到病情稳定，脑功能开始恢复为止，然后逐渐复温。

2）利尿 脱水一般首选甘露醇，其降低颅内压效果明显，且有降低血液黏滞度和清除氧自由基的作用。心功能不全者可选用呋塞米；血容量不足者可选用人体白蛋白、血浆等。初2～3天应加强利尿脱水，以后根据病情变化调整剂量。需注意脱水必须在血压正常情况下应用为宜，加强动脉压和中心静脉压监测，维持血压正常和中心静脉压在正常低值。同时注意液体出入量和电解质平衡。

3）应用糖皮质激素 大剂量糖皮质激素可防止和减轻氧自由基引起的脂质过氧化反应，保护细胞膜和亚细胞的完整性，使毛细血管通透性降低，亚细胞的结构功能改善，能量恢复，钠泵随之恢复，防止和减轻脑水肿。糖皮质激素还能提高机体应激能力，维持心血管对儿茶酚胺的反应性，从而使心肌收缩力加强，心排出量增加，血压升高。常用地塞米松1mg/（kg·d）或甲基强的松龙5mg/（kg·d），可连用3天，但其确切疗效尚无定论。

4）巴比妥类药物 可以降低脑细胞氧化代谢，降低颅内压，减轻脑水肿；此外，还可稳定溶酶体膜，抑制自由基反应，降低细胞内Ca^{2+}浓度。目前已广泛应用于脑复苏中，但需注意巴比妥类药物可出现抑制呼吸、降低血糖等现象。

5）钙通道阻滞剂 在心肺复苏中使用可减轻血管损伤，解除缺血后血管痉挛，增加脑血流灌注，保护心肌，扩张冠状动脉，提高心室颤动阈值。

6）纳洛酮 阿片受体拮抗剂，可透过血–脑脊液屏障，拮抗β内啡肽的不利影响，并在脑缺氧的情况下提高脑的灌注压，逆转内啡肽的继发损害。同时还能阻断钙通道，避免细胞内钙超载；抑制粒细胞释放氧自由基，阻止脂质过氧化，稳定溶酶体膜；抑制花生四烯酸的代谢，阻抑TXA_2生成等多种机制来减少神经细胞的损害。纳洛酮又是主要应急激素，还能逆转β内啡肽介导的心肺脑功能的抑制，促进自主呼吸的恢复。常用纳洛酮0.8mg稀释后静脉注射，随后用纳洛酮2mg加入葡萄糖氯化钠溶液静脉滴注维持。

7）改善脑细胞代谢 药物改善脑细胞代谢药物主要可提高脑细胞对氧和葡萄糖的利用，增加脑代谢率，激活脑干网状系统的功能，促进脑复苏。目前常用甲氯芬酯（氯酯醒）、吡拉西坦（脑复康）、胞磷胆碱等。

8）高压氧治疗 高压氧可提高血氧张力，增加血氧储备，提高血氧弥散，减轻脑水肿，降低颅内压，改善脑电活动。一般作为病情平稳后的康复治疗。

（8）防治急性肾衰竭 如心脏停搏时间较长或复苏后持续低血压，易并发急性肾衰竭，尤其是原有肾脏疾病的老年患者。防治急性肾衰竭应注意维持有效循环功能，避免使用对肾脏有损害的药物。在心肺复苏后宜留置导尿管，记录每小时尿量，如血压正常但每小时尿量少于30mL时，可使用呋塞米40～100mg静脉注射，如注射呋塞米后仍无尿或少尿，则提示急性肾衰竭，应限制入水量，防治高血钾，必要时考虑血液透析治疗。

（9）防治心脏停搏后综合征 心脏停搏后综合征是指发生心脏、呼吸骤停的患者，经历全身性缺血缺氧损伤后，在有效复苏进入组织再灌注阶段后，由于再灌注损伤机制导致的多器官系统的损伤，可以增加复苏后的死亡率。早期复苏后及时进行心脏停搏后综合征的预防与干预，可有效降低死亡率、改善患者的预后。

3. 复苏有效指征与终止指征

（1）复苏有效指征 ①自主心跳恢复。可闻及心音，触及大动脉搏动。心电图示窦性心律，房性或交界性心律，即使是心房扑动或颤动亦是自主心跳恢复的表现。②瞳孔变化。散大的瞳孔回缩变小，对光反应恢复。③意识好转。有脑功能开始好转的迹象，肌张力增加、自主呼吸恢复、吞咽动作出现。

（2）终止现场复苏术的指征　凡心跳呼吸停止行心肺复苏已历时 30 分钟者，并出现下述情形时，可终止心肺复苏。终止指征：①瞳孔散大或固定。②对光反射消失。③呼吸仍未恢复。④深反射活动消失。⑤心电图成直线无任何心电活动。

4. 预防　心脏停搏与心脏性猝死的预防，重在识别高危人群。根据流行病学资料及患者的病史资料、相关检查，评估患者发生心脏停搏与心脏性猝死的危险性。

（1）对于有严重心脏疾病患者，尤其有心绞痛、心肌梗死和心律失常病史的患者，避免过度疲劳，情绪激动等，规范药物治疗并达到治疗目标，出现疾病预兆应立即就医。

（2）大力宣传群众自救与呼救知识，培训义务院前急救人员。

（3）建立科学的、实用的、反应灵敏的急救医疗服务体系。

思考题

1. 高血压的治疗策略。
2. 郁证常见的伴随症状及其诊断思路。
3. 社区急救的任务。

主要参考书目

［1］郝微微，郭栋.中西医全科医学导论［M］.北京：人民卫生出版社，2020.

［2］于晓松，路孝琴.全科医学概论［M］.5版.北京：人民卫生出版社，2018.

［3］秦国政.中医全科医学［M］.北京：科学出版社，2018.

［4］李斐.全科医学概论［M］.北京：中国中医药出版社，2018.

［5］姜建国.中医全科医学概论［M］.北京：中国中医药出版社，2016.

［6］路孝琴，席彪.全科医学概论［M］.北京：中国医药科技出版社，2016.

［7］姜建国.中西医全科医学导论［M］.北京：人民卫生出版社，2012.

［8］罗晓红.中西医临床全科医学概论［M］.北京：中国医药科技出版社，2012.

［9］姜建国.中医全科医学概论［M］.北京：中国中医药出版社，2009.

［10］胡鸿毅.中医药科研思路与方法［M］.2版.北京：人民卫生出版社，2019

［11］张伯礼，吴勉华.中医内科学［M］.北京：中国中医药出版社，2017.

［12］徐汉明，盛晓春.家庭治疗——理论与实践［M］.北京：人民卫生出版社，2010.

［13］金叶.社区护理学［M］.南京：江苏科学技术出版社，2012.

［14］史周华.预防医学［M］.3版.北京：中国中医药出版社，2021.

［15］金荣疆，唐巍.中医养生康复学［M］.北京：中国医药科技出版社，2017.

［16］朱宁，费敏.社区急救［M］.杭州：浙江大学出版社，2018.

全国中医药行业高等教育"十四五"规划教材

全国高等中医药院校规划教材(第十一版)

教材目录

注:凡标☆号者为"核心示范教材"。

(一)中医学类专业

序号	书 名	主 编		主编所在单位	
1	中国医学史	郭宏伟	徐江雁	黑龙江中医药大学	河南中医药大学
2	医古文	王育林	李亚军	北京中医药大学	陕西中医药大学
3	大学语文	黄作阵		北京中医药大学	
4	中医基础理论☆	郑洪新	杨 柱	辽宁中医药大学	贵州中医药大学
5	中医诊断学☆	李灿东	方朝义	福建中医药大学	河北中医药大学
6	中药学☆	钟赣生	杨柏灿	北京中医药大学	上海中医药大学
7	方剂学☆	李 冀	左铮云	黑龙江中医药大学	江西中医药大学
8	内经选读☆	翟双庆	黎敬波	北京中医药大学	广州中医药大学
9	伤寒论选读☆	王庆国	周春祥	北京中医药大学	南京中医药大学
10	金匮要略☆	范永升	姜德友	浙江中医药大学	黑龙江中医药大学
11	温病学☆	谷晓红	马 健	北京中医药大学	南京中医药大学
12	中医内科学☆	吴勉华	石 岩	南京中医药大学	辽宁中医药大学
13	中医外科学☆	陈红风		上海中医药大学	
14	中医妇科学☆	冯晓玲	张婷婷	黑龙江中医药大学	上海中医药大学
15	中医儿科学☆	赵 霞	李新民	南京中医药大学	天津中医药大学
16	中医骨伤科学☆	黄桂成	王拥军	南京中医药大学	上海中医药大学
17	中医眼科学	彭清华		湖南中医药大学	
18	中医耳鼻咽喉科学	刘 蓬		广州中医药大学	
19	中医急诊学☆	刘清泉	方邦江	首都医科大学	上海中医药大学
20	中医各家学说☆	尚 力	戴 铭	上海中医药大学	广西中医药大学
21	针灸学☆	梁繁荣	王 华	成都中医药大学	湖北中医药大学
22	推拿学☆	房 敏	王金贵	上海中医药大学	天津中医药大学
23	中医养生学	马烈光	章德林	成都中医药大学	江西中医药大学
24	中医药膳学	谢梦洲	朱天民	湖南中医药大学	成都中医药大学
25	中医食疗学	施洪飞	方 泓	南京中医药大学	上海中医药大学
26	中医气功学	章文春	魏玉龙	江西中医药大学	北京中医药大学
27	细胞生物学	赵宗江	高碧珍	北京中医药大学	福建中医药大学

序号	书 名	主 编		主编所在单位	
28	人体解剖学	邵水金		上海中医药大学	
29	组织学与胚胎学	周忠光	汪 涛	黑龙江中医药大学	天津中医药大学
30	生物化学	唐炳华		北京中医药大学	
31	生理学	赵铁建	朱大诚	广西中医药大学	江西中医药大学
32	病理学	刘春英	高维娟	辽宁中医药大学	河北中医药大学
33	免疫学基础与病原生物学	袁嘉丽	刘永琦	云南中医药大学	甘肃中医药大学
34	预防医学	史周华		山东中医药大学	
35	药理学	张硕峰	方晓艳	北京中医药大学	河南中医药大学
36	诊断学	詹华奎		成都中医药大学	
37	医学影像学	侯 键	许茂盛	成都中医药大学	浙江中医药大学
38	内科学	潘 涛	戴爱国	南京中医药大学	湖南中医药大学
39	外科学	谢建兴		广州中医药大学	
40	中西医文献检索	林丹红	孙 玲	福建中医药大学	湖北中医药大学
41	中医疫病学	张伯礼	吕文亮	天津中医药大学	湖北中医药大学
42	中医文化学	张其成	臧守虎	北京中医药大学	山东中医药大学
43	中医文献学	陈仁寿	宋咏梅	南京中医药大学	山东中医药大学
44	医学伦理学	崔瑞兰	赵 丽	山东中医药大学	北京中医药大学
45	医学生物学	詹秀琴	许 勇	南京中医药大学	成都中医药大学
46	中医全科医学概论	郭 栋	严小军	山东中医药大学	江西中医药大学
47	卫生统计学	魏高文	徐 刚	湖南中医药大学	江西中医药大学
48	中医老年病学	王 飞	张学智	成都中医药大学	北京大学医学部
49	医学遗传学	赵丕文	卫爱武	北京中医药大学	河南中医药大学
50	针刀医学	郭长青		北京中医药大学	
51	腧穴解剖学	邵水金		上海中医药大学	
52	神经解剖学	孙红梅	申国明	北京中医药大学	安徽中医药大学
53	医学免疫学	高永翔	刘永琦	成都中医药大学	甘肃中医药大学
54	神经定位诊断学	王东岩		黑龙江中医药大学	
55	中医运气学	苏 颖		长春中医药大学	
56	实验动物学	苗明三	王春田	河南中医药大学	辽宁中医药大学
57	中医医案学	姜德友	方祝元	黑龙江中医药大学	南京中医药大学
58	分子生物学	唐炳华	郑晓珂	北京中医药大学	河南中医药大学

（二）针灸推拿学专业

序号	书 名	主 编		主编所在单位	
59	局部解剖学	姜国华	李义凯	黑龙江中医药大学	南方医科大学
60	经络腧穴学☆	沈雪勇	刘存志	上海中医药大学	北京中医药大学
61	刺法灸法学☆	王富春	岳增辉	长春中医药大学	湖南中医药大学
62	针灸治疗学☆	高树中	冀来喜	山东中医药大学	山西中医药大学
63	各家针灸学说	高希言	王 威	河南中医药大学	辽宁中医药大学
64	针灸医籍选读	常小荣	张建斌	湖南中医药大学	南京中医药大学
65	实验针灸学	郭 义		天津中医药大学	

序号	书　名	主　编		主编所在单位	
66	推拿手法学☆	周运峰		河南中医药大学	
67	推拿功法学☆	吕立江		浙江中医药大学	
68	推拿治疗学☆	井夫杰	杨永刚	山东中医药大学	长春中医药大学
69	小儿推拿学	刘明军	邰先桃	长春中医药大学	云南中医药大学

（三）中西医临床医学专业

序号	书　名	主　编		主编所在单位	
70	中外医学史	王振国	徐建云	山东中医药大学	南京中医药大学
71	中西医结合内科学	陈志强	杨文明	河北中医药大学	安徽中医药大学
72	中西医结合外科学	何清湖		湖南中医药大学	
73	中西医结合妇产科学	杜惠兰		河北中医药大学	
74	中西医结合儿科学	王雪峰	郑　健	辽宁中医药大学	福建中医药大学
75	中西医结合骨伤科学	詹红生	刘　军	上海中医药大学	广州中医药大学
76	中西医结合眼科学	段俊国	毕宏生	成都中医药大学	山东中医药大学
77	中西医结合耳鼻咽喉科学	张勤修	陈文勇	成都中医药大学	广州中医药大学
78	中西医结合口腔科学	谭　劲		湖南中医药大学	
79	中药学	周祯祥	吴庆光	湖北中医药大学	广州中医药大学
80	中医基础理论	战丽彬	章文春	辽宁中医药大学	江西中医药大学
81	针灸推拿学	梁繁荣	刘明军	成都中医药大学	长春中医药大学
82	方剂学	李　冀	季旭明	黑龙江中医药大学	浙江中医药大学
83	医学心理学	李光英	张　斌	长春中医药大学	湖南中医药大学
84	中西医结合皮肤性病学	李　斌	陈达灿	上海中医药大学	广州中医药大学
85	诊断学	詹华奎	刘　潜	成都中医药大学	江西中医药大学
86	系统解剖学	武煜明	李新华	云南中医药大学	湖南中医药大学
87	生物化学	施　红	贾连群	福建中医药大学	辽宁中医药大学
88	中西医结合急救医学	方邦江	刘清泉	上海中医药大学	首都医科大学
89	中西医结合肛肠病学	何永恒		湖南中医药大学	
90	生理学	朱大诚	徐　颖	江西中医药大学	上海中医药大学
91	病理学	刘春英	姜希娟	辽宁中医药大学	天津中医药大学
92	中西医结合肿瘤学	程海波	贾立群	南京中医药大学	北京中医药大学
93	中西医结合传染病学	李素云	孙克伟	河南中医药大学	湖南中医药大学

（四）中药学类专业

序号	书　名	主　编		主编所在单位	
94	中医学基础	陈　晶	程海波	黑龙江中医药大学	南京中医药大学
95	高等数学	李秀昌	邵建华	长春中医药大学	上海中医药大学
96	中医药统计学	何　雁		江西中医药大学	
97	物理学	章新友	侯俊玲	江西中医药大学	北京中医药大学
98	无机化学	杨怀霞	吴培云	河南中医药大学	安徽中医药大学
99	有机化学	林　辉		广州中医药大学	
100	分析化学（上）（化学分析）	张　凌		江西中医药大学	

序号	书　名	主　编		主编所在单位	
101	分析化学（下）（仪器分析）	王淑美		广东药科大学	
102	物理化学	刘　雄	王颖莉	甘肃中医药大学	山西中医药大学
103	临床中药学☆	周祯祥	唐德才	湖北中医药大学	南京中医药大学
104	方剂学	贾　波	许二平	成都中医药大学	河南中医药大学
105	中药药剂学☆	杨　明		江西中医药大学	
106	中药鉴定学☆	康廷国	闫永红	辽宁中医药大学	北京中医药大学
107	中药药理学☆	彭　成		成都中医药大学	
108	中药拉丁语	李　峰	马　琳	山东中医药大学	天津中医药大学
109	药用植物学☆	刘春生	谷　巍	北京中医药大学	南京中医药大学
110	中药炮制学☆	钟凌云		江西中医药大学	
111	中药分析学☆	梁生旺	张　彤	广东药科大学	上海中医药大学
112	中药化学☆	匡海学	冯卫生	黑龙江中医药大学	河南中医药大学
113	中药制药工程原理与设备	周长征		山东中医药大学	
114	药事管理学☆	刘红宁		江西中医药大学	
115	本草典籍选读	彭代银	陈仁寿	安徽中医药大学	南京中医药大学
116	中药制药分离工程	朱卫丰		江西中医药大学	
117	中药制药设备与车间设计	李　正		天津中医药大学	
118	药用植物栽培学	张永清		山东中医药大学	
119	中药资源学	马云桐		成都中医药大学	
120	中药产品与开发	孟宪生		辽宁中医药大学	
121	中药加工与炮制学	王秋红		广东药科大学	
122	人体形态学	武煜明	游言文	云南中医药大学	河南中医药大学
123	生理学基础	于远望		陕西中医药大学	
124	病理学基础	王　谦		北京中医药大学	
125	解剖生理学	李新华	于远望	湖南中医药大学	陕西中医药大学
126	微生物学与免疫学	袁嘉丽	刘永琦	云南中医药大学	甘肃中医药大学
127	线性代数	李秀昌		长春中医药大学	
128	中药新药研发学	张永萍	王利胜	贵州中医药大学	广州中医药大学
129	中药安全与合理应用导论	张　冰		北京中医药大学	
130	中药商品学	闫永红	蒋桂华	北京中医药大学	成都中医药大学

（五）药学类专业

序号	书　名	主　编		主编所在单位	
131	药用高分子材料学	刘　文		贵州医科大学	
132	中成药学	张金莲	陈　军	江西中医药大学	南京中医药大学
133	制药工艺学	王　沛	赵　鹏	长春中医药大学	陕西中医药大学
134	生物药剂学与药物动力学	龚慕辛	贺福元	首都医科大学	湖南中医药大学
135	生药学	王喜军	陈随清	黑龙江中医药大学	河南中医药大学
136	药学文献检索	章新友	黄必胜	江西中医药大学	湖北中医药大学
137	天然药物化学	邱　峰	廖尚高	天津中医药大学	贵州医科大学
138	药物合成反应	李念光	方　方	南京中医药大学	安徽中医药大学

序号	书名	主编		主编所在单位	
139	分子生药学	刘春生	袁媛	北京中医药大学	中国中医科学院
140	药用辅料学	王世宇	关志宇	成都中医药大学	江西中医药大学
141	物理药剂学	吴清		北京中医药大学	
142	药剂学	李范珠	冯年平	浙江中医药大学	上海中医药大学
143	药物分析	俞捷	姚卫峰	云南中医药大学	南京中医药大学

（六）护理学专业

序号	书名	主编		主编所在单位	
144	中医护理学基础	徐桂华	胡慧	南京中医药大学	湖北中医药大学
145	护理学导论	穆欣	马小琴	黑龙江中医药大学	浙江中医药大学
146	护理学基础	杨巧菊		河南中医药大学	
147	护理专业英语	刘红霞	刘娅	北京中医药大学	湖北中医药大学
148	护理美学	余雨枫		成都中医药大学	
149	健康评估	阚丽君	张玉芳	黑龙江中医药大学	山东中医药大学
150	护理心理学	郝玉芳		北京中医药大学	
151	护理伦理学	崔瑞兰		山东中医药大学	
152	内科护理学	陈燕	孙志岭	湖南中医药大学	南京中医药大学
153	外科护理学	陆静波	蔡恩丽	上海中医药大学	云南中医药大学
154	妇产科护理学	冯进	王丽芹	湖南中医药大学	黑龙江中医药大学
155	儿科护理学	肖洪玲	陈偶英	安徽中医药大学	湖南中医药大学
156	五官科护理学	喻京生		湖南中医药大学	
157	老年护理学	王燕	高静	天津中医药大学	成都中医药大学
158	急救护理学	吕静	卢根娣	长春中医药大学	上海中医药大学
159	康复护理学	陈锦秀	汤继芹	福建中医药大学	山东中医药大学
160	社区护理学	沈翠珍	王诗源	浙江中医药大学	山东中医药大学
161	中医临床护理学	裴秀月	刘建军	浙江中医药大学	江西中医药大学
162	护理管理学	全小明	柏亚妹	广州中医药大学	南京中医药大学
163	医学营养学	聂宏	李艳玲	黑龙江中医药大学	天津中医药大学
164	安宁疗护	邸淑珍	陆静波	河北中医药大学	上海中医药大学
165	护理健康教育	王芳		成都中医药大学	
166	护理教育学	聂宏	杨巧菊	黑龙江中医药大学	河南中医药大学

（七）公共课

序号	书名	主编		主编所在单位	
167	中医学概论	储全根	胡志希	安徽中医药大学	湖南中医药大学
168	传统体育	吴志坤	邵玉萍	上海中医药大学	湖北中医药大学
169	科研思路与方法	刘涛	商洪才	南京中医药大学	北京中医药大学
170	大学生职业发展规划	石作荣	李玮	山东中医药大学	北京中医药大学
171	大学计算机基础教程	叶青		江西中医药大学	
172	大学生就业指导	曹世奎	张光霁	长春中医药大学	浙江中医药大学

序号	书 名	主 编		主编所在单位	
173	医患沟通技能	王自润	殷 越	大同大学	黑龙江中医药大学
174	基础医学概论	刘黎青	朱大诚	山东中医药大学	江西中医药大学
175	国学经典导读	胡 真	王明强	湖北中医药大学	南京中医药大学
176	临床医学概论	潘 涛	付 滨	南京中医药大学	天津中医药大学
177	Visual Basic 程序设计教程	闫朝升	曹 慧	黑龙江中医药大学	山东中医药大学
178	SPSS 统计分析教程	刘仁权		北京中医药大学	
179	医学图形图像处理	章新友	孟昭鹏	江西中医药大学	天津中医药大学
180	医药数据库系统原理与应用	杜建强	胡孔法	江西中医药大学	南京中医药大学
181	医药数据管理与可视化分析	马星光		北京中医药大学	
182	中医药统计学与软件应用	史周华	何 雁	山东中医药大学	江西中医药大学

（八）中医骨伤科学专业

序号	书 名	主 编		主编所在单位	
183	中医骨伤科学基础	李 楠	李 刚	福建中医药大学	山东中医药大学
184	骨伤解剖学	侯德才	姜国华	辽宁中医药大学	黑龙江中医药大学
185	骨伤影像学	栾金红	郭会利	黑龙江中医药大学	河南中医药大学洛阳平乐正骨学院
186	中医正骨学	冷向阳	马 勇	长春中医药大学	南京中医药大学
187	中医筋伤学	周红海	于 栋	广西中医药大学	北京中医药大学
188	中医骨病学	徐展望	郑福增	山东中医药大学	河南中医药大学
189	创伤急救学	毕荣修	李无阴	山东中医药大学	河南中医药大学洛阳平乐正骨学院
190	骨伤手术学	童培建	曾意荣	浙江中医药大学	广州中医药大学

（九）中医养生学专业

序号	书 名	主 编		主编所在单位	
191	中医养生文献学	蒋力生	王 平	江西中医药大学	湖北中医药大学
192	中医治未病学概论	陈涤平		南京中医药大学	
193	中医饮食养生学	方 泓		上海中医药大学	
194	中医养生方法技术学	顾一煌	王金贵	南京中医药大学	天津中医药大学
195	中医养生学导论	马烈光	樊 旭	成都中医药大学	辽宁中医药大学
196	中医运动养生学	章文春	邬建卫	江西中医药大学	成都中医药大学

（十）管理学类专业

序号	书 名	主 编		主编所在单位	
197	卫生法学	田 侃	冯秀云	南京中医药大学	山东中医药大学
198	社会医学	王素珍	杨 义	江西中医药大学	成都中医药大学
199	管理学基础	徐爱军		南京中医药大学	
200	卫生经济学	陈永成	欧阳静	江西中医药大学	陕西中医药大学
201	医院管理学	王志伟	翟理祥	北京中医药大学	广东药科大学
202	医药人力资源管理	曹世奎		长春中医药大学	
203	公共关系学	关晓光		黑龙江中医药大学	

序号	书名	主编		主编所在单位	
204	卫生管理学	乔学斌	王长青	南京中医药大学	南京医科大学
205	管理心理学	刘鲁蓉	曾智	成都中医药大学	南京中医药大学
206	医药商品学	徐晶		辽宁中医药大学	

（十一）康复医学类专业

序号	书名	主编		主编所在单位	
207	中医康复学	王瑞辉	冯晓东	陕西中医药大学	河南中医药大学
208	康复评定学	张泓	陶静	湖南中医药大学	福建中医药大学
209	临床康复学	朱路文	公维军	黑龙江中医药大学	首都医科大学
210	康复医学导论	唐强	严兴科	黑龙江中医药大学	甘肃中医药大学
211	言语治疗学	汤继芹		山东中医药大学	
212	康复医学	张宏	苏友新	上海中医药大学	福建中医药大学
213	运动医学	潘华山	王艳	广东潮州卫生健康职业学院	黑龙江中医药大学
214	作业治疗学	胡军	艾坤	上海中医药大学	湖南中医药大学
215	物理治疗学	金荣疆	王磊	成都中医药大学	南京中医药大学